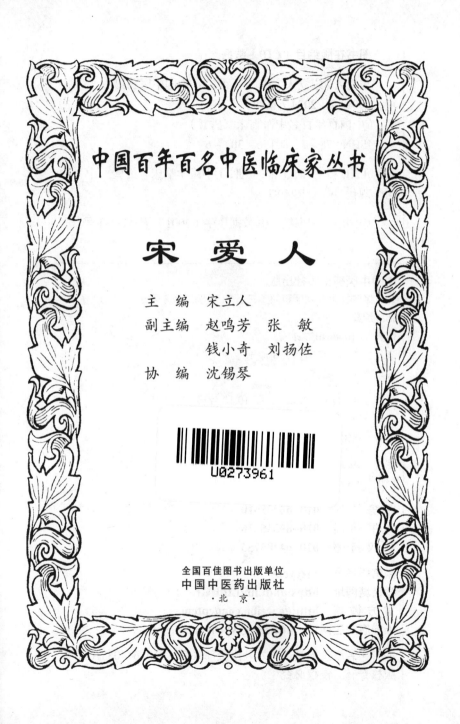

中国百年百名中医临床家丛书

宋爱人

主　编　宋立人

副主编　赵鸣芳　张　敏

　　　　钱小奇　刘扬佐

协　编　沈锡琴

U0273961

全国百佳图书出版单位

中国中医药出版社

·北京·

图书在版编目（CIP）数据

宋爱人 / 宋立人主编 . –– 北京：中国中医药出版
社，2001.12（2024.7 重印）
（中国百年百名中医临床家丛书）
ISBN 978 – 7 – 80156 – 302 – 6

Ⅰ.①宋… Ⅱ.①宋… Ⅲ.①中医学临床 – 经验 – 中
国 – 现代 Ⅳ.① R249.7

中国版本图书馆 CIP 数据核字（2001）第 083231 号

中国中医药出版社出版
北京经济技术开发区科创十三街 31 号院二区 8 号楼
邮政编码　100176
传真　010–64405721
廊坊市佳艺印务有限公司印刷
各地新华书店经销

开本 850×1168　1/32　印张 10.5　字数 245 千字
2001 年 12 月第 1 版　2024 年 7 月第 2 次印刷
书号　ISBN 978 – 7 – 80156 – 302 – 6

定价　39.00 元
网址　www.cptcm.com

服 务 热 线　010–64405510
购 书 热 线　010–89535836
维 权 打 假　010–64405753

微信服务号　zgzyycbs
微商城网址　https://kdt.im/LIdUGr
官 方 微 博　http://e.weibo.com/cptcm
天猫旗舰店网址　https://zgzyycbs.tmall.com

如有印装质量问题请与本社出版部联系（010–64405510）

出版者的话

祖国医学源远流长。昔岐黄、神农,医之源始;汉仲景、华佗,医之圣也。在祖国医学发展的长河中,临床名家辈出,促进了祖国医学的迅猛发展。中国中医药出版社为贯彻卫生部和国家中医药管理局关于继承发扬祖国医药学,继承不泥古、发扬不离宗的精神,在完成了《明清名医全书大成》出版的基础上,又策划了《中国百年百名中医临床家丛书》,以期反映近现代即20世纪,特别是新中国成立50年来中医药发展的历程。我们邀请卫生部张文康部长做本套丛书的主编,卫生部副部长兼国家中医药管理局局长佘靖同志、国家中医药管理局副局长李振吉同志任副主编,他们都欣然同意,并亲自组织几百名中医药专家进行整理。经过几年的艰苦努力,终于在21世纪初正式问世。

顾名思义,《中国百年百名中医临床家丛书》就是要总结在过去的100年历史中,为中医药事业做出过巨大贡献、受到广大群众爱戴的中医临床工作者的丰富经验,把他们的事业发扬光大,让他们优秀的医疗经验代代相传。百年轮回,世纪更替,今天,我们又一次站在世纪之巅,回顾历史,总结经验,为的是更好地发展,更快地创新,使中医药学这座伟大的宝库永远取之不尽、用之不竭,更好地服务于人类,服务于未来。

本套丛书第一批计划出版140种左右,所选医家均系在中医临床方面取得卓越成就,在全国享有崇高威望且具有较高学术造诣的中医临床大家,包括内、外、妇、儿、骨伤、针灸等各科的代表人物。

本套丛书以每位医家独立成册，每册按医家小传、专病论治、诊余漫话、年谱四部分进行编写。其中，医家小传简要介绍医家的生平及成才之路；专病论治意在以病统论、以论统案、以案统话，即将与某病相关的精彩医论、医案、医话加以系统整理，便于临床学习与借鉴；诊余漫话则系读书体会、札记，也可以是习医心得，等等；年谱部分则反映了名医一生中的重大事件或转折点。

本套丛书有两个特点是值得一提的：其一是文前部分，我们尽最大可能收集了医家的照片，包括一些珍贵的生活照、诊疗照，以及医家手迹、名家题字等，这些材料具有极高的文献价值，是历史的真实反映；其二，本套丛书始终强调，必须把笔墨的重点放在医家最擅长治疗的病种上面，而且要大篇幅详细介绍，把医家在用药、用方上的特点予以详尽淋漓地展示，务求写出临床真正有效的内容，也就是说，不是医家擅长的病种大可不写，而且要写出"干货"来，不要让人感觉什么都能治，什么都治不好。

有了以上两大特点，我们相信，《中国百年百名中医临床家丛书》会受到广大中医工作者的青睐，更会对中医事业的发展起到巨大的推动作用。同时，通过对百余位中医临床医家经验的总结，也使近百年中医药学的发展历程清晰地展现在人们面前，因此，本套丛书不仅具有较高的临床参考价值和学术价值，同时还具有前所未有的文献价值，这也是我们组织编写这套丛书的初衷所在。

中国中医药出版社

2000 年 10 月 28 日

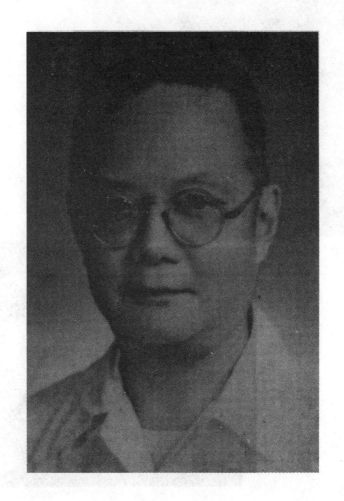

宋爱人先生

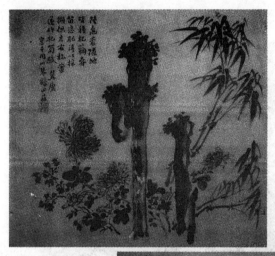

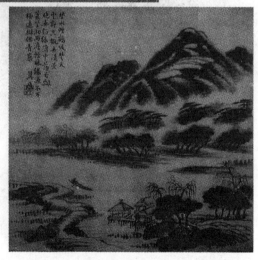

宋爱人国画作品

（上图为杞菊竹石图，下图为烟雨归渔图）

内容提要

本书介绍江苏省著名中医宋爱人教授的临证精华，全书分四个部分。

第一部分为"医家小传"，介绍宋氏生平事迹及其学术成就。

第二部分"专病论治"选辑验案 143 例，按病证分为 41 类，记载宋氏近半个世纪的部分临床经验。其医案叙病详明，辨证严谨，论述病机颇多发挥，遣方用药，圆机纯熟，使每一病案的理法方药前后贯彻。并于每案之后加以按语，结合宋氏之有关医论，进一步阐明辨证要点，分析方药的作用机理，便于读者深入领会宋氏的学术经验。

第三部分为诊余漫话。

第四部分为宋爱人年谱。

本书反映了宋氏的学术思想、临床经验及心得体会，对中医临床教学及医疗工作都有参考价值。

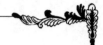

目 录

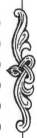

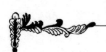

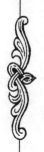

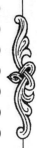

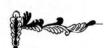

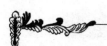

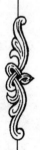

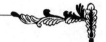

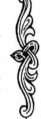

医家小传

　　宋爱人，原名鼎基，一名翼，号翼庐，公元1897年农历九月初二诞生于江苏省吴江县同里镇的一个中医世家。曾祖父秋江先生以内外科见长，祖父梓荫先生擅于内科，传及其父寅伯先生则始攻儿科，诊务也更趋兴旺发达。同里乃历史悠久的江南名镇，地处美丽富饶的太湖之滨，五湖环抱，河道纵横，素有"水镇桥乡"之称，因此，当时病家延医就诊往往取道水路。宋氏诊所倚水傍街，设在古镇的繁华地段。在儿时，爱人所见多为繁忙的家庭诊务景象，天还未亮，就能听到病家赶诊的欸乃橹声，在绰约的灯影里，一只只乌篷船鱼贯而入，停泊在诊所门前的河道里，天亮后，商贩云集，吆喝着向病儿兜售各种食品和玩具，父辈们也随之而忙碌起来。

　　宋先生自小受到良好的教育，7岁入小学，14岁上初中，初中毕业后留当地的二铭学校担任书法、国画教师。18岁立志于医，随父学习，孜孜不倦凡五载，其间博闻强识，

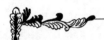

好学敏求，每有所得，辄奋笔记述，即便夜半亦必披衣而起，由此打下了坚实的中医学基础。

同里镇毗邻苏州城，水路相距仅三十余里。当时苏州城里有两大名医，一为中医顾允若，一为西医范补程，爱人久仰其名，欲中西医并举，拜二位为师。爱人在友人的引荐下，首先拜谒了范先生，范先生说，西医的学习必须通过医学院校，至今没有师徒相授的惯例，因此未被接受。尔后，又拜谒了顾允若先生，顾先生见爱人温文尔雅，仪表超凡，医学功底扎实，欣然收其为徒。顾氏为苏州七子山世医，清道、咸间名医顾德昌为顾允若之曾祖父，顾德华为其太姑母。1920年春，宋先生赴苏州富郎中巷顾允若诊所学习中医内科。爱人白天随师潜心侍诊，夜晚则精研医经，焚膏继晷，寒暑不辍。上追岐黄《素》《灵》，继以仲景之书，而于伤寒、温热尤感兴趣。自获日本人丹波氏《伤寒辑要》和《金匮辑要》二书，始得进修阶梯；更从喻嘉言、叶天士、吴鞠通、王孟英、俞根初、张锡纯等诸家论著，逐一研读，方将伤寒与温热融汇贯通，熔冶于一炉。宋先生读书不专一家，亦不作前人抄书吏，而喜于每一段落处，作精简的评述。1925年春，宋先生尽得顾氏薪传，返还故里开业，始有医名。

1928年，顾允若先生年迈体弱，诊务和授徒甚难顾及，油然忆起了自己的爱徒，便急召宋先生赴姑苏协助诊务和授徒。宋先生在顾氏诊所担任小号，小号者与其师的大号相对，犹今之普通门诊，大号则如专家门诊。担任小号八年，宋先生治愈了沉疴重症多例，医名随之鹊起。苏州光福邓尉山圣寿寺忠恕禅师，自夏秋以来寒热屡作，多方延医不见好转，淹缠已逾三月，黎明时分，骤然便下黑物，如酱如漆，

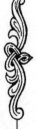

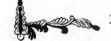

大汗淋漓，四肢厥冷，脉微欲绝，生命危殆，诸医束手。宋先生应邀赴诊，观其舌质焦紫光滑而又苔垢不净，证属伏暑坏证，拟甘酸以补肝安魂，咸温以益肾固脱，投药一剂而体温回复，调理一周而形神两全，见者无不叹服。爱人诊治疾病，观察细心，思考缜密，辨证严谨，用药精审，且能把每次临证过程整理成详尽的医案。其医案用小楷誊写在宣纸尺笺上，一诊二诊明晰，理法方药俱全，所附按语更是精辟深邃、贯通百家，常洋洋洒洒千百言。宋先生的书法亦备可推崇，其用墨厚重，貌丰骨劲，对古人揣摩极深而又能不为之束缚，深得刘墉《清爱堂墨刻》之精髓，因此，览其医案又成一种艺术的熏陶和享受。至于授徒，宋先生也有其独到之处，他要求学生每周侍诊后交一篇临诊心得，这样既可及时了解学生学业的长进，以便因材施教，补其不足，同时也在不经意中提高了学生的理论水平，这一点甚得顾师嘉许。

　　1936年春，宋先生告别恩师，在苏州盐桥对面的干将坊另立诊所，不但医务日益发达，而且从医者也有多人。翌年7月，宋氏诊所即遭侵华日寇轰炸，家具书籍无一幸存，宋先生只好返乡避难。一年后，重赴苏州，于观前街恒山堂药店再辟诊所，直至1950年夏才将诊所迁入颜家巷12号宅内。此时的宋先生已名噪遐迩，其医名不仅遍播苏沪一带，即使浙北杭州、嘉兴、湖州地区亦多有远道求治者，每日应诊人数不下数十起，真可谓车马络绎，病客盈门。先生之待病人，步孙思邈之遗风，效郭玉之懿范，尤其对贫病者，总能寄予莫大同情，尝有施诊送药，甚至佐以柴米者。爱人及门弟子众多，先后达20人，陈树人、徐遐年、方万信、张士一、顾德元、郭嘉人、刘扬杰等学成后多成一方名医。临证有暇，先生喜与弟子们问难答疑，教学相长，其乐融融。

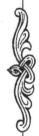

善于总结、勤于著述是宋先生治学的一大特点,《医径读本》《春温伏暑合刊》《马氏临床学铨证》《顾庭纲医案选按》《伤寒论脉学串解》《历代名医伤寒医案选》《翼庐医案》等皆为先生的代表著作,在《医界春秋》《光华医学杂志》《国医公报》等学术刊物上发表的多篇论文则从另一个侧面折射出先生的智慧之光。先生卓越的学术成就得到了中医界的普遍认同,曾被举荐为中央国医馆理事、重修南阳医圣祠董事;当时江浙沪的医界名流,如陈焕云、顾福如、曹炳章、裘吉生、张赞臣、丁济万、陈存仁、钱今阳、吴克潜、沙亦恕、黄星楼、王慎轩、叶橘泉辈,深慕宋先生的才学,与其惺惺相惜,交往甚密;就连远在扶桑的日本帝国大学教师引地兴五郎博士,也专程赴苏拜会宋先生,共同探讨中西医学之汇通。

历经三十余年的临床实践和理论探索,宋先生诊治外感时病的学术思想渐臻成熟。宋先生认为,外感时病的特点是发展迅速,变生旦夕,且病邪有隐伏,病情有真假,因此,为确保诊治准确,第一要见微知变:时病传变虽快,多有一定的迹象可循,如能细心观察,不难探测隐微,做到法随病转,及时处理,防患未然;第二要辨析真假:"重寒则热,重热则寒,往往阴有此证,阳亦有此证,辨之不清,姜附硝黄皆足以杀人于顷刻之间",所以必须四诊合参,推详再三,才能不为假象所惑。对于外感时病的辨证论治,宋先生认为,当以仲景《伤寒论》学说和温病学说融会而贯通之,力排门户之见,反对派系之争。在辨证方面,"六经"与"卫气营血"同参,而以"六经"为纲;在治疗方面,经方与时方化裁应用,而以时方为主。只有汲其精华,才能两存不废。在六经证治中,宋先生明确指出,三阳经病吃重在阳

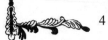

明，三阴经病吃重在少阴，邪正交争、生死存亡多系于此。阳明病非但临床多见，且为疾病进退传变的关键，他说："此处一溃，则三阴防御尽撤。"从而转成三阴经危重病证。对于少阴病的重要性，他说："伤寒温病之死，无非亡阴亡阳二途……阴阳二气之存亡，全赖少阴肾真为依归。"根据这一指导思想，宋先生在临床治疗中，总能紧抓这两个至关重要的证候，通过审慎处理阳明、少阴二证，而屡建力挽狂澜、起死回生之奇功。

新中国成立后，党中央贯彻中医政策，使饱受国民党政府废止中医之苦的宋先生如沐春风。遥想当年，宋先生为了祖国传统医学的生存和发展，与医界同仁结成"医钟社"，以"责任在我"的精神，奔走呼吁，激扬文字。追昔抚今，感慨万千。1955年，江苏省成立中医进修学校（南京中医药大学之前身），省卫生厅邀集八方名医，充实师资。宋先生怀着对党的中医事业的无比热忱，欣然受聘。两年后，先生光荣地加入了中国共产党。1958年出任南京中医学院首任伤寒温病教研组组长，勤奋淬励，诲人不倦，深受师生们的尊敬。执教期间，先生亲自编撰了《伤寒论讲义》，并在董建华、孟澍江、宋立人等的协助下，主持编写了《伤寒论释义》《新编温病学》等教材，为新中国伤寒论和温病学的学科建设打下了良好的基础，同时也为我国中医高等院校首批师资的培养付出了辛勤的劳动。

时届晚年，爱人以调理杂病著称，其论治肺痨、臌胀、中风等病，每有独到之处。其立法也，注重脾、肾；其用药也，追求轻、灵。宋先生认为，五脏六腑的生机，无不依赖先后二天；反之，脏腑病变久治不愈，亦大多发展到脾肾二脏。由此可见，调理脾肾乃葆命祛疾的法宝。先生治脾有补

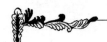

中、升发和温运三法，并说："只重补脾，不知调中，非其治也。"所谓调中，是指兼气滞者，参辛香以行气；兼湿困者，参芳化以醒脾；兼水停者，参淡渗以行水。先生治肾则强调消息于阴阳之间，补阳之中需兼养阴，益阴之时需顾阳气，务使阴平阳秘而无偏弊。

公元 1963 年 1 月 18 日，宋先生因罹胃癌与世长辞，享年 66 岁，噩耗传来，杏林震悲。《江苏中医》杂志编辑徐湘亭先生的悼词深切凄怆，客观地评价了宋先生光辉灿烂的一生。其词曰：

长江之水，清而渊兮；石头古城，危而坚兮；先生之德，醇且全兮。朝乾夕惕，矢志匪懈，惟医是研兮。步仲圣之遗踪兮，得伤寒之薪传；恒默默以冥思兮，且兀兀以穷年。兰室自获真言兮，杏园争看百花妍；壶中岁月真隐久，姑苏台畔别有天。忆自卜居金陵兮，专心教学治医篇；邀贵[①]生徒七十子，普沾时雨兮如登仙。晚岁婴病耳失聪，龙蟠里[②]中好龙眠；八载辛勤兮启后学，百世著述兮留砚田。我来省垣兮闻謦咳，与德为邻兮接芳筵；促膝夜话兮不知倦，时作蝇头兮理简编。先生之德诚可风，先生之志老弥坚；养生本属医家事，沉疴难挽兮恨绵绵。吁嗟乎，天不慭遗兮去翩然，羌笛肠断兮更可怜；夺我矩簺兮堪一恸，复痛医林兮失先贤。名山固有千秋业，轩岐绪光谁负肩？眼看箕裘兮绍遗志，江水长流兮草

---

① 邀贵：江苏省中医进修学校设在南京邀贵井。

② 龙蟠里：1958 年后宋老执教南京中医学院，晚年患高血压病休养，居龙蟠里教工宿舍。

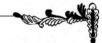

芊芊。

长江后浪推前浪，青出于蓝胜于蓝。宋爱人先生之哲嗣名立人，早年承继家学，通晓温病伤寒，后又深研中医药文献，文字华茂，著作等身，为当代著名的中医药学家、文献学家，担任南京中医药大学教授、博士研究生导师，所培养的博士生有鞠兴荣、张敏、虞舜、吴承艳、赵国平、钱小奇。由宋立人教授领衔主编的《中华本草》更是一部划时代、立丰碑、集大成的本草巨著，全书 34 卷，2200 万字，载药 8980 味，引用古今文献一万余种，被誉为当代的《本草纲目》。宋氏家学的兴旺，实乃祖国传统医学之幸，其对中医学的贡献必将彪炳史册。

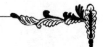

专病论治

春　温

　　春温是发生于春季或冬春之交的外感热病，临床多急性发病，即见发热、烦渴，有时尚有恶寒。在病变发展过程中，严重的可以出现神昏痉厥，或斑疹等里热证候。涉及现代医学中的病毒性感染、重型流感、流行性脑脊髓膜炎等多种急性传染病。宋老认为本病是伏邪内发，所以在其所著《春温新绎》中称本病为"伏温"。他对本病的辨证曾提出几个要点，即：有无表邪；是否兼夹痰湿；有无时疠温毒；有无阳明腑实；阴气津液的消长情况等。他认为这些都是至关重要而又容易被忽视的。在治疗上曾提出春温以透邪外达为第一要义，热者清之而不可过遏，邪未透达者忌用阴柔滋腻之品。

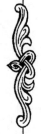

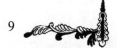

痰热郁闭包络——清气透邪，宣化痰热

濮某　男　皮市巷

一诊　二月十四日[①]

春温二候，邪伏肺胃，痰热郁闭，扰害心主包络，温邪化热，而表邪尚在，所以热势高张，身又凛凛恶寒也。痰咳不爽，气促鼻扇，面赤颧红，唇焦齿枯，夜来反复不安，不得合目，偶一迷蒙，即呓语谵妄，筋惕肉瞤，小溲红赤如血，脉情弦郁，舌苔淡黄。素体气阴薄弱，温邪最易劫阴，而昏愦厥冒之变，意中事耳。急拟清气透邪，参以甘凉存阴，冀其表里两和，毋使神明一蹶不振为幸。

神犀丹一粒（另研冲服）　淡豆豉三钱　生山栀四钱八分　鲜竹沥二两（冲）青连翘四钱八分　淡黄芩三钱　象贝母四钱六分　甜白杏仁各五钱　冬瓜子六钱　南花粉八钱　天竺黄片二钱四分　蔷薇露四两（代茶）[②]

二诊　二月十五日

昨夜溱溱汗出，恶寒已解，神志已能安静，远不若日前之反复颠倒，呓语谵妄。然而春温化热传里，拨乱神明，二脉弦细，心神不振，势恐骤然热盛昏愦。盖邪在气营之交，全赖正气之强弱，邪气之盛衰为进退。刻诊鼻扇气促略平，颧赤亦退，今午便通一度，溏垢恶臭。咳呛为邪之出路，能得肺气无损，尚非逆候。再以清泄肺气，镇摄神明。

鲜生地一两二钱　京元参六钱　肥玉竹六钱　淡黄芩三

---

① 宋老医案中所叙时间均为农历。

② 为保持宋老医案原貌，药物剂量单位均保留钱、两等，不换算作克。

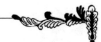

钱 青连翘三钱六分 甜白杏仁各五钱 象贝母五钱 天花粉八钱 冬瓜子六钱 天竺黄一钱二分

三诊 二月十六日

热势渐退，脉之弦细较畅，能得心气振作，神明安宁，则正气回复，邪气不克逗留内伏，三日之内，脉证不变，则坦途可望。刻诊咳势大缓，鼻扇气促已平，颧赤全退。今晨左目红疼多泪。再以甘淡芳通，以撤余邪。惟是体阴素虚，津气亦不足，所以透邪为难也。

天麦冬各三钱六分 青连翘四钱六分 黑玄参六钱 焦山栀三钱 淡黄芩三钱 天花粉八钱 甜白杏仁各四钱六分 冬瓜子六钱 茯苓神各六钱

四诊 二月十七日 改方

据云，夜寐已安，胃渐思纳，胃气亦有渐复之机，且腑气昨通而温邪无停留矣。惟热犹未净，须防食复之戒也。

天麦冬各二钱四分 天花粉八钱 甜白杏仁各四钱六分 冬桑叶四钱六分 冬瓜子五钱 青连翘三钱六分 茯苓神各四钱六分 生米仁一两二钱 蔷薇瓣二钱四分

【按】本证温邪传入气营之交，痰热郁闭，扰及心主包络，而卫分表邪尚未外撤。因此在治疗上除了清解气分之热外，必须兼以辛凉解表。不然里热被遏，易生变端。神犀丹用以清营开窍，治疗痰热蒙蔽心包。二诊以后，邪热回出气分，主要用清肺养阴之品，病情好转比较顺利。

温毒疫痉——凉肝息风，通腑存阴

稽某 男 八岁

一诊 二月十四日

温毒窜入督脑，发热五日，神识昏糊，烦躁痉厥，手足

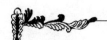

搐搦，头痛目赤，所谓疫痉者是也。症起之日，呕吐频作，带有血液，至今仍吐血块，口气臭恶，舌苔灰腻垢厚。大便今日一次，泻下臭水，粪质不多。胸部红疹隐而不透，两脉弦劲不驯，更非善征。温毒炽盛，肝风鸱张，年幼证危，深恐正不胜邪，致有厥闭之危。

羚羊角①六分　乌犀角六分　玳瑁片三分（上三味研末，分四次送服）鲜生地一两　鲜金斛一两　川连一钱　鲜菖蒲一两五钱　龙胆草二钱　川郁金二钱四分　金银花三钱六分　赤白芍各三钱六分　小枳实二钱　瓜蒌仁三钱六分　陈金汁一两（冲）

二诊　二月十五日

厥阴肝风痉厥之势，幸得平静，良以时行毒疠深窜营络，故受毒深而来势暴，进清温透毒之剂，得奏小效。惟是病起之前，阳明胃腑夹有积滞，曾经旁流数次，外来温毒与胃中宿垢，朋比为奸。刻诊两脉弦劲稍驯，舌质红绛，苔转灰垢，口气臭恶，足见肠胃实邪燥结之甚。为今之计，当以通腑存阴为急。若解有正粪，舌苔化薄，庶可许入坦途。

鲜金斛四钱　鲜生地一两五钱　生石膏一两（先煎）生知母二钱　川锦纹二钱（后下）小枳实三钱　玄明粉三钱（冲）川连六分　连翘三钱　金银花三钱　陈金汁一两（冲）

三诊　二月十六日

今日大便二度，色黑如酱，所下颇多。童体质弱，不能与壮盛者并论，宜缓下而不能急下。今虽神清知饥，似得佳兆，然脉仍弦劲，少有神韵，舌质干绛，苔起灰黑，扪之

---

① 为保持宋老医案原貌，原方中羚羊角、犀角等现已禁用的药物仍作保留，请读者留意，临床时注意使用代用品。

觉有厚壳，唇焦口渴，不独胃阴受劫，而少阴泉源亦竭。当今之时，邪正互为进退，正是吃紧关头，虚风内动，为意中事。当于清瘟解毒之中，参以存津养阴。

枫斛三钱　鲜生地二两　西洋参二钱　生石膏一两（先煎）　知母二钱　连翘三钱　京玄参二钱　甘中黄六分　陈年清阿胶二钱　（烊化冲）

四诊　二月十七日

里热劫阴，阴液告竭，昨日肝木鸱张，内风潜动，搐搦复起，烦躁不寐，鼓颔作痉，痉甚如厥，舌脱壳而光剥有刺，犹幸胸前红疹续布，温毒犹寻出路，急进存阴潜降，以观动静。

鲜霍斛四钱　西洋参二钱　鲜生地一两　京玄参三钱　青连翘三钱　麦冬三钱　紫贝齿八钱（先煎）　生白芍三钱　生牡蛎一两（先煎）炙龟板五钱（先煎）

另：羚羊角粉六分，分三次送服。

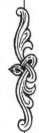

五诊　二月十八日

温毒内炽，津气大伤，肝风内动，神识不宁，手指搐搦，舌绛有烂陷处，脉弦不驯，邪势一再猖獗，治之殊为棘手。

鲜霍斛四钱　西洋参二钱　鲜生地一两　京玄参三钱　青连翘三钱　甘中黄六钱　嫩钩藤四钱（后下）　生石决一两（先煎）　玄明粉三钱（冲）　全瓜蒌二钱　生甘草六分

另：羚羊角粉六分，犀角粉六分，蔷薇露四两，送服。锡类散吹喉。

六诊　二月十九日

起病以来，波澜迭起，几无宁刻。昨起痉搐已止，神志稍安。惟历下大便多为溏垢稀液，未得正粪，左脉弦数，右脉弦细，舌绛渐淡，边有烂陷，身热退而未净，红疹透而未

回，邪热未清，津气两虚。宗《内经》"必养必和，待其来复"之旨，参甘平以济之。

鲜霍斛三钱　西洋参二钱　麦冬二钱　连翘三钱　白薇二钱　北沙参三钱　陈粳米五钱　茯神三钱　炙甘草六分

服两剂，身热已退净，胃气渐醒，大便转黄且干。前方加减，续服数剂而愈。

【按】这是一例流行性脑脊髓膜炎，当时中医称为疫疼。依据辨证，既见到热结旁流、舌苔垢厚、实邪内阻的阳明腑证，又出现了神昏痉厥、肝风鼓动的厥阴证，所以病位在厥阴阳明。这时温毒炽盛，肝风鸱张，而且红疹隐而不透，内陷厥闭的危证随时可以出现。衡量全局，主要矛盾当在厥阴，因此，治疗以清温解毒、平肝息风为主，佐以通下的方法。二诊肝风痉厥已平，转从阳明腑证治疗。宋老认为，温热病一旦归并阳明，往往与燥热实邪相结合，阳明实邪不去，厥阴病即使稍能平息，也难久安无事。仲景对少阴病立有三承气法，泻阳明之实，正所以保护少阴的津液。于此可见，治疗阳明对三阴病有着十分重要的意义。第三诊时，出现舌苔灰黑起壳，接着壳脱舌光（俗称铲饭滞），这是阴津耗竭的表现，预示着病情将有呕变。虽然用了大剂甘寒养阴，仍不免出现了第四诊的虚风习动，烦躁痉厥。四诊、五诊宗三甲复脉汤意，育阴潜阳，平熄肝风，才渡过了这一险关。所以，在病变的发展过程中，如何掌握各个阶段的病机，对于正确采用治疗措施是十分重要的。

春温热厥——双解阳明经腑

周某　男　四十八岁

一诊　四月二十三日

春温两候，初起发热咳嗽。两日来四肢厥冷如冰，心中寒慄，夜来烦躁不安，神昏谵语，脉滑数带促，舌苔黄垢而干，胸腹灼热如烙。此证热极生寒，热为真热，寒为假寒，正如《内经》所谓："诸禁鼓慄，如丧神守，皆属于火。"厥闭之危，迫在眉睫。急以白虎汤加味，清解里热为要。

玉泉散二两（包煎） 生知母六钱 京玄参五钱 鲜金斛一两 上川连六分 黄芩三钱 连翘五钱 黑山栀五钱 蔷薇露六两（代茶）

二诊 四月二十四日

热极则生寒，热深厥亦深，凡三阳之邪，在表者不为之辛凉解散，在里者不为之清热通下，汗下两失其宜，乃至郁阳不伸，里热愈炽，肢厥愈甚，神志昏乱。服昨方，四肢厥冷已解，神志较清，惟脉情数促不调，舌白罩黄垢厚，腑气三日不行，腹部痞满，邪伏经腑，仍需两解。

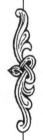

玉泉散二两（包煎） 生知母六钱 青连翘五钱 淡黄芩三钱 川连六分 黑山栀五钱 鲜金斛一两二钱 生米仁一两 七液丹八钱（包煎） 蔷薇瓣二钱

三诊 四月二十五日

舌底白罩黄，垢厚异常，脉弦涩而郁，有此脉舌，必有大邪内伏。昨日腑通一度，烦热较减，四肢亦温。惟昨夜突作寒战，当其寒也，始于足之三阴，寒已而热，热势高张，烦渴求饮，尽三四壶之多，经一时许而厥回热透，神志转清。刻诊胸膺白痦略见数粒，微微有汗，时有咳嗽，内伏之邪有外达之机。仍需甘寒凉淡，参以芳透。

生石膏一两五钱（先煎） 知母六钱 鲜金斛一两 香青蒿四钱 佩兰叶三钱 甜杏仁五钱 前胡二钱 生米仁一两 川连六分 黄芩二钱五分 七液丹八钱（包煎）

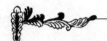

四诊　四月二十七日

舌白罩黄，中如酱色，脉弦滑数。昨日寒战未作，大便二次，溏垢如酱，身热较退，胸颈白痦续布，微微有汗，仍需凉解苦泄，作葛根芩连合白虎与之。

粉葛根二钱五分　上川连六分　淡黄芩二钱　生石膏一两五钱（先煎）　生知母五钱　佩兰叶三钱　甜杏仁四钱　前胡二钱

五诊　四月二十九日

进甘寒以益阴气，苦寒以制阳亢，热势渐衰，烦渴已减，舌苔垢腻渐退，脉之滑数亦缓，咳嗽痰黏不爽，虽欲思食，而胃纳尚差。再进甘淡芳通，清肃气分余邪。

粉葛根二钱五分　淡黄芩三钱　生米仁一两　扁豆花三钱　佩兰叶三钱　蔷薇瓣三钱　甜杏仁三钱　象贝母三钱

六诊　五月一日

舌苔薄白，上罩淡黄，脉情弦滑，余邪未净，岂能杜蔓不净。若曰开胃之药，于邪未撤清之前则清理阳明，即是开胃，余则别无他术也。

佩兰叶三钱　蔷薇瓣三钱　生米仁一两　竹二青三钱　广陈皮二钱　象贝母三钱　保和丸四钱（包煎）　益元散六钱（包煎）

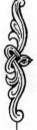

【按】本证初起为温邪上受的呼吸道感染，由于治疗不当，邪热内郁而致四肢厥逆。时病厥证有寒厥、热厥之别，如何从寒热混杂、症情疑似之间分别真假，是辨证的首要问题。分析本案主要根据以下两点：①起病之初是上焦温病，以后变成厥逆，正是《伤寒论》所说的"前热后厥"的证候，多属热厥。喻嘉言也说："若阳证忽变阴厥者，万中无一。"所以基本上排除了寒厥的可能性。②舌苔干黄，脉象

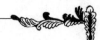

滑数，胸腹灼热，都显示了内热炽盛的征象。有此二者，可以断定是一个热极生寒的真热假寒证，是阳明经腑同病，热盛燥实的证候。所以宗白虎承气意，选用辛凉清解，苦寒通下，参以甘寒淡渗，两撤经腑之邪，而使厥回热透，病情转危为安。第三诊突然寒热战栗，这是正气胜邪，驱邪外出的另一通道，凡病邪之久郁深伏者，尤多见之。叶天士在讨论"邪留三焦"时说："因其仍在气分，犹可望其战汗之门户，转疟之机括。"本证虽非转疟，也不是典型的战汗，可是通过正邪交争，将深伏之邪驱逐外出，其机理并无二致。所以当寒战之后，竟得热透神清，微微有汗，白㾦敷布，未尝不是佳兆。因而在前方基础上，加入青蒿、佩兰、杏仁、前胡，辛香透化，宣通肺气，因势利导，使邪从气分透泄，病情迅速好转。

风　温

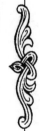

　　风温是感受风热病邪所致的外感热病，多发于春冬两季。外感风热，多从口鼻而入，侵犯肺经，所以初起多以肺经的病变为主。宋老在《春温新绎》中将春温作为春三月温热病的总称，而于春温证中分出"新感"和"伏邪"二类。他说："新感者称风温，温邪内发者曰伏温。"所以风温的定义，应该是冬春季新感风热外邪的疾病。如重型感冒、痰火证（马脾风）、风疹、烂喉丹痧（猩红热）、发颐等，多属风温的范畴。现代医学中流行性感冒、急性支气管炎、大叶性肺炎等发生于冬春季节的也属风温，都可参考风温辨证治疗。

风温痰喘神昏——安宫牛黄合银翘解毒

李某　男

一诊　二月二十三日

风温五日，咳嗽痰咯不爽，气逆作喘，引动胸胁疼痛，头痛巅厥，昨日吐咯紫血，神情呆异，竟至两目直视，舌音不清，遗尿不禁，扬手掷足，循衣摸床，呓语昏谵，舌苔霉灰如墨，脉情弦劲而数，热势特壮，心胸痞硬，小便赤如血。腑行泻而不畅，阳明邪热内陷营血，逆传心包，冲激神明，亦即《伤寒论》所谓蓄血发狂。现已厥而未醒，情势万分险恶，勉拟清营解毒，开窍醒脑。

安宫牛黄丸一粒（研，陈金汁一两温热送服）　鲜生地二两　鲜沙参二两　金银花四钱　净连翘三钱　原赤芍四钱　粉丹皮四钱　桃仁泥三钱　象贝母四钱　天竺黄三钱　远志二钱　广郁金二钱

二诊　二月二十四日

风温逆传心包，昨拟清营解毒，开窍醒脑，幸厥势即回，惟脉情依然弦劲数促，舌苔霉灰如墨，胁痛痰咳，牵有血丝，热势鸱张，厥变岌岌可危。若云肺炎，化源益难支持矣。

神犀丹一粒　上犀黄三分　（二味研匀，开水拌送）鲜生地二两　鲜沙参二两　鲜金斛一两　小川连八分　川象贝各四钱　淡黄芩三钱　天竺黄四钱　甜杏仁四钱　天花粉四钱　橘白络各二钱　赤白芍各四钱　龙贝齿各一两二钱（先煎）　甘露消毒丹六钱（包煎）

三诊　二月二十五日

二进清温解毒、开窍醒脑以来，幸获见效，现两目已转灵活，胁肋疼痛已瘥，气逆喘息亦平，热势较淡，脉弦劲亦

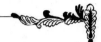

缓，惟舌苔依然霉灰如墨，腑气二日未行，足见阳明瘀热在里。现证势虽较平善，然腑邪未祛，仍未可忽。

犀角粉四分（鲜竹沥四两调送）　鲜沙参一两二钱　小川连五分　炒淡芩三钱　川象贝母各三钱　杏仁泥三钱　赤白芍各四钱　桃仁泥二钱　七液丹八钱（包煎）　龙贝齿各一两二钱（先煎）

四诊　二月二十六日

今晨腑气已通，所下溏垢如酱，幸腑通之后，即进藕粉半盏，神态知觉已能宁静，此大幸也。脉情弦迟，未得中和。舌苔黄底罩灰，胸膺胁肋痛势虽缓，而咳痰仍感不爽，肺经痰热未清，包络之邪未撤，所以寐时仍难落腔。再拟清肺化痰，安神宁志。

鲜霍斛六钱　鲜沙参一两　淡黄芩三钱　小川连六分香青蒿二钱　象贝母四钱　甜杏仁四钱　冬瓜子五钱　金银花四钱　桔梗二钱　橘白络各一钱八分　调胃承气丸五钱（包煎）　朱灯心四扎　茯苓神各六钱　灵磁石一两二钱（先煎）

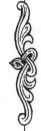

五诊　二月二十八日

日来咳痰较爽，胸脘气机亦舒，身热已退，微微有汗，腑气又通一次，舌苔薄黄而腻，脉转弦缓，胃气渐复，余邪未净。治宗前法，参以养阴清气。

鲜石斛五钱　南沙参三钱　冬瓜子四钱　象贝母四钱　甜杏仁三钱　橘白络各二钱　绿萼梅一钱八分　生米仁五钱　嫩白薇二钱　朱灯心四扎　朱滑石六钱

【按】本例为风温重候，当时西医诊断为肺炎。初起一候，即热入血分，邪陷心包，经用清温解毒、清营凉血和开窍醒脑，病情即获转机。方中所用陈金汁能清痰火，解热毒，尤清心胃二经之热。此药为粪清，今多不用。本案第三诊心脑症状已有改善，而舌苔灰霉如墨，大便二日未行，宋老认为阳明瘀热在里，因此先用七液丹（方中主含大黄），继用调胃承气丸通下阳明实邪，这也是本病治疗中的一个重要环节，加速了本证的痊愈过程。

丹痧鼻衄——银翘散合犀黄吹喉散

周某　五岁　张果老巷

一诊　四月初一日

风温时毒，上犯肺经，初起发热咳嗽，继则身热大作。昨今二日，丹痧头面发见，续见胸膺手臂，下及膝股足心，惟四肢所见不多，头面则云集成片。平素乳蛾常发，营阴易遭劫夺，所以鼻衄常出也。今于丹痧透发之时，身热不为汗衰；咽喉红肿疼痛，乳蛾高突，声音不扬；今午又鼻衄大出。脉情弦数，舌苔白腻薄黄。阳邪郁勃，营阴遭伤，而风毒炽张，又恐邪陷内闭，急以辛平宣透，清温解毒。

炙桑叶四钱八分　苏薄荷一钱二分　（后下）净银花四钱八分　青连翘四钱八分　川象贝各二钱四分　白杏仁四钱八分　生赤芍三钱六分　粉丹皮三钱六分　黑山栀三钱六分　藏青果三钱六分

吹喉末药方：

真犀黄二分　嫩薄荷二分　淡射干二分　象贝母二分　西瓜霜二分　孩儿茶二分

以上六味研细末吹喉内。

二诊　四月初二日

胸膺腹背丹痧红晕更显，昨夜眠睡亦佳。惟昨午以鼻血大出之故，营血遭夺，据云，当大衄之时，竟有咽下数口者，足见当时衄势之暴，而今晨呕出黑瘀紫血数口，温

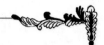

病见衄，可见营热之盛，况丹痧甫见，需防热陷劫阴。刻诊情势，尚幸安静，热势较衰，腑行二度，均属宿垢，口气略清，脉情弦意衰减，而数则犹甚，舌上罩有白腻黄垢。夫丹痧而至衄血喉蛾，不独太阴阳明之邪亢盛，且少阴郁勃之火，亦势已燎原，症情尚在险途。仍拟甘平解毒，甘淡清营，务使勿再见衄为要也。

黑玄参六钱　生知母四钱八分　炙桑叶四钱八分　苏薄荷一钱二分（后下）　川象贝各二钱四分　白杏仁四钱八分　天竺黄三钱六分　金银花四钱八分　连翘四钱八分　生赤芍三钱六分　粉丹皮三钱六分　生紫菀二钱四分

三诊　四月初三日

当丹痧初见，身热高张如灼之时，竟至鼻衄大出，有热陷劫阴之危，能得提而外出，诚不易也。前日午刻，鼻衄一度，自进透泄温毒、清解营分两剂，痧透热退，夜寐亦安。刻诊脉情弦数已缓，小溲通而腑气未行，面颊丹点红晕渐退，周身得微微汗出，咽喉红肿亦退。惟丹痧虽曰营分之邪，而透达全赖肺气之开合以为枢。今咳呛未已，小儿不善咯痰，痰出亦颇黏韧，惟肺叶娇嫩，不咳则痰热不撤，咳甚或久咳者，又非痧后所宜也。再拟清肺气，以泄余邪，然饮食寒暖，均须留意，盖痧前须慎，痧后更非易也。

炙桑叶四钱八分　川象贝各二钱四分　白杏仁四钱八分　玉桔梗二钱　南花粉六钱　天竺黄三钱六分　青连翘四钱八分　牡丹皮三钱六分　净银花六钱　京元参六钱　南沙参三钱

【按】丹痧，又称风痧、风疹。多由外感风热时邪所致，所以属于风温范畴。风热从口鼻而入，首先犯肺，邪从卫分透发，发为红疹。一般而言，红疹透发后，病情即可缓解，

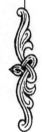

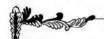

但本证患者在发疹的同时，却出现了两个并发症：其一，以血分热盛，而出现鼻衄；其二，平素常患乳蛾，这次也一起并发。在治疗方面不能不兼顾及之，所以除了用桑、薄、银、翘疏风清热透疹外，更用赤芍、丹皮清血分之热，又用吹喉散清解热毒。标本兼顾，主次分清，从而使本病得以很快痊愈。

喉痧——解肌透痧汤

徐某　男　十一岁

一诊　三月八日

风温时疠上袭肺胃，昨今丹痧初见，胸膺丹晕成片，而痧点隐隐，身热高张，汗出不畅，头痛咳嗽，喉关嫩红漫肿，疼痛颇剧，乳蛾肿胀，且有腐点溃烂，黏痰壅阻，饮食梗塞难咽，胸闷口渴，心烦少寐，谵语时作，舌苔白厚，边尖红绛起刺，风热炽盛，上灼心包。然表邪郁遏，丹痧未透，急宜辛平透解。

淡豆豉三钱　牛蒡子二钱　荆芥穗一钱　冬桑叶二钱　蝉衣一钱　青连翘三钱　象贝母三钱　马勃一钱二分　甘中黄一钱二分

二诊　三月九日

药后得汗颇畅，身热稍退，丹痧遍透，痧点紫黯，喉关肿腐疼痛均有减轻，脉滑数，舌边尖红而起刺，颗累十分明显，苔转黄垢。丹痧已获外透，表汗不宜太过，需防化燥劫津，致有动风之变。前方再参清营解毒。

冬桑叶二钱　牛蒡子二钱　净连翘三钱　金银花三钱　生赤芍三钱　牡丹皮三钱　大青叶四钱　甘中黄六分

两剂。

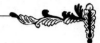

三诊　三月十一日

痧点透齐，丹晕转红，夜寐颇安，喉关腐烂疼痛大减，汗出溱溱，邪热渐退，惟咳痰不爽。舌绛起刺，苔薄黄，脉数未静。治宜两清气营之余邪，滋养耗损之阴液。

鲜石斛三钱　京玄参三钱　知母二钱　连翘三钱　桑叶二钱　象贝母三钱　甜杏仁二钱　桔梗一钱二分　生甘草六分　牡丹皮二钱

【按】烂喉丹痧，相当于现代医学的猩红热。此为风温外感所致，治疗初期以透表为先，这和白喉忌表不同。宋老认为本病重在发表，如能丹痧透齐，则喉部及全身症状大多能迅速改善。本例第一诊的治疗效果充分证实了这一点。丹痧透齐以后，邪热内盛，就应采用清解热毒为主的方法。本例由于痧点紫黯，营分的热毒炽盛，所以在前方基础上去透表药，加丹皮、银花、大青叶以清营解毒。第三诊热退阴伤，方用养阴清热，以收全功。以上发表、清里、养阴三法，大体上概括了烂喉丹痧的一般顺证的治法。值得注意的是，发表和清里二法的应用必须时机适当，轻重适度，正如丁甘仁先生所说："早用寒凉则邪遏在内，表散太过则火炎愈炽。"本例一诊、二诊在发表和清里的问题上做了较好的处理，这是取效的关键所在。

喉痧失表——桑菊神犀

贾某　女　护龙街

一诊　三月二十七日

温毒喉痧，证逾三候。风温疠毒之邪，困遏三阳，热势虽壮，形常恶寒，风热循少阳之络，上干颈项头面，头项疼痛，颈筋结核累累。曾经泄泻数度。现咽喉溃烂，声音沙

哑，痰多气粗，饮水难咽，周身丹痧，时隐时现，证情危重。脉弦涩，苔薄腻，中根黄垢。风温热毒蕴遏不达，势易迫营昏愦，并候专家主政。

神犀丹一粒（另研冲服）　白蒺藜六钱　霜桑叶四钱八分　杭白菊三钱六分　苏薄荷二钱（后下）　紫马勃一钱二分（包煎）　生赤芍四钱八分　金银花八钱　象贝母六钱　牛蒡子三钱六分　带心连翘六钱　玉桔梗二钱四分　淡玄参六钱

另：珍珠粉二分，西牛黄二分，飞月石四分，西瓜霜五分，吹咽喉。

二诊　三月二十八日

脉弦涩郁数，舌薄腻罩黄，风温疬毒，困遏三阳，未曾发泄，循少阳窜走咽喉，焮红溃烂，白点满布，继即身发丹痧，头项疼痛如劈。进剂后，微微得汗，丹痧续透，边晕红润，咽喉痛势大减，惟阳窍清气，均为浊邪蒙闭，头重耳聋鼻塞，仍须轻清宣达，亦"在上者引而越之"之意也。

霜桑叶六钱　杭甘菊三钱　夏枯草三钱　金银花六钱　紫马勃（包煎）一钱二分　净蝉衣（后下）一钱二分　带心连翘六钱　苏薄荷一钱二分（后下）　象贝母六钱　玉桔梗二钱四分　京元参六钱　蔷薇露（代茶）八两

三诊　三月二十九日

脉转软弦，舌转灰黄，风温疬毒，攻窜咽喉，喉烂丹痧密布。进剂后，周身得畅汗。据云得汗则畅，不得汗则头重耳聋鼻塞。风热余邪未净，逗留肝肺之络，然头为诸阳之会，仍当轻清宣达。周身丹痧成片成块，温毒有此出路，所以喉烂喑哑可痊。

霜桑叶六钱　黄白菊各四钱八分　净连翘六钱　大青叶

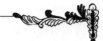

六钱 净银花六钱 紫马勃（包煎）一钱二分 象贝母六钱 玉桔梗二钱四分 京元参六钱 净蝉衣（后下）一钱二分 绿豆壳三两（煎汤代水）

【按】本案之所以证逾三候而病情日益严重，其原因不外乎表邪外束，"未曾发泄"，形常恶寒，所以痧疹时隐时现，欲透不达。宋老曾指出，喉痧初起，最虑痧疹发布不匀不齐，或时现时隐，都能使邪闭热郁，产生变症，尤以痧疹隐没，可能有邪势内陷的危险。在治疗方面，用桑菊饮为基本方，辛凉清解，透邪外出，参以化痰利咽，并以神犀解毒。服一剂得微汗，即获小效。三剂而得畅汗，丹痧成片成块，喉烂喑哑亦愈。

又，本证当疹透、喉症减轻后，出现耳聋头重，这是风热余邪残留少阳之络引起的继发性耳聋，此种耳聋多见于上呼吸道感染之后期。宋老仍用桑菊饮加大青叶、银花、蝉衣、玄参等清解肝肺余邪，二剂而丹痧渐回，耳聋亦聪。古人有用防风通圣散治疗风热入络之耳聋（见《类证治裁》），证治机理与本证相同。

风温发颐——升降凉膈

孙某　男　九岁

一诊　三月二十八日

风温时毒外袭，壅阻少阳之络，前昨两天形寒发热，头痛，咽喉亦痛，继则腮部漫肿疼痛，饮食咀嚼更甚，腑气二日未行，脉弦滑数，舌苔黄腻。昨夜热势较高，寐不安神，呓语喃喃，时有惊厥，少阳阳明之邪，有内逼心包之局，治拟辛凉清解，疏泄胆胃。

荆芥穗二钱　苏薄荷一钱二分　（后下）白僵蚕三钱

牛蒡子三钱　京玄参四钱　杭甘菊二钱　蝉衣一钱二分　石决明一两二钱（先煎）　紫贝齿一两二钱（先煎）　凉膈散四钱（包煎）　大青叶四钱

另用大青叶四钱，蒲公英四钱，夏枯草三钱，煎汤，温敷腮部。

二诊　三月二十九日

服药后，得微汗，身热较淡，夜寐较安，不若前昨之心烦呓语，腮部红肿疼痛略减，腑气行而未畅，腹部尚觉痞胀不适，惟小溲短赤不利，睾丸肿胀偏坠，又是肝经湿热郁屈不伸之征。脉弦数稍缓，舌苔黄腻。温毒痰热未净，阳明余邪蕴结，肝经尚多郁滞，前方再参疏解。

薄荷一钱二分（后下）　大青叶四钱　柴胡二钱二分　淡黄芩二钱　牛蒡子三钱　白僵蚕三钱　土贝母四钱　小青皮二钱　荔枝核三钱　连翘三钱　杭菊花二钱　夏枯草二钱　金银花三钱　凉膈散四钱（包煎）

三诊　四月一日

脉弦已缓，舌苔化薄，中部淡黄，昨日大便较畅，身热渐退，惟腮部肿势退而未净，时觉胀痛，咬嚼时更甚，饮食尚不知味，睾丸肿胀渐退，小便短少色黄。阳明腑气虽通，而少阳风热未净，下焦又有湿热蕴结，治再轻宣经邪，清泄肝胃余热。

冬桑叶二钱　苏薄荷一钱二分（后下）　大青叶四钱　紫马勃一钱二分　白蒺藜三钱　夏枯草三钱　黑山栀三钱六分　荔枝核三钱　金铃子二钱四分　车前子四钱

四诊　四月三日

身热已退，腮部肿势继续消退，胃纳渐增，大便间日一次，脉转濡缓，舌苔薄黄。有时尚昏眩，再拟疏宣肝胃，以

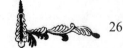

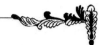

为和养之计。

白蒺藜三钱　冬桑叶三钱　夏枯草三钱　净连翘三钱
黑山栀三钱　枳壳二钱　鸡苏散五钱（包煎）　广陈皮二
钱　车前子三钱　生米仁五钱

【按】本病是外感风热时毒所引起的风温证之一种，为风热时毒壅阻少阳经络，气血郁滞，结成肿毒，腮部肿胀疼痛，甚者延及两颐，故称"发颐""痄腮""蛤蟆瘟"。本案全身症状较重，不仅身热较高，而且表邪外束，阳明腑邪燥结，内外合邪，热逼心包，竟至吃语惊厥。宋老取升降散与凉膈散同用，为内外合治、上下分消之法。方中僵蚕、蝉衣轻清解毒，现代研究证实有很好的退热和镇惊作用。凉膈散既清上焦气分热邪，又通阳明腑实，引热下行，同时用荆芥、薄荷轻透表邪，大青叶、牛蒡子清解热毒，决明、贝齿重镇安神。综合各个方面，组成了一个"清透通降"的重剂，针对病情可谓丝丝入扣。

第二诊中记载了"睾丸肿胀偏坠"的症状，这在古代中医文献中尚未见到过，并且指出"是肝经湿热郁屈不伸"。因少阳与厥阴为表里，邪循经络，表里相传，所以方中加用了柴胡、荔枝核以疏肝散结。

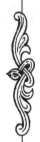

湿　温

湿温是一种多发于夏秋季节的、由湿热病邪引起的外感热病。初起以身热不扬、身重肢倦、脘痞不渴、苔腻脉濡等为其主证，其特点是发病缓慢，病势淹缠，病程较长，多以脾胃为病变的中心。宋老曾著有《湿温演绎》，他指出："湿温化热，其热从湿中来。""湿邪不去，热必不透，热既不去，则湿中之热郁遏，以至于不可透解。"所以必须了解湿邪具有黏滞胶固的特性，湿邪的化热，与风寒暑燥不同，容易导致不阴不阳，病势淹缠。关于湿温病的治疗，宋老曾提出"须知'透''化''渗''清'"四法，这是治疗湿温病的基本法则。至于扶阳固正、滋阴养液、攻下、开窍等，都是治疗湿温证各种不同变局的特异变法。

湿温内陷，厥冷吐泻——蒿芩清胆合大黄黄连泻心汤

宋某　女

一诊　五月二十三日

温邪内陷厥少，舌苔干绛起刺，两边白垢，中心老黄，脉弦细郁数，时而厥冷汗出，时而烦热焦灼，湿热交蒸，邪在少阳阳明，干呕作恶，频吐苦水，腹痛泄泻，挥霍撩乱，夜则呓语，神识迷糊，下厥上冒，殊属危险，急急芳通清心，拨乱反正。

神犀丹一粒（研末，冲服）上川连一钱　青连翘四钱八分　鲜金斛八钱　香青蒿三钱　淡黄芩三钱　仙半夏三钱　姜竹茹三钱　干佩兰三钱六分　益元散一两（包煎）天竺黄三钱六分　七液丹八钱（包煎）

二诊　五月二十四日

脉情弦细，舌干绛苔黄，湿热蕴结之邪阻遏阳明，而少阳又为三阳之枢，凡邪热郁蒸，无不以少阳为进退出入之枢机，尤其甚者，可内陷厥少。昨日热势高张，竟至神糊不慧，进神犀芳通，昨晚颇安，今晨得腑气，溏垢未畅，而呕

恶已止。惟热退太骤，则倏忽之间，其升降恐未定也。能得阳明中轴之邪，由少阳之枢为转输之路，此为万幸，然须慎之又慎也。

鲜金斛八钱　上雅连八分　广藿香三钱六分　干佩兰三钱六分　香青蒿三钱　炒黄芩二钱四分　青连翘三钱六分　西茵陈三钱六分　夏枯草三钱六分　老竺黄三钱六分　七液丹七钱（包煎）　蔷薇瓣三钱　朱茯神六钱

【按】本例为湿温邪在少阳阳明，治疗仿大柴胡法，用蒿芩清胆汤合大黄黄连泻心汤，和解少阳，通下阳明，也就是清解胆胃的邪热。同时本证因热盛而内陷心包，耗伤津液，出现神昏糊语，舌绛起刺，所以又用神犀丹开窍清神，鲜金斛养阴主津。第二诊少阳阳明之邪基本得到缓解，腑气已通，呕恶已止，但热退太骤，寒热交战之势尚难定局，所以仍宗原方加减治疗。

湿温证湿遏热伏，寒热交战——藿朴夏苓汤加减

奚某　女　东中市

一诊　五月二十六日

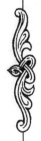

湿温两候，始则下痢赤白，次数颇勤。今痢虽止，而阳明经腑之邪，蕴蒸弥漫；少阳清净之腑，枢机失和。时而热度低陷，时而身热高张，胸闷泛恶，头重昏眩，汗出黏冷，大便溏泄，小溲热涩，脉情滑沃，舌苔黄滑。际此湿热并重之时，湿遏热伏，而又以腑中邪滞为依附。治法首当宣泄，使在经之邪先从气分而解，则在腑之邪始易推之荡之。法以芳通淡渗，两解湿热。

制卷朴八分　制苍术二钱四分　紫苏叶三钱六分　制香附二钱　广藿香三钱六分　干佩兰三钱六分　广陈皮一钱二

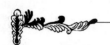

分　法半夏三钱　茯苓六钱　炒泽泻四钱八分　白蔻仁六分

二诊　五月二十八日

湿温期逾两候，寒热战势无有定规，阳明经腑之邪难寻出路，少阳之枢机不和，开合不灵也。服前方汗出周身至足，胸脘痞闷略舒，战势稍定，惟是得食即腹鸣腹胀，仍是气不化湿所致，所以大便犹溏薄也。刻诊脉情滑数，舌边尖红绛，苔根黄垢，阳明为成温之薮，洵有之也。芳淡之中，参以疏导。

上川连六分　真川朴六分　制苍术一钱八分　紫苏叶二钱四分　省头草三钱六分　茯苓六钱　法半夏三钱六分　鸡内金五钱　沉香曲五钱　蔷薇露四两

三诊　六月六日

停药多日，湿热留恋，阳明经气，不获通利，少阳不和，枢机不利。今午得腑气一度，午后寒凉复作，寒已发热，刻诊热势犹甚，胸脘痞闷，懊憹烦苦，兼作恶心，而咽喉之间颇多腻沫，吞吐不清。脉情寸关滑沃，尺脉模糊，舌边尖红绛，苔根黄厚。然湿之与热，仍然稽留不撤，腑邪犹有停于肠胃也。气弱体肥，湿热留中，益难宣达。惟是邪势复形鸱张，传变仍未可忽。立方拟微苦以泄热，芳淡以渗湿，务使流通气机为要也。

水川连六分　制苍术一钱八分　香青蒿四钱　淡黄芩三钱　法半夏三钱六分　茯苓四钱　鸡内金四钱八分　沉香曲四钱八分　广藿香三钱六分　鲜佩兰三钱六分　益元散八钱

四诊　六月九日

日前自阳明腑气畅通一度之后，经腑蕴伏未透之邪至此又复交战，每值午后，先寒后热，热已汗出，此邪之在经者，仍从经气而解，未可截而止也。刻诊脉情滑沃，舌苔黄

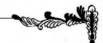

垢，后根颇厚，足见湿之与热犹有停留，而腑邪未能一鼓即荡也。盖湿温大便溏为邪未尽，然欲其湿去热清，亦不若风温之易于化燥，况体肥气弱者乎。喉间腻痰尚甚，腹胀肠鸣，小溲不多，仍是气不化湿见证。当兹湿热久困，经腑同病之际，再以宣泄阳明。然汗虽出，郁邪未解，倘能痦透，未始非善候也。

制川朴三分　制苍术一钱八分　香青蒿三钱六分　淡黄芩三钱　半夏曲三钱六分　水川连六分　象贝母四钱八分　天竺黄片二钱四分　广藿香三钱六分　老紫苏三钱　白蔻仁六分

五诊　六月十二日

寒热战势业经三日未作，惟是湿温之邪弥漫三焦，中焦阳明既为湿邪困遏，又有腑邪胶秘。两日来，白痦胸膺密布，臂肘腰腹股膝皆见，此亦邪机外达之出路也。刻诊舌苔淡黄，根垢，脉滑，大便依然胶固不爽。湿遏热伏，诚如抽丝剥茧。然中间屡屡停药，际此湿热尚未分消之候，更非宜也。急急分消其势，毋使炉烟复燃。

川连一钱　制川朴一钱　广藿香三钱六分　老紫苏二钱四分　炙橘络二钱四分　炒枳实二钱四分　神曲五钱　炙鸡内金六钱　（砂仁末一钱二分拌）　益元散五钱（包煎）　车前子四钱

六诊　六月十六日

连日来大便或溏或厚，渐转干结，所下宿垢，不可谓不多矣。然而湿邪未化，阳明腑邪未净。犹幸身热已退，所以神志颇安，汗出亦畅，痦粒续布，脉情弦沃，舌边绛，苔白罩黄。炎暑已届，闷热异常，犹恐昏瞀。

水川连六分　净连翘三钱六分　制川朴三钱六分　老苏

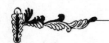

梗三钱六分　旋覆花三钱六分　鸡内金（砂仁末五分拌）六钱　焦建曲（沉香末八分拌）六钱　茯苓神各四钱八分　鲜佛手四钱八分　蔷薇露一两四钱

七诊　六月十九日　述病改方

据述昨日午后进粉面，酌加麻油，不意入暮大便溏薄夹泻，今晨全是水泻。夫阳明既有胶固之邪，则更衣本不为逆，若全是水泻则逆矣。推其源，未始非麻油为厉阶[①]也。

制川朴四分　带叶苏三钱六分　干佩兰三钱六分　焦神曲六钱　（沉香末八分拌包）大腹绒四钱　焦米仁六钱　鲜佛手四钱八分　炙鸡内金三钱六分

八诊　六月二十二日

两日来便泄已止，白痦亦还，眠睡亦安，渐得能食，惟嗳哕作酸，频吐清涎，胃阳不展，法当温化，然阳明暑湿未清，仍须苦降辛通。

制川朴二分　制穹术四分　半夏曲三钱　炙橘白二钱　干佩兰三钱　佛手片四钱八分　焦建曲四钱八分　鸡内金四钱八分　炒泽泻四钱八分　焦米仁六钱

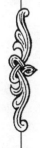

【按】本案是湿热并重、邪留少阳阳明的湿温证。主要病机有两个方面，一是少阳枢机不和，出现寒热交战；一是阳明虽有腑邪，但热蕴湿中，气不化湿，大便溏泄不畅，腑邪不能一鼓而下，导致病情淹缠。初诊治疗以芳通淡渗，两解湿热，但主要用芳香化湿药，用藿朴夏苓汤加减，以冀湿化则热透。药后周身汗出，略见小效，但湿热仍然胶结不化。第二诊于芳淡之中连朴同用，以清热燥湿。至三诊因每日寒热交战，少阳枢机不和，加用青蒿、黄芩清泄少阳之热

① 厉阶：祸患之由来。

以利其枢机，四剂而寒热交战未作。余下的就是阳明的湿热困遏，大便依然胶秘不爽，所以从五诊开始以连朴苍术、枳橘神曲等清热燥湿，运脾利湿，从而使大便渐转干结，病情也逐渐步入坦途。阳明湿热蕴结之邪，没有化燥成实之时，只能逐渐推荡而下，不宜猛剂攻逐，不然徒下稀水，中阳益虚，湿邪更不易化，且易变生他证。

湿温发斑——昌阳泻心汤、叶氏神犀丹

金某　男

一诊　四月二十日

湿温一候，热势颇壮，暮晚更甚，头痛背痛，腑气未行，略有矢气，脐腹不适，胸脘痞闷，舌苔白腻，上罩灰黄。病在太阳阳明，气分痞阻，法当轻宣透化。

广藿香三钱　佩兰叶三钱　大豆黄卷三钱　绵茵陈三钱　苍术二钱五分　建神曲四钱　白蔻仁一钱（后下）　佛手片三钱　荷叶一角　云茯苓四钱

二诊　四月二十二日

头胀身痛均减，而身热转甚，嗳气饱闷，间作干恶，小溲黄赤，两日来腑通三次，色深如酱，症势尚在酝酿，仍须芳通以化太阴之湿，苦泄以清阳明之热。

制苍术二钱五分　陈皮二钱　制半夏三钱　上川连六分　淡黄芩二钱五分　云茯苓四钱　佩兰叶三钱　佛手片三钱　绵茵陈三钱　建神曲五钱（包煎）　白蔻仁一钱（打，后下）

三诊　四月二十四日

舌苔薄腻，中心黄垢略化，脉滑而濡。湿温邪留太阴阳明，全赖脾胃之气为之输化，但患者中土素衰，欲其一鼓即

荡，殊非易事。且病情旦慧暮剧，夜来合目即神不安宁，谵语时作，此湿热逗留，浊邪上蒙清窍，仍需芳香通达，参以安护神明。

上川连八分　炒淡芩三钱五分　广陈皮二钱　法半夏三钱　远志二钱五分　石菖蒲二钱　广郁金二钱　天竺黄三钱　云茯苓五钱

四诊　四月二十八日

夜寐较安，谵语亦减，惟子夜之后，尚苦梦境纷繁，身热较退，昨日迄今大便二日未行，小便尚畅，矢气亦转，舌苔干黄且厚，湿热相蒸，弥漫三焦，蒙蔽清窍，而阳明尚有胶闭之邪。然湿温下法，与风温不同，风温虽至旁流，仍可咸寒峻下，若湿温则必待其湿邪化热或湿透热外始得相机通下。此中缓急，不可不知也。治再芳通宣化，参以导滞。

上川连八分　淡黄芩三钱五分　佩兰叶三钱　云茯苓六钱　净远志二钱五分　玳瑁片三钱　天竺黄三钱　橘白二钱　石菖蒲二钱　枳实导滞丸六钱（包煎）

五诊　四月二十七日

脉滑数，舌苔干黄，口渴能饮，湿渐化热，昨夜宿垢复下一度，色深如酱，惟午后热升之时，又感心烦不安，频呼闷热，胸背红斑初见，虽神志尚安，但高年气营两虚之体，惟恐正不胜邪。

神犀丹一粒（研，冲服）鲜金斛一两　川连八分　淡黄芩三钱五分　连翘三钱五分　生山栀四钱　金银花六钱　牡丹皮三钱五分　石菖蒲二钱　远志肉三钱　天竺黄三钱　枳实导滞丸六钱（包煎）

六诊　四月二十八日

湿温已逾二候，经腑之邪虽有透泄，而营分之热又假道

阳明之络以为出路，腹背四肢头面无不红斑密布，据云日前周身疼痛，骨节酸楚，此其报使也。发斑以四晕清晰、色泽红活为佳。刻诊脉滑带数，右脉较大于左，舌前半干黄，后半霉垢。仍宜芳淡苦化，清营透络，拟泻心汤合叶氏神犀丹。

神犀丹二粒（研，分四次冲服）上川连八分 淡黄芩三钱 金银花六钱 牡丹皮四钱 连翘三钱 石菖蒲二钱 天竺黄三钱 朱茯苓神各五钱 鲜金斛一两 益元散八钱（包煎） 枳实导滞丸六钱（包煎）

七诊 四月二十九日

周身微汗，热势较淡，夜寐颇安，神亦内守，脉数渐缓，斑之红晕亦淡，惟以舌苔干而黄垢，腑气三日未行，此中岂无垢浊内阻耶？拟清解阳明为主，辛润通腑为助，而安定神明仍不可缺。

前方去金银花、牡丹皮、神犀丹，加大麻仁四钱，白杏仁四钱。

八诊 五月一日

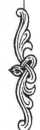

连夜得安寐，周身得微汗，热势虽有升降，已得逐渐衰退，稍进米饮，且亦知味，惟腑气四日未行，然以腹中鸣响，矢气频转而论，通下会当不远。湿温重候，既神昏谵语于前，又透发斑疹于后，正气耗夺，断不可再予峻下。然或留邪不去，又易肠穿溃烂，三候关头，亦防生变。刻诊脉情缓滑，颇得其中，惟舌苔黄垢，仍是阳明腑邪见象，非急躁所能胜任，缓以图之可也。

鲜金斛一两 上川连六分 淡黄芩三钱 香青蒿三钱 西茵陈三钱 天花粉一两 调胃承气丸五钱（包煎）

二日、三日大便连得燥屎二次，身热退至正常，知饥思食，继以芳淡化浊，清理余邪而愈。

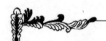

【按】湿温之所以复杂难治，主要因为有湿多热多之分，从阴从阳之变，传变无定，层出不穷。本案病程不长，而变证却多。首先在表解之后，从阳化热，里热转炽，经芳通苦泄、化湿清热而稍缓解；接着又以湿邪内蒙清窍，神昏谵语，用昌阳泻心汤而得改善；最后又红斑透发，病势发展到了重要时刻，只因前阶段治疗得当，再经清营透络，使斑透之后，证情稳定，热退神清。本案用药看来平淡，却丝丝入扣，既能分消病势于前，又能稳渡险滩于后，因此，虽年老体弱，仍能很快痊愈。

湿温旁流谵狂——神犀合白虎承气法

胡某　女　左家桥巷

一诊　五月二十二日

舌干白灰垢，全无津气，脉弦涩郁数。湿温一候，经邪腑邪混合为一，身发壮热，形犹恶寒，头痛腰酸，痞闷泛恶，呓语谵妄，而又腹鸣泄泻，旁流无度，厥逆之变，万勿忽视。

万氏牛黄丸一粒（开水送服）　广藿香三钱六分　佩兰叶三钱六分　炒黄芩三钱六分　上川连八分　辰远志三钱　象贝母六钱　广郁金二钱四分　白头翁四钱　清水豆卷四钱　调胃承气丸六钱（包煎）

二诊　五月二十五日

湿温九日，身发壮热，汗不得泄，头汗齐颈而还，既烦躁狂谵于前，复旁流泄泻于后，证势危恶，昏愦立待。日前勉进调胃承气存阴救液一剂，据云泄泻立止。继值汛来，又为热入血室，且慧暮剧，谵语不安。刻诊经行将净，大腹疼痛，矢气频转，身热如炭，犹尚恶寒，脉滑数，舌红嫩，苔

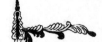

薄腻。势恐热深厥深，慎防内陷包络。

　　神犀丹一粒（开水送服）　上川连八分　条子芩三钱辰远志二钱四分　连翘心六钱　玉泉散二两（包煎）　广郁金二钱四分　生赤芍三钱　粉丹皮三钱　佩兰叶三钱　调胃承气丸一两（包煎）　佛手露四两（分两次服）

　　三诊　五月二十六日

　　胸膺颈项初见瘄粒，暑湿温邪郁伏气分，而复经汛适来，热又犯营，仲景谓之热入血室，昼则明了，暮则谵语，证之危殆，不言可喻。倘能气分之邪由瘄而泄，亦是邪之出路。昨晚得正粪数枚，继则间下白沫如痢，口干口腻口甜，咳痰不易咯出。舌边尖红绛，苔薄腻罩黄，恶寒已解，经尚未净，胸脘瘄坚。邪热逗留气分，尚须宣化通降。

　　干佩兰三钱　香青蒿四钱　辰远志二钱四分　广郁金一钱八分　连翘心六钱　竹半夏三钱　象贝母四钱　川连六分　淡黄芩三钱　青竹茹四钱　茯苓神各六钱　调胃承气丸八钱（包煎）

　　四诊　五月二十七日

　　今日经行甫净，胸膺瘄粒续透，气营暑湿之邪渐有出路，腑气虽行，尚感热泻。昨日周身微微得汗，所以热势较淡，寐亦可安。咯痰极感不爽。脉滑，舌苔薄腻淡黄。正粪未行，又恐阳明土实克水，再转旁流。

　　连翘心六钱　竹半夏三钱　远志二钱四分　广郁金一钱八分　旋覆花三钱　象贝母四钱　炙橘络二钱　川连六分　条子芩三钱　香青蒿四钱　干佩兰三钱　保和丸六钱（包煎）

　　五诊　五月二十九日　改方

　　据云，身热已退，腑行溏垢，瘄闷烦躁等证皆平，寐亦可安，瘄粒渐回，惟痰涎未清，须和中宣化。

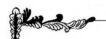

前方加竹茹四钱，生米仁六钱，七液丹一两（包煎），去郁金、黄芩、川连、保和丸。

【按】本证是以邪在阳明、气营两燔为主要病机的湿温证。初诊时气分之热亢盛，但表仍未解，而又热结旁流，呓语谵妄，已有传陷包络之势，病情比较复杂。方中首先用万氏牛黄丸清热解毒，开窍安神，同时用藿、佩、豆卷解表化湿，川连、黄芩、白头翁清热燥湿，调胃承气丸通下阳明腑实。第二诊经汛适来，热入血室，形成气营两燔之证，这是邪热进退的关键时刻，因此在前方基础上以神犀丹易牛黄清心丸，取其清营开窍的作用，并加丹皮、赤芍凉血活血，玉泉散、调胃承气丸（白虎承气法）双解阳明经腑实热。第三诊病情开始好转，恶寒解，得正粪，白㾦初透，湿热之邪已有内外分消之势。以后二诊继续用宣化通降的方法清泄气分的余邪，从而使热退㾦回，诸证皆平。

暑　温

暑温是夏季感受暑热之邪所引起的急性热病。暑温多有夹湿，所以宋老治暑温，喜用藿香、佩兰等芳香解暑化湿之品。宋老治暑温，尤其重视正气，他认为，人体气血阴液不足，难御炎威之暑热，而暑热之邪，最易耗气伤阴，所以病证每多虚实夹杂，补虚扶正是治疗暑温的重要一环。

暑温内闭外脱——清暑祛邪与扶正补虚兼顾

胡某　女　桐芳巷

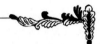

一诊　七月二十六日

暑温邪热内陷阳明厥阴，唇燥血瓣，夜则谵语，心胸懊恢，反复颠倒，泛恶呕吐，蒸蒸发热，热不得泄，时而四肢清冷。脉弦细数，舌苔干黄焦垢。

小雅连一钱二分　鲜金斛一两二钱　鲜藿香三钱六分　鲜佩兰四钱八分　鲜生地一两二钱　生石膏一两二钱（先煎）　生米仁六钱　象贝母六钱　白杏仁六钱　川郁金一钱二分　天花粉八钱　鸡苏散一两二钱（包煎）　荷花露四两（代茶）

二诊　七月二十七日

今晨热势虽不若昨晨之盛，而神志依然不慧，连作泛恶，胸脘痞闷，神情默默，矢气转而大便五日未行，入暮则谵妄尤甚。服昨方，得微汗，四肢略和，然大邪盘踞中脘，舌苔焦干老黄，脉情弦细郁数。急以芳香苦降，宣泄三焦。

鲜金斛一两二钱　水川连六分　小子芩二钱四分　西茵陈二钱四分　鲜芦根一两四钱　生石膏一两二钱（先煎）　连翘心四钱　生山栀三钱　广藿香三钱六分　鲜佩兰四钱八分　天竺黄三钱　凉膈散六钱（包煎）　万氏牛黄丸一粒（另研冲服）

三诊　八月四日

相隔一周，日来竟连连晕厥，牙关紧闭，四肢厥冷，目直上翻，狂乱失神，至昨厥势虽定，而邪机依然伏而不透，并且正气虚愦，难以达邪。脉情虚软，舌苔淡红无神，寐则露睛，筋惕肉瞤，痦粒见而枯细稀少，鼻干烟煤，反复不安。总之邪未去而正无存，肾阴心阳，不克支持，内闭外脱之险，仍未可忽。

西洋参二钱（另煎，代茶）　鲜首乌六钱　鲜金斛一两

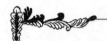

二钱　鲜地黄一两二钱　天麦冬各三钱　紫丹参三钱　酸枣仁六钱　茯苓神各六钱　炙鳖甲八钱（先煎）　龙贝齿一两二钱（先煎）　阿胶珠三钱　真川贝三钱　天竺黄三钱　灵磁石一两八钱（先煎）

四诊述病改方　八月五日

昨进养阴气，充神明，据云，身热已淡，夜寐颇安，呓语谵妄等症均除。心为神明之主，神明为火之精，阳之用也。然而神之不明，由于血之虚弱，以昨日脉舌论之，全是血虚神衰所致，再以前法治之。

潞党参三钱　白归身三钱　鲜首乌六钱　鲜生地一两二钱　紫丹参二钱四分　炒枣仁三钱六分　朱茯神六钱　天麦冬各二钱四分　阿胶珠三钱　朱灯心五扎　龙贝齿一两三钱（先煎）

【按】本例暑温，热入阳明，热势较重，所以蒸蒸发热。热扰心神，故而心中懊恼，反复颠倒，夜则谵语。热而有湿，中运失司，则泛恶呕吐。热被湿遏，热邪不得外泄，其唇燥血瓣，即是邪陷营血之征。时而四肢清冷，已见厥深热深之危。阳明已成燎原，逆传包络殊易也。治疗力争祛除暑湿之邪，一诊、二诊所用方药均符合常理，然不日接连晕厥，牙关紧闭，四肢厥冷，目直上翻，脉情虚软，内闭外脱，险象环生，正不胜邪，经养阴益气、摄纳安神后，不但远离闭脱险境，而且其身热谵语等邪势亦受重挫，取得了很好的治疗效果。由此可见，治外感，不能株守"祛邪"之法，而要在"正气存内"也。

暑温毒窜心脑——清营解毒与开窍安神同用

谢某　女　洙泗巷

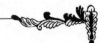

一诊　八月七日

暑温内闭，发狂谵语，神志昏愦，不知人事，扬手掷足，时而狂呼叫号，时而四肢强直，如此躁扰，已经五昼夜之久矣，而今则尤甚。舌短缩，音糊，齿枯唇焦，且结血瓣，痦粒忽隐，脉情弦劲，绝无神韵，壮热不已，厥逆在即。勉拟大剂清营，安镇神明，此为最后之一着。

紫雪丹八分（先研冲服）　鲜金斛一两二钱　鲜霍斛一两二钱　鲜生地二两四钱　上川连六分　淡条芩三钱六分　青连翘五钱　黑山栀五钱　生知母六钱　玉泉散（包煎）二两　香青蒿五钱　朱茯苓神各六钱　珍珠母一两二钱　生赤芍五钱　牡丹皮四钱

二诊　八月八日

暑热温毒，攻窜心脑，狂言，不避亲疏，甚至直立跌仆，有时默默谵语，露睛直视，四肢强直，形如尸厥，唇焦血瓣，脉情弦劲，舌短不能出口，此皆包络之闭证也。昨进清营泄热、开窍救逆一剂，狂躁已安，惟昏妄犹甚也，鼻上唇口微微得汗，颈项痦粒复见，既多且粗，然而久旱之苗，虽有甘霖，何能敌此炎威。拟前法再进一筹。

紫雪丹八分（另研冲服）　鲜霍斛一两二钱　鲜生地二两四钱　生首乌一两二钱　青连翘六钱　生山栀六钱　生知母六钱　玉泉散二两八钱（先煎）　茯苓神各六钱　象贝母五钱　天竺黄三钱六分　石决明二两四钱（先煎）　生赤芍五钱　丹皮五钱　青蒿五钱

三诊　八月九日

进清营解毒，安镇神明，狂已不作，四肢略觉柔和，鼻尖口唇微微汗出，然神明尚未清也。攻窜心脑之邪犹尚穷居顽抗也，内闭外脱之险转瞬可至。脉情弦郁，欲咳不畅。再

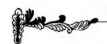

以透泄温邪，清醒心脑。

安宫牛黄丸一粒（另研，先冲服）　鲜霍斛一两二钱　鲜生地二两四钱　生首乌一两二钱　象贝母六钱　真郁金二钱四分　朱远志一钱八分　天竺片三钱六分　朱茯苓神各八钱　生知母六钱　玉泉散二两四钱（包煎）　夏枯草二钱四分　蔷薇瓣二钱四分　生白芍六钱　石决明一两八钱（先煎）

四诊　八月十日

暑温攻窜心脑，本症既狂乱昼夜不休，而至强直尸厥，拟醒脑清心，扶养阴气。刻诊神志转入半明半晦之间，狂乱已止，舌音较清，唇龈血瓣亦退，脉滑沃，咳不畅，白㾦续布，邪热蕴结中焦，膻中包络被其蒙闭。再拟宣透包络之邪，清醒心脑之神。

鲜霍斛一两二钱　鲜生地二两四钱　生首乌一两二钱　广郁金一钱八分　朱远志三钱六分　生白芍六钱　肥知母六钱　朱滑石一两二钱　朱石决一两八钱（先煎）　竹沥达痰丸一两五钱（包煎）

五诊　八月十一日

尸厥渐醒，神志尚在半明半晦之间，狂躁已止，嗜卧声鼾，鼻尖唇口胸膺皆得微汗，疹㾦密布，略有咳声，舌能伸动，舌音较清，昨晚今晨得宿垢四度，干粪溏垢皆有。刻诊脉情小弦，舌底红嫩，苔根灰垢，热势较淡。暑温之邪内闭包络心脑，能得还出三阳，在经则为汗解，在腑则为下解，惜乎为时不早，津气精营，机窍神明，无不受其毒害。经曰：脉躁疾而不得汗解，为阳脉之极。又曰：衣被不敛，狂言失志，是谓志先死。如此残局，诚难乎为守矣。症势虽得转机，然神机涣散易而收复难，勉拟扶养阴气，参以达痰通下，收复神明。

天麦冬各四钱八分　京玄参六钱　鲜沙参八钱　鲜霍斛一两二钱　鲜生地二两四钱　生首乌一两二钱　款冬花五钱　象贝母四钱八分　甜白杏仁各四钱八分　朱远志三钱六分　茯苓神各六钱　朱滑石一两二钱　生白芍六钱　竹沥达痰丸八钱（包煎）

六诊　八月十二日

神志已清，对答之间能大致不错，身热渐退，然阴阳机窍神慧之处，溪谷隧道之间，错杂纷乱，所以手足举止越乎常轨。盖脑为元神之府，当其邪热上扰，灵机昏闭于前，总枢受损于后，一时尚难恢复。症情如此，能得守此残局，亦属幸事矣。勉拟扶养阴气，收复神明以外，再参校正督脑，会合阴阳，尽此人谋，以邀天眷。

穿山甲四钱八分　炙鳖甲一两二钱　桃仁泥四钱八分　生赤芍六钱　杏仁泥三钱八分　象贝母四钱八分　石菖蒲三钱　茯苓神各八钱　天麦冬各四钱八分　生首乌一两四钱　竹沥达痰丸（包煎）六钱

七诊　八月十三日

进校正督脑，会合阴阳，神志已清，溪谷骨骸俱觉疼痛，暑温闭厥，狂乱跌仆，脑脊总枢，无不受伤。据云自春迄夏，湿毒疮疡，时发时隐，溃烂则脓滋蔓延，入骨则攻窜脏腑。本证之一发不可收拾者，与此不无联系也。因势利导，厥在搜逐。

大活络丹一粒（另研冲服）　制胆星三钱六分　真郁金一钱八分　桃仁泥四钱八分　生赤芍五钱　茯苓神各六钱　穿山甲一钱八分　炙鳖甲一两二钱　明天麻二钱四分　怀牛膝四钱八分　晚蚕砂四钱八分　宣木瓜四钱八分　干地龙五钱　生石决一两二钱

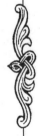

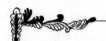

【按】脑为元神之府，心为神明之主。神愦谵妄，狂呼叫号，四肢强直，此暑热温毒攻窜心脑，蒙闭神明，在法已属不救。本例最终再现生机，首先在于治疗果断，迭用重剂清营解毒药与醒脑开窍安神之品。其中连翘、山栀、知母等用量均偏重，而石斛、生地用到二两，非此重剂不足以力挽狂澜。而开窍剂的使用亦有讲究，紫雪丹偏于息风止痉，安宫牛黄丸长于清热解毒，本例先用紫雪丹、后用安宫牛黄丸的道理就在于此。取效的第二个因素，是在邪热渐退的情况下，能够不失时机地采取必要的治疗措施，活血化瘀，涤痰和络，使心脑后遗病症减少到最低限度。

暑温腹热如烙——清暑化湿与承气攻下并举

钱某　男　温家岸

一诊　七月十一日

脉弦涩，三部不畅。舌干绛，苔灰。暑温今交三候，邪热内闭，腹热如烙，曾经四肢转清，目定神呆，夜来谵语，烦躁叫号，胸脘痦粒细小不堪，起病迄今，曾得稀微水泻一度。夫邪入阳明胃肠，不论风寒暑湿，无不化火化燥，既有垢恶积滞，势非相机下导不可，若不取而去之，势必上蒸心脑，若欲取之，又恐旁流稀水，事在两难。况暑邪耗气伤营，尤易逆传包络。今日情况，经腑之邪，全未松透，邪正抗争，势已岌岌。勉拟凉淡苦泄微辛，为两解之计，勉继诸先生之后，然否，候政。

万氏牛黄丸一粒（研末，荷花露四两送服）　上川连八分　藿香二钱四分　茯苓神各八钱　鲜金斛六钱　佩兰三钱六分　茵陈四钱　玉泉散（荷叶包）一两二钱　连翘心四钱　天花粉八钱　青蒿四钱　川贝母二钱四分　象贝四钱八

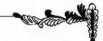

分 龙贝齿各一两二钱（先煎） 调胃承气丸（包煎）八钱

另：西瓜霜五钱，炒食盐二钱，敷脐上。

二诊 七月十二日

暑温三候，邪热内闭，热蒸心脑，神明为之昏愦，目定神呆，耳聋不聪，一至神窍闭塞，昏厥可立而待。按其脐腹，热如炮烙，盖其肠热如焚，未曾早为曲突徙薪，然今已焦头烂额矣。脉弦涩，三部不畅，舌红绛，苔干灰，阳明坏症有四，凡正虚液枯、神糊、气夺而邪实者最为难治。白痦颗粒较绽，手臂腰背略得微汗，如此危候，虽小有出路，惜无裨于事耳。

万氏牛黄丸一粒（研末，开水送服） 鲜金斛八钱 鲜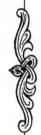生地一两二钱 连翘心四钱八分 生山栀三钱 肥知母四钱 玉泉散一两二钱（包煎） 天花粉八钱 川连六分 淡黄芩三钱 龙贝齿各一两二钱（先煎） 藿香三钱六分 佩兰三钱六分 茯神八钱 香青蒿四钱 调胃承气丸八钱（包煎） 蔷薇露三两（代茶） 佛手露三两（代茶）

三诊 七月十三日

暑温三候，转为阳明坏证（阳明在经宜用白虎，在腑宜用承气，皆所以存津液、救胃阴也，然一成坏证，则单取白虎、承气有难以措手之局，前人论之已详）。据云，昨夜烦躁叫号已止，至子夜三时，登圊屎花少许。刻诊腹热仍如炮烙，颈项白痦较绽，然昏昏嗜睡，即为坏症之尤者也。总之，大邪不去，津气日耗，心神昏蔽，岌岌可危。再从白虎承气合神犀清营之剂。

神犀丹一粒（研末，开水送服） 鲜生地一两二钱 玉泉散一两二钱（先煎） 知母六钱 连翘四钱八分 茵陈四钱八分 生山栀六钱 佩兰三钱六分 青蒿四钱八分 龙贝

齿各一两二钱（先煎）　天花粉一两二钱　槐花六钱　茯苓神各八钱　调胃承气丸八钱（包煎）　枳实导滞丸八钱（包煎）

四诊　七月十四日

暑温传为阳明坏证，竟至正虚液枯神糊气夺而并有之，其危孰甚，昨进增液承气，子夜四时，得酱垢恶物碗许，解时幸不肢冷头汗，解后幸不烦躁不安，险关虽渡，而潜伏之热仍如炮烙，所以热不为衰。昔吴又可云阳明下证，竟有继续而至再至三者，可见阳明邪热蕴伏之深也。今脉情弦涩不畅，舌中心灰霉，神识较安，两目渐得转动灵活，两耳仍感不聪，如此层出不穷，抽丝剥茧，风波尚未平静也。

珠儿参八钱　玉泉散一两二钱（包煎）　天花粉一两二钱　京元参八钱　鲜生地一两二钱　鲜金斛八钱　炙知母六钱　连翘心四钱八分　绵茵陈四钱八分　香青蒿四钱八分　槐花六钱　生米仁八钱　茯苓神各八钱

五诊　七月十九日

阳明坏证神志昏愦，正当邪正抗争、稍有转机之时，而竟相隔五日。此五日中腑邪复结，神志益愦，烦躁不安，舌音不清，脉弦涩益觉迟迟，而热势仍不为减，咳呛胁痛咽痛，症情更难下手，盖邪正不两立，今正去七八，已非日前可比。勉拟一方，敬候高明。

万氏牛黄丸一粒（研末，荷花露六两送服）　珠儿参八钱　鲜金斛八钱　鲜生地一两三钱　生赤芍六钱　连翘心四钱　鲜菖蒲一两二钱（打，冲入）　玉泉散一两三钱（包煎）　元参八钱　天花粉一两三钱　茵陈四钱　茯苓神各八钱　调胃承气丸八钱（包煎）　麻仁丸六钱（包煎）

六诊　七月二十日

据云，昨晚躁烦叫号较安，腑气未通，腰腹白痦续布，

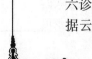

枯细殊甚，阳明胃津告涸，所以痦粒见而不绽，咳呛胁膺皆痛，耳聋不闻，嗜睡沉迷，而落眵者殊少，盖阳明坏证有嗜睡，少阴坏证有但欲寐，此中迭相因果。刻诊脉情弦迟，舌绛，苔黄糙。时至今日，殊难下手，勉拟养胃津以清解阳明。

京元参八钱　南沙参八钱　鲜生地一两二钱　玉泉散一两二钱（荷叶包煎）　珠儿参八钱　绵茵陈四钱　槐花六钱　米仁八钱　生赤芍六钱　瓜蒌根一两二钱　鲜菖蒲（打汁冲）一两　茯苓神各八钱

另：脾约麻仁丸八钱，调胃承气丸八钱，另煎冲入。

七诊　七月二十一日

昨夜今晨，腑气通下，或为酱垢如饴，或为白泡如沫，热臭不可向尔。夫阳明坏证，已至神愦液涸，殊属危殆，邪热虽有出路，但恨为时已晚。刻诊脐腹之热仍如炮烙，腰腹白痦密布，幸得耳聋稍聪，叫号亦止，躁烦略安，脉情弦迟，舌苔根干黄。总之燎原之余，烟焰犹炽，少阴泉源，殊难救济也。

霍山石斛六钱　川连四分　连翘心六钱　玉泉散一两二钱（包煎）　鲜菖蒲八钱　广郁金三钱　生白芍六钱　杏仁八钱　象贝六钱　麻仁八钱　天花粉一两二钱　槐花六钱

八诊　七月二十二日

服昨方，腑气未行，晨间且觉知饥欲食，略进粥饮，刻诊脐腹依然炙手。度其情势，耳聋较前为聪，谵语嗜睡等恶款远不若日前之甚。然阳明夹其燥气悍气，抚之遗患，剿之窜溃，日复一日，必有图穷匕现之时，危乎殆哉。勉拟人参白虎合调胃承气法，以为邪正兼顾之计。

西洋参一钱　鲜金斛六钱　鲜芦根一两二钱　鲜生地一两二钱　玉泉散一两二钱（包煎）　上雅连四分　淡黄芩二

钱四分　天花粉一两二钱　白芍六钱　茯苓神各六钱

另：调胃承气丸八钱，麻仁丸八钱，另煎冲。

九诊　七月二十三日

阳明坏证，已逾四候，时至图穷匕现，可谓千钧一发，盖正邪不两立，有邪即无正也。昨背城借一，幸得宿垢去而正气渐回，神情渐爽，能思粥饮，脐腹之热大减，脉得弦缓，舌苔根尚留薄黄，烦躁谵语虽瘥，而寐则仍少落瞋。凡邪之在胃，郁勃鸱张者，无不上及心脑，旁窜肝胆，胆为中清之府，肝为藏魂之处，大凶虽除，跳梁未戢。再以清泄肝胆。

鲜金斛六钱　太子参二钱　鲜芦根一两二钱　玉泉散一两二钱（包煎）　淡竹茹四钱　枳实二钱　夏枯草二钱四分　杭菊花各四钱　白芍四钱　辰远志二钱四分　茯苓神各六钱　调胃承气丸六钱（包煎）

【按】本例暑温夹湿，病证表现亦甚复杂多样，其最大的特点，是病人虽经三候，但大便只曾一度稀微水泻。"阳明居中，主土也，万物所归，无所复传。"此肠腑必定浊热胶结，这既是辨证的关键，也是治疗的焦点。治疗过程中使用了"调胃承气汤"、"脾约麻仁丸"及"枳实导滞丸"等多种通下导滞剂，目的在于釜底抽薪，使邪有出路。衡量其邪热究竟是否已解，除了大便已否通畅外，一个重要的标志是脐腹部的热象是否消退。只有脐腹部不再灼热，才说明全身的邪热已经彻底解除，否则，全身即使一时热退，也终将死灰复燃。正因如此，所以本案不惜一下再下。

暑湿热结旁流——清暑化湿与甘寒养阴合用

周大年　男　三十五岁

一诊　七月四日

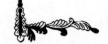

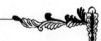

　　暑温夹湿，已逾三候，舌质绛，苔黄白相间，垢腻且厚，脉弦滑而数，湿郁未化，热已燎原，曾发红疹，白㾦初布，颗粒尚绽，惟稀少不多，胸闷呕吐，午后热盛，暮则神昏，大便泄泻，燥屎未下，热因湿郁而盛，故清热必先化湿，化湿即为清热，而暑湿之蕴伏者固当泄化，热之燎原者亦宜苦降，使三焦弥漫之邪各有出路也。

　　上川连八分　炒淡芩三钱　制苍术三钱　绵茵陈五钱　鲜贯众三钱　飞滑石六钱（包煎）　菖蒲汁一两（分二次冲）　郁金六分　（磨汁分二次冲）

　　另：蔷薇露四两，荷花露四两，代茶。

　　二诊　七月五日

　　昨夜泄泻稀水一度，所谓"热结旁流"是也，为阳明腑实之候。脐腹重按觉痛，惟矢气不转，两脉弦滑数大，上入鱼际，舌苔黄垢，白腻稍化，而质地绛赭，暑湿未化，腑滞内结，阴气已损，津液耗伤，治之颇为棘手，当衡情处方。拟昌阳泻心汤参芳淡缓下之品。

　　上川连八分　炒淡芩三钱　鲜金斛一两　蔷薇瓣二钱　佩兰叶三钱　鲜菖蒲八钱　佛手花二钱　鲜芦根二两　七液丹六钱（包煎）

　　另：郁金六分，枳实一钱，磨汁，分二次冲。

　　三诊　七月六日

　　药后得溏粪二次，脉滑带弦，白㾦续布，晶莹饱绽，色泽亦佳，神色较清，胸闷作恶均减，此暑热伏邪已有外达之机。舌苔黄垢虽退，而舌质鲜红，浮苔不纯，此胃液肝阴俱伤，而暑湿相蒸，浊垢未化之征。仍当清气益阴为要，待气清液布，则浊邪自化。

　　鲜金斛一两　鲜生地一两　生白芍四钱　竹沥半夏三

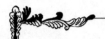

钱　制远志三钱　佩兰叶三钱　飞滑石五钱　绵茵陈四钱　甜杏仁三钱　薏苡仁四钱

另：鲜竹沥三两，分三次冲服。

四诊　七月七日

病逾三候，始则恐其湿之不化，继则恐其阴液耗伤，白㾓透及腰腹，汗出溱溱，身热亦淡，舌质仍鲜绛而干，苔根沿黄，口干欲饮，此湿去津液耗伤。今日大便未行，脐腹按之觉痛，腑邪未净。再参益阴通腑。

生石膏一两　竹叶三钱　生米仁八钱　鲜生地一两　鲜金斛一两　鲜首乌五钱　连翘三钱　生山栀三钱　佩兰叶二钱　秋水丸三钱（包煎）

五诊　七月八日

燥屎已下，诸症均退，前方加减，调理数剂可愈。

【按】本例暑温夹湿，高热神昏，热结旁流，不仅湿热并重，而且耗伤津液。通过辨证，在复杂的病变过程中着重解决以下问题：热结旁流多因阳明胃家实失于攻下所致，在法当用攻下，但是本证舌苔黄白相间，垢腻而厚，虽是里证，而湿邪未化，如急切攻下，不过徒泻稀水，非但不能达到祛邪目的，反而耗气损阴，甚至引起肠穿孔、便血危证。在这投鼠忌器的局面下，何时用下和怎样用下，其中自有分寸。本案第一诊首先以分消清浊的方法，使三焦暑湿各有出路。第二诊湿邪稍化，继以泻心法参芳淡缓下，从而使旁流稀水转为溏粪，说明太阴阳明之邪已有化达之机。舌质绛，显见阴气耗伤，但是在湿滞蕴蒸的情况下，滋液养阴反有助邪之弊，苦燥化湿，又有耗阴之患。故救阴化湿，往往有顾此失彼之苦。本案通过一诊、二诊分消暑湿，下达邪滞，正为救护阴液消除掣肘之患。于是在三诊四诊用清气益阴的方

法，邪正兼顾，使病情得到好转。细读本案可以看出，在整个治疗过程中，做到了统筹全局，逐一解决，主次缓急，有条不紊。

暑温毒结面肿——清暑泄热与芳香宣透同施

周某　学士街

一诊　七月二十四日

病后复病，由于祖卧当风，暑风乘虚袭入，热势颇高，颐赤耳红，阳明少阳，风火相煽，炎暑酷热，势易骤然厥闭，脉弦数，苔黄滑。急以辛凉轻泄，宣透气分之邪。

水川连四分　嫩薄荷一钱二分　广藿香二钱四分　鲜佩兰三钱六分　青连翘三钱六分　西茵陈二钱四分　飞滑石八钱　川通草一钱　香青蒿三钱六分　荷花露不拘（代茶）

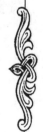

二诊　七月二十五日

昨服药后，热势全退，周身得微汗，惟病魔淹缠已久，暑湿之邪易于乘袭，而形瘦体弱，足跗浮肿，亦为伤暑之因也。

清暑益气丸（荷叶包煎）一钱　广藿香二钱四分　鲜佩兰三钱六分　青连翘三钱六分　西茵陈二钱四分　香青蒿三钱六分　绿豆衣四钱八分

三诊　七月二十六日

暑风袭入阳明，热势忽高忽低，昨晚身热颇壮，烦躁不安，面肿足浮，皮肤枯燥，舌质滑，脉细弦，病后复病，邪恋不退也。

广藿香三钱六分　干菖蒲一钱　干佩兰三钱六分　青连翘二钱四分　西茵陈二钱四分　制穿术一钱二分　益元散（荷叶包）八钱　鲜佛手四钱

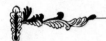

四诊　七月二十七日

寒热淹缠已久，而暑湿之在气分者，依然弥漫不清，毒痦如云，颈项头面颇多，势恐另结疮疡，去夏曾发游风赤丹，于此可见，舌苔滑，脉细数。病后复病，内外复杂，殊可厌也。

绿升麻五钱　京元参三钱六分　金银花三钱六分　人中黄三钱六分　西茵陈二钱四分　广藿香三钱六分　鲜佩兰三钱六分　益元散八钱　制穹术一钱二分

五诊　七月二十九日

毒痦红晕渐退，热势均在平度之间，暑湿热邪渐有出路，脉情弦细，舌苔灰淡，病后复病，身体羸弱已极，诸凡留意为嘱。

绿豆衣六钱　金银花三钱六分　香青蒿三钱六分　绿升麻一钱二分　京元参三钱六分　人中黄三钱六分　西茵陈二钱四分　广藿香三钱六分　鲜佩兰三钱六分　制苍术一钱二分　益元散八钱

【按】本例暑温特点有三，一是瘅后复病，身体极度羸弱，正气不支可知；二是暑热夹湿，面肿足浮；三是"贼风"侵入，由卫及气，颐赤耳红。治疗用药上除了清暑化湿的同时加用益气生津之外，还应注意不能过用苦燥耗气伤津之品。

伏　暑

伏暑，是感受暑湿邪气至秋冬而发的一种温热疾病，其发病急骤而缠绵难解。宋老尝言："伏暑病因，常涉及暑湿

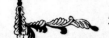

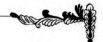

燥火……因邪伏浅深不一，病状各异。"所以其治伏暑，并不拘泥"暑"、"湿"二邪，而是根据暑邪所伏部位以及暑邪是否化火、化燥的不同病理机制进行辨证论治。在治疗中，宋老对暑中兼湿不主张用吕东阳的辛温开泄，而主张用"芳淡清透之剂"，对于正气转虚的危重证候，在"扶正"与"祛邪"之间的处理方面具有丰富的临床经验，擅长使用"扶正以祛邪"之法。

伏暑热传营分——清营透气，芳通宣化

王某　女　姑打鼓巷

一诊　八月十六日

伏暑病逾两候，白痦满布，而胸脘依然痞闷懊恢，入夜烦躁更甚，寤而不寐，偶一合目，呓语喃喃，齿垢，唇结血瓣，痰稠难咯，气分之邪郁而不达，营分之热转而夺血。据云，病起之初，即寒热如疟，此为风暑两郁，营卫相争；继而鼻衄大出，而热仍不解。刻诊脉情弦郁，舌苔黄滑，大便五日未行，然亦未可遽用攻伐，攻之必致旁流神昏。暑邪弥漫清空，势非宣透不可，并当顾护阴分，需防再次耗营动血为要。

神犀丹一粒（研末，细叶菖蒲五钱打汁送服）　川郁金二钱四分　象贝母三钱　粉丹皮四钱　生赤芍四钱　朱远志二钱　朱连翘三钱　京玄参四钱　天花粉三钱六分　天竺黄四钱八分　川通草一钱

另：佛手露四两，藿香露四两，鲜生地露四两，微温代茶饮。

二诊　八月十八日

暑为无形之热，治之当参芳通透化，发表攻里皆非其

治。若任其熏蒸，则津液被劫，为痰为涎，蒙蔽心包，微则为烦躁，甚则为神昏痉厥，此伏暑之所以多变者也。刻诊脉弦犹未畅扬，苔黄渐见化薄，中有剥纹，口渴欲饮，白㾦色尚晶莹，寒热战势已平，惟犹喜覆盖衣被，在里之热欲化而未清，回表之邪欲解而不彻。再拟微辛微苦，芳淡凉透，以宣达表里。

万氏牛黄丸一粒（研末，荷花露四两温热调送）鲜佩兰四钱 鲜藿香四钱 香青蒿四钱 制远志二钱 制胆星二钱四分 天竺黄四钱 天花粉三钱 鲜芦根二两 象贝母三钱 茯苓四钱

三诊 八月二十日 述病改方

恶寒引衣覆盖等症已除，㾦粒渐回，身得微汗，伏邪已得外透，再以芳淡继之。前方去藿香、佩兰、胆星，加连翘三钱，茵陈四钱。

四诊 八月二十二日 述病改方

口渴已减，白㾦渐回，时微汗出，日晡热势亦淡，大便三日未行，虽云腹不硬满，然伏暑化温，必以阳明为终点。芳淡之中，再参通腑。

鲜金斛八钱 鲜芦根二两 朱连翘四钱 朱远志二钱 香青蒿三钱六分 茯苓神各五钱 象贝母三钱 天花粉三钱 益元散五钱（包煎）七液丹六钱（包煎）

【按】本证鼻衄之后，白㾦齐布，邪从营分转达气分，于病机果属顺证，但是营分之邪既不为衄解，气之邪又不因㾦透而解，而且唇结血瓣，胸闷烦躁，寒热交战，邪正交战于表里之间。此时病情发展，尚未定局，可能有两种趋向，如正胜邪却，则表和外解；如病情逆转，则为厥深热深，可以邪传厥少。宋老认为本证之寒热交战是风暑留表，若作疟

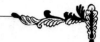

治而用柴葛，必致重陷营分。

清营分之热，解气分之邪，诱导病邪从气分而解，是第一诊立法的着眼处。方用神犀丹、丹皮、赤芍清营分之热，贝母、连翘、远志、郁金、竺黄宣化痰热而解郁结，通草导热下行，诸种花露以清解暑热，使气分营分之邪逐层透化。第二诊寒热战势已平，而犹引衣恶寒，此必风暑尚有留表未彻，所以从疏表清里入手，用藿、佩、青蒿芳香苦辛，清暑疏表，以为汗解，贝母、远志、胆星等宣化包络痰涎，天花粉、芦根清热生津，万氏牛黄丸轻宣气营余邪为佐。第三诊、四诊身得微汗，是本证恶寒解、身热退的关键所在。而大便又三日不行，所以在清养之中，参以通腑，待其腑气通下则暑邪尽化，余证自除矣。

综观本案，伏暑之邪从营分转出气分，最后回出卫分，是本证传变的全局，处方用药，随证疏导，层次有序，可为后学参考。

伏暑暴下大汗——救脱祛邪，相反相成

忠恕禅师　男　光福邓尉山圣寿寺

一诊　十一月二十七日

两脉反关，据述素属六阴，今三部细弦软涩，绝少神韵。自夏秋以来，寒热时作，屡屡汗泄，热不为衰，已逾三月，白㾦旋出旋隐，竟至六度，俱属枯细不泽，稀若晨星。昨日黎明，大下黑物，如浆如漆，讵知一解之后，竟然大汗淋漓，体温降至96度（华氏），肢端清冷，神识恍惚不安。刻诊舌质焦紫，而又苔垢不净。证属伏暑坏证，脱象已著，喻嘉言所谓阴从下脱，阳从上脱者也。夫沉伏之邪正赖脏气以输送外达，今肝肾脏真不支，二次战汗，益难收拾。勉拟

益气固脱，摄阴敛阳。虽有虚邪，总以救脱为主。

台人参三钱　五味子二钱　苋麦冬三钱　花龙骨一两左牡蛎一两　灵磁石一两　云茯神五钱　扁豆花四钱　怀山药五钱　炙甘草二钱　大枣五个

一剂。

二诊　十一月二十八日

晨体温 99.2 度（华氏）。进参麦龙牡，救逆敛汗法，阳回汗止，神亦遽安，四肢转温，体温复得回升。今晨虽又微微汗出，但为阳回之肢温微汗，与昨日液脱汗泄之窘冷如雨者自有区别，不可不辨。然正气内溃未复，仍宜以益气救阴为急。

前方去炙甘草，加野蔷薇露、白荷花露各四两。

三诊　十一月二十九日

凡暑湿之邪留恋气分，而汗之不可，清之不可者，要以白痦外透为正胜邪却之机。本证淹缠三月，白痦隐现六次，且属枯细无神，足见津气不支，伏邪难以透达，近复暴下大汗，阴阳脱辐，瞬息告溃，服参麦龙牡，幸得汗止神安。二诊　进甘淡芳达，以增津化液，所以无资邪、无失正，以全其神气也。昨晚胸脘白痦复见，而且形神两全，良非偶然。脉情软数，舌苔垢腻略化，仍以扶正透邪为要。

台人参二钱　鲜石斛八钱　麦门冬四钱　生石膏一两生米仁六钱　象贝母三钱　枇杷叶三钱　茯神五钱　白荷花露二两　野蔷薇露二两

四诊　十一月三十日

神情颇安，痦粒饱绽，脉濡数，舌质嫩而少津，苔垢退而未净，小溲臊臭，色黄赤，此肝肾脏气初立，暑温之邪亦有外达之路。拟人参白虎加通苓与之。

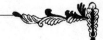

太子参四钱　麦门冬三钱　生石膏一两　生米仁六钱
甜杏仁三钱　鲜芦根一两　川通草一钱　云茯苓六钱　白荷
花露二两

【按】本证经多次反复以致大汗厥逆，元气溃败。从案
中所述初因"大下黑物，如酱如漆"来看，可能是肠出血引
起的虚脱。此时病情亟变，大有阴阳离决之势，所以用生脉
散加龙牡等益气固脱、摄阴敛阳以抢救虚脱，一剂而汗止厥
回，元气回复，体温上升，取得明显效果。

生脉散本是治疗暑热伤气、肺虚咳喘的方剂，吴鞠通
《温病条辨》用本方治疗"汗多脉散大，喘喝欲脱"的证候，
近年来有用于治疗心源性休克、中毒性休克都有较好疗效的
报道。本案则用生脉散之甘酸化阴，益气固脱，配龙牡加强
潜阳敛气、重镇安神的作用，治疗气阴两脱的危候。宋老称
之为"参麦龙牡救逆汤"，使本方的治疗范围有了发展。本
证主要是气脱津耗的证候，如不及时救治，阳失依附，很可
能形成亡阳危候，如此则必须用回阳救逆的方法，宜用参附
汤或陶氏回阳急救汤了。

伏暑夺精囊缩——清热育阴，并行不悖

白某　男　王天井巷
一诊　十月二十七日

伏暑三候，始起夺精，宗筋已缩，前昨复夺少阴血，今
日黎明鼻衄大出，骤然筋惕肉瞤，瘛疭搐搦，目视不明，耳
听已散，面色㿠白，脉浮大洪数，少阴阴精下竭，浮阳上
越，劫伤营血，引动内风，症情危恶。勉拟大剂育阴潜阳，
镇摄神明。方候明政。

犀角尖二分　西血珀四分（二味研末送下）　干地黄

一两二钱　天麦冬各四钱　白芍五钱　龟板一两二钱（先煎）　左牡蛎一两二钱（先煎）　真龙骨二两四钱（先煎）　龙贝齿各一两二钱（先煎）　真玳瑁六钱（先煎）　建莲须八钱　茯苓神各八钱　墨旱莲八钱　女贞子四钱

二诊　十月二十八日

一昨勉拟大剂育阴潜阳，镇摄神明，服后即能入寐，至子夜亦颇酣寐。刻诊神志已清，瘛疭搐捻等症皆平。舌边尖红绛，苔灰垢浊腻，脉浮洪虽敛，而仍感滑数，鼻衄虽止而齿血未退，矢气频转，阳明必有宿垢。正已溃矣，邪之伏者，又难相安无事。

神犀丹一粒（研末，开水送服）　鲜霍斛六钱　干地黄一两二钱　天麦冬各三钱　败龟板一两八钱（先煎）　龙贝齿一两八钱（先煎）　磁朱丸一两八钱（包煎）　上雅连六钱　白芍四钱　女贞子四钱　墨旱莲六钱　茯苓神各六钱

三诊　十月二十九日

两进甘酸益阴，咸润固脱，据云夜寐已酣，度其情势，阴阳已有环抱之机，舌边尖红绛略淡，苔根灰垢浊腻，化去大半，齿血亦退，惟脉尚滑数，矢气转而腑气未行，呼吸之间，胸胁窒痛，少阴肾之脏真稍复，邪热外达，肝肺气络尚有痰热互结，基础甫立，尚防反复。

鲜霍斛四钱　川贝母三钱　象贝母四钱　旋覆花三钱（包煎）　上川连四分　橘络三钱　龟板一两二钱（先煎）　麦门冬三钱　茯苓神各八钱　石决明一两二钱（先煎）　磁朱丸一两二钱（包煎）

四诊　十一月一日

一昨仍得安寐，身热渐淡，有时饥而欲食，胃气渐复，亦大佳事，惟脉情尚感滑数，舌苔后根灰垢，矢气转而腑气未行，阳明岂无宿滞，惟须缓待。要之病势至此，全赖胃气

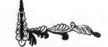

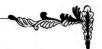

以为中流砥柱矣。再以苦辛泄化，以清气分之郁。

鲜霍斛五钱　上雅连六分　小枳实三钱　全瓜蒌六钱　白芍六钱　茯苓神各八钱　福橘络三钱六分　制远志三钱　鲜竹茹四钱

五诊　十一月二日

述病改方，原方加枳实导滞丸六钱（先煎）。

六诊　十一月三日

今午大便得溏酱宿垢，通后得寐，寐醒略饮米汤。温病经四十余日之淹缠，肾阴甫立，全赖胃气为之支持。今脉右关仍感滑数，舌苔转为薄白，虽为邪撤之象，然亦中气亏馁之征。于昨方去其苦化，参以甘平合甘酸，为阴阳二和之剂。

甜冬术四钱　扁豆花四钱　怀山药四钱　鲜霍斛四钱　炙橘络三钱　蔷薇瓣三钱六分　茯苓神各八钱　生米仁五钱　生白芍三钱

【按】本案伏暑，化火夺精，宗筋缩入，是阴精大伤。火热入营伤血，则鼻衄血出，引动虚风，故而骤然筋惕肉瞤，瘛疭搐捻。诸多恶款，转瞬立败。在用犀角清热息风、凉血止血的同时，以大剂地黄、天麦冬、白芍、龟板、旱莲、女贞以滋养阴液，加上牡蛎、龙骨、龙贝齿、琥珀、玳瑁等安神定惊，药与证应，一剂即收寐酣神清之效。然邪气未净，痰热内结，肠腑宿垢未除，宋老据此随证而治，分别施以清热化痰、通腑导滞之不同方法，而最终取得邪去正复的满意结果。

伏暑中虚内陷——苦辛芳淡，醒胃养阴

尤某　男　滚绣坊

一诊　十月十一日

伏暑夹湿，已逾三候，发表攻里之剂备尝。凡传经之邪，最忌邪机并伏，尤忌正不胜邪。今大便仅下薄水，四肢转为清厥，肌肉瘦削，烦躁求食，咳嗽不爽，小便浑浊，脉情软数，舌淡滑，暑湿郁伏，昭然可见。邪未透达，正已转溃。

米泔水浸苍术一钱五分　姜川连八分　姜竹茹四钱　竹半夏二钱四分　白茯苓四钱　象贝母三钱　杏仁泥五钱　蒌仁泥四钱　薏米仁五钱

二诊　十月十二日

颈项之间，白㾦略见数粒，舌苔灰淡带滑，脉依然软数。据述服昨方，身得微汗，大便下垢颇多，身热转扬，已能安静片刻，此虽佳兆，然伏暑夹湿，淹缠三候，中气已虚，阳明暑湿之邪乘此盘踞不化也。

老苏梗二钱五分　佩兰叶三钱　广佛手三钱　米泔水浸苍术一钱五分　姜川连八分　姜竹茹四钱　白杏仁四钱　象贝母三钱　蒌仁泥五钱　天竺黄片一钱五分　生紫菀二钱　枇杷叶四张

三诊　十月十三日

凡暑湿夹热，热势往往不易外扬。今伏暑邪陷三阴，热不甚，寒亦不甚，四肢清厥，便下稀水，烦躁求食，羸瘦眶陷，若再寒下，益伤胃气，而欲邪之外透难矣，所以变攻为守，冀其胃气来复。自进苦辛芳淡醒胃之剂，大便日行一次，粪汁转多。胃气醒，则伏邪自易轻透，颈项白㾦颗粒渐多，虽色泽不润，未始非邪之出路也。脉情细数，略有弦意，舌苔根腻略化，而边尖红刺颇多，津气戕伤，势所难免。当于透邪之中参以清气养津，以冀化险为夷。

鲜金斛四钱　鲜芦根一两　生米仁五钱　方通草八分　白杏仁四钱　川象贝各三钱　蒌仁泥五钱　白茯苓五

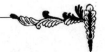

钱　广佛手三钱　枇杷叶四张

四诊　十月十四日

三日来神情已安，脉之弦意亦缓，头项胸脘白痦渐次透绽，虽色泽枯润不一，而咳嗽已爽，大便通畅，暑湿伏邪渐有出路，形神色脉均佳，可无大碍也。

鲜金斛四钱　鲜芦根一两　生米仁六钱　白杏仁四钱炙橘白一钱五分　广佛手三钱　小青皮一钱　奎白芍二钱

五诊　十月十五日　述病改方

精神渐佳，便亦通畅，饮食睡眠均渐照常，白痦渐还，若肌体消瘦，惟有善调以充养之耳。

前方去鲜芦根、蒌仁泥，加生谷芽五钱。

【按】本证初起是外感暑邪、湿热内伏的证候，前医先用发表，原则上没有错，但是本证除表证外，还有暑湿内伏，当用微辛以透表，过于辛温则很易劫液夺津，助长邪热的发展。接着又用硝黄峻下，这也是伏暑夹湿者所忌。因为湿未化，热未成实，与阳明腑证不同，硝黄并无宣化暑湿的作用，所以泻后徒伤胃气，大便尽下稀水，而暑湿之邪反而盘踞不化。一再误治，邪未达泄，正已先溃，因而没有能力鼓邪外出了。在这正不胜邪之时，宋老认为关键"全在醒其胃气"，于是用苦辛芳淡醒胃之剂，药后胃气苏醒，正气来复，暑湿伏邪得到透泄，湿滞亦能磨荡而下，大便转为一日一次。同时身得微汗，白痦渐次透出，肺胃伏邪从此上下分消。本证并未用发表、攻里的药物，而收到了表里两撤之功，主要是抓住了病机，掌握了主要矛盾，才能使病情得到转机。

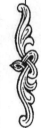

伏暑误汗液脱神离——益气养阴，宁神固脱

薛某　男　横泾石路浜

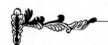

一诊 九月二十日

伏暑晚发，邪留正脱，汗多亡阴，神明不守，振振身
瞤，求人猥抱，遗尿谵语，撮空理线，证已岌岌可危。刻诊
脉情软滑无韵，舌粉白滑润，胖嫩中虚，周身痛楚，胸脘痞
坚，津液上泛，痰唾不已，时作呃逆，昏视露睛，热势转从
内陷，势已传入少阴，心液肾阴两皆虚耗，若再作汗，正气
立脱矣。勉拟守液宁神，为固脱之计。

西洋参五钱　苋麦冬三钱　生薏米六钱　北五味一钱
五分　生绵芪三钱　云茯神五钱　真龙骨一两四钱（先
煎）　左牡蛎一两六钱（先煎）　天竺黄片三钱　鲜竹沥三两

二诊 九月二十一日

昨进守液宁神后，汗出已敛，神情亦稍镇定，谵语撮
空等恶款皆止。惟妄汗固易亡阴脱液，而体肥又属湿胜阳
虚。大便仅流稀水，每晨一度，腹中膏响，不饥不纳，舌质
滑润，苔色淡灰，中阳气虚，情又昭著。十余日来，香燥动
阴，发汗解肌，叠进不已，阳津阴液两皆干竭，且中气元阳
亦将蹶而不振，盖脾虽喜燥，而中阳气虚者非甘平补益中脏
不可矣。故营卫之津气不能不固，脾胃之生气又当建立，治
当从此立法。

潞党参三钱　苋麦冬三钱　怀山药五钱　干霍斛三
钱　扁豆衣四钱　香谷芽四钱　云茯神五钱　炙橘红五
分　石菖蒲三钱　左牡蛎二两（先煎）　制远志二钱

原注：此方服二剂后，便下有粪，稀水亦止，舌边白，
中心见薄黄苔，腹中自觉委积疼痛，此脾胃腑气有斡旋之机。

【按】本案为误汗劫阴的重证，推究前医所以误治的原
因，主要在于本病的舌苔始终白腻不化，认为是寒湿邪侵，
于是藿朴苍芷柴葛解肌燥湿发汗，导致阳津阴液两皆告竭。

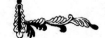

宋老认为，某些"肥人多湿多痰之体，虽至营气两失，阴津告涸之时，而其舌苔仍白腻湿润也"，"以肥盛多湿，阳虚不运，虽津液日渐亏耗，而湿气依然上蒸，故外形不觉其燥，而徒见其湿"，这是导致过用香燥，反增气火，劫伤阴液的原因。宋老还说："阴虚劫津，人多易知，易知者悬为戒律，为害犹浅，而阳虚化燥，知之者少，不知者将习用香燥，为害益烈。"这是应该予以重视的。他说："燥之不燥，但见湿象，在阳虚气弱者，尤属多见。"这是经验之谈。因此，在临床上必须细心推究，认真辨证，才能用药丝丝入扣。

冬　温

冬温是冬季感受时邪所引起的新感温病，起病多呈外寒内热之证。邪热传里，多居肺胃，亦有邪陷营血，逆传心包。宋老审证明晰，常将病位落实到具体的脏器之上，并不拘守卫气营血辨证，治疗不拘成方，用药针对性很强。

冬温咯血喘息——清热凉血，化痰益肺，需兼泻肝

凌某　男　严衙前

一诊　十一月十六日　体温 103 度（华氏）

童年阳络内损，今夏失血之后，未曾复原，立冬前二日，天气寒燥，肺气失于肃降，外寒内热，热从火化，肺络受损，咯血而至大冲，继之而起者，热势高张。旬日来，常在百度有四以上。右脉滑数，左脉洪大滑数，溢出寸口。气高而喘，黎明寐爽之时仍是全口鲜血，陆续不断，痰中亦屡

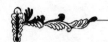

带血丝，面赤如妆，舌干白罩黄。如此气火不清，阳络何能安静。勉拟存阴泄热，止血清营。

鲜霍斛六钱　炙知母四钱　玉泉散一两二钱　生米仁八钱　川象贝各四钱　甜杏仁五钱　冬瓜子六钱　款冬花三钱六分　墨旱莲四钱　龙贝齿各一两二钱　灵磁石一两二钱　枇杷叶四张　鲜生地露三两

另：羚羊角三分，犀牛角三分，参三七三钱，鲜竹沥三两。分三次送服。

二诊　十一月十九日　体温104度（华氏）

相隔四日，据云，进犀羚白虎汤后，咯血已止，痰血亦净。惟热势仍在百度又四，喘息鼻张，呼吸迫促，而每痰涎黏韧难咯，胸膺相引而痛，不能转侧，躁烦不寐，神志昏糊，有时喉中霍霍有声，颧赤多怒，脉滑数。总之左肺叶已损，肝胆逆上冲厥，金水全失肃化，今血虽止而气火难平，血去阳亢，阴不胜阳，化源竭绝，其危孰甚。勉拟甘淡养肺，芳通安神，兼以化痰平喘。

北沙参八钱　珠儿参六钱　京元参四钱　上川连六分　玉泉散一两二钱　天竺黄三钱六分　制远志一钱八分　川象贝各三钱六分　甜杏仁六钱　冬瓜子八钱　生米仁八钱　茯苓神各六钱

另：神犀丹一粒，真猴枣四分，羚羊角三分。研末，肺露送服。

三诊　十一月二十日

刻诊胸膺脘腹白痦初见，惟是大口冲血于前，气阴耗伤已竭，所以痦粒色泽不鲜，喘息鼻张，胁膺刺痛，咳声喝喝。一昨勉进神犀解毒，羚连清肝，甘淡保肺，据云热势渐淡，夜来稍能入寐，能得神宁火降，则肺阴之耗损者自有滋

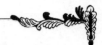

养之机。脉滑数，舌干白罩薄黄。肺经痰热留恋，前方再参清金保肺。

鲜霍斛四钱　南沙参八钱　珠儿参六钱　麦门冬四钱　京元参六钱　香青蒿三钱　白薇三钱　淡黄芩三钱　玉桔梗二钱　川贝母三钱六分　甜杏仁六钱　枇杷叶四张

另：神犀丹一粒，羚羊角尖二分，真猴枣二分，上雅连二分。研末，肺露送服。

四诊　十一月二十一日

前进犀羚白虎，甘寒保肺，芳通宣络，幸得咯血即止，颈项胸腹腰股足膝白㾦密布，颗粒粗绽，微微小汗，午后尚有余热。惟咳嗽气短，肺金邪热未净。法当清化肺气，参以咸寒潜降。

南沙参八钱　麦冬四钱　川象贝各三钱六分　桑白皮四钱　淡黄芩三钱　青蒿三钱　白薇三钱　天竺黄四钱八分　远志一钱八分　紫菀四钱　甜杏仁六钱　霍斛四钱（代茶）

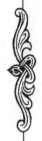

五诊　十一月二十三日

胸腹白㾦渐回，溱溱似汗，身热已退，时有咳嗽，痰咯较爽，惟午后时有升火，面部微热，肺阴耗损未复，肺热未净，舌尖嫩红，苔薄白微黄，脉濡数。肺络受损，再宗海藏紫菀汤合百合固金加减。

南沙参四钱　苋麦冬四钱　知母三钱　炙紫菀三钱　川象贝各三钱　玉桔梗二钱　川百合三钱　京玄参三钱　甜杏仁三钱　白薇三钱

【按】本证冬温，温邪化热，热迫肺胃，肝胆龙雷之火从中煽动。肺热壅盛，气高而喘，又肺络受损，热迫血行，竟至咯血如冲，肺阴告竭。如此局面，急以清热凉营止血，

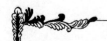
清肺化痰止喘。然此咯血气喘，虽病位在肺，而与肝胆龙雷之火密切相关，气火上冲，则肺气难于肃化，所以一至三诊 都加用羚羊角清泻肝火以保肺。四诊、五诊木火得平，而肺阴未复，治疗转以养阴为主，兼以清化。

冬温烦躁不寐——清热除烦，安镇心神，需佐引纳

陶某　男　桂花街

一诊　十一月初四日

冬温病交十日，时而四肢清凉，时而烦躁壮热，面赤升火，脉情浮弦而滑，舌底绛，苔黄滑。凡邪在三阳，未曾扰害少阴者，仅以形寒发热烦渴为度，今则一起即觉烦躁不得寐，心窝苦闷，反复颠倒，此邪在气营之交，且已迫入少阴，一旦心阳浮越，肾水侮之，水火不能交济则变生危局。急以安镇心阳，勿再内烦外躁为幸。

上雅连八分　紫丹参二钱四分　连翘心三钱　远志二钱四分　玳瑁片四钱八分　天竺片三钱六分　象贝母四钱八分　广郁金一钱八分　朱龙齿八钱

另：盐附子一两二钱，打烂，涂足心。

二诊　十一月初五日

冬温十一日，心烦不寐，昼夜未曾得一合目，况身不常热，而面赤如妆，此与阳旦证之面赤绿缘及阳明白虎证之面赤怫郁有别也。昨进清营透热，安镇心神，据云夜来寐安，呓语昏糊恍惚等症均得平静，然而腑下胶黏如酱，小溲通而不多，脘痞嗳噫，吐咯不便，脉得浮弦而滑，舌底绛苔黄，面赤仍甚，虽曰转机，尚须谨慎。

上川连八分　紫丹参二钱四分　连翘心三钱　仙半夏三钱六分　广陈皮二钱　象贝母四钱八分　天竺片三钱六

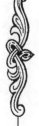

分 广郁金一钱八分 车前子六钱 茯苓神各八钱 沉香曲八钱 龙贝齿（朱拌）各八钱

三诊 十一月初七日

冬温十三日，病起之前，左腰股下至脚皆痛，气血瘀痹，脉道不通，连进清泄肝胆、安镇神明，渐能入寐，神明亦得镇摄，无奈夜静阴藏，腰股脚之痛更甚，虽欲寐而难得长，脉弦郁，舌黄糙，胸脘痞闷，善好太息，咯痰黏韧，小溲红赤臊臭，腑行胶闭不畅，肝胆胃肠郁邪深伏，尚须宣畅透泄。

上川连八分 淡豆豉四钱八分 黑山栀四钱八分 净远志（朱拌）三钱六分 象贝母四钱八分 仙半夏三钱六分 西茵陈三钱六分 全瓜蒌八钱 酸枣仁六钱 茯苓神（朱拌）各六钱

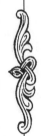

【按】本例冬温，烦躁壮热，面赤升火，舌绛，苔黄，是邪热逆传心包，痰火扰心导致，所以用川连、连翘苦寒泻心，清热除烦；远志、天竺、贝母、郁金化痰安神，玳瑁、龙齿重镇安神，丹参的使用亦在于除烦安神。其用附子打涂足心，目的有二：一是病人时而四肢清凉，是阳虚之象，用附子可温阳散寒；二是此心火亢旺而肾阳亏虚，心肾水火不交，用附子可"引火归原"。附子不同入煎剂，是以免其辛热助火。

冬温胁肋疼痛——清肺养阴，柔肝和络，需参通腑

陈某 男 景德路

一诊 十一月十六日

冬温五日，蕴毒攻窜，咽喉两关深红，子舌下垂，刻诊面红如妆，呼吸短促，鼻孔如扇，左胁肋疼痛如锥，痛引背

俞之脉，咳声不扬，此皆肝肺两伤，势恐上逆为冒，上则喘促不得卧，下则小溲涓滴不通也。平素肺气极弱，肺气郁则诸气皆郁，风温疠毒，全无出路，此本证之深恐其闭厥也。脉弦数而促，舌底绛，苔黄滑，口气不清，腹中鸣响，此又伤及阳明，势在方张。急以轻清泄化，冀其肝肺之邪早日得撤，毋使邪伤化源为幸。

神犀丹一粒（另研冲服） 制肺露四两八钱（冲服） 冬桑叶四钱八分 薄荷叶一钱八分 牛蒡子二钱四分 净连翘四钱八分 忍冬花六钱 川象贝各三钱一分 甜苦杏仁各四钱八分 冬瓜子六钱 生米仁六钱 南花粉八钱

二诊 十一月十七日

冬温六日。服前方，据云夜寐较安，揭去衣被、扬手掷足烦躁等症大为平静。刻诊热势正在百度，颧赤亦退。脉数促较缓，而五十动中复见歇止，禀赋之薄，病体之虚，可见一斑，舌黄滑较淡。再以宣畅肺气，养肝柔木，益以清温解毒，复剂与之。

北沙参六钱 京元参四钱八分 炙桑叶四钱八分 炒牛蒡二钱四分 嫩薄荷一钱八分 紫马勃八分 净连翘四钱八分 金银花六钱 象贝母四钱八分 白杏仁四钱八分 生米仁六钱 茯苓神各六钱 川通草八分 神犀丹一粒（另研冲服）

三诊 十一月十八日

冬温七日。进养阴清肺柔肝，参以通畅气络，升火面赤、气急鼻扇等症十平其九。脉数促虽缓，而又弦涩无韵，三五不调，心肺之虚，不言可喻。小溲极少，溲下红赤浑浊，屡欲登溷，腹中鸣响，阳明胃肠原为湿热蕴藏之薮，舌苔黄，口气仍浊。养肺柔肝之中参以通腑之品，冀其得从阳

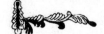

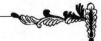

明而撤也。

冬桑叶四钱八分　牛蒡子三钱八分　金银花六钱　淡黄芩三钱　大连翘四钱八分　川象贝各二钱四分　枇杷叶四张（去毛筋）　功劳叶六钱　冬瓜子六钱　茯苓六钱　川通草八分　调胃承气丸六钱（包煎）

四诊　十一月十九日

冬温八日。昨日黄昏腑通一度，仅得黄粪两枚，而腹中仍作鸣响，舌苔黄垢而腻，盖其宿垢尚未行也。咳声较扬，咳则胁膺刺痛，不咳则尚安，症属刺胁，最易肝肺两伤。小溲仍少，膀胱失其决渎，气化不达州都，亦属肺失肃化所致，前人谓金行清化，水自长流，盖金水为一致也。面赤气急、鼻扇升火等症虽平，然脉数促歇止，尚须小心谨慎也。

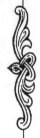

旋覆花二钱四分（包煎）　福橘络二钱四分　福橘叶八张　茯苓神各六钱　冬桑叶四钱八分　金银花六钱　川象贝各二钱四分　枇杷叶四张（去毛筋）　功劳叶六钱　大连翘四钱八分　冬瓜子六钱

另：保和丸八钱，调胃承气丸六钱。二味另煎汤冲入。

五诊　十一月二十一日

十九之夜，屡得粪垢，今则胁膺刺痛大为轻减，呼吸之间，调息亦匀，盖肝肺气络，得以条达，而气分之邪者，无处停留。刻诊脉涩而不畅，歇止次数大稀，舌根干垢化薄，口气亦清，惟腹中犹觉肠鸣，则胃肠又有余邪，小溲周时仅得一度，解时虽畅而次数太少，虽非阳明津液外越，亦属气化失其流畅。症虽小愈，尚须谨慎。

老苏梗一钱八分　广藿梗二钱四分　佩兰叶二钱四分　旋覆花（包煎）二钱四分　福橘络二钱四分　福橘叶八张　功劳叶六钱　枇杷叶（去毛筋）四张　川象贝各四钱八

分　冬瓜子六钱　川通草八分　茯苓神各四钱八分

六诊　十一月二十四日

冬温而传为刺胁，刻诊胁膺刺痛已瘥，咳亦得爽，小溲周时可得两度，舌苔垢腻亦化，脉情弦涩而迟，仍是中气不足见症，再以疏利肝肺，调和胃气。

款冬花三钱六分　冬桑叶三钱六分　白蒺藜三钱六分　福橘叶八张　功劳叶六钱　紫苏子三钱六分　茯苓神四钱八分　大连翘四钱八分　炒米仁六钱　冬瓜子六钱　瓜蒌皮六钱

【按】本例冬温，始则温邪攻窜，咽喉红肿疼痛，继则咳而气促，鼻孔掀张，左胁肋疼痛如锥，痛引背俞之脉，此谓刺胁重候，邪热壅滞，阴液亏损，肝肺两伤。治以清肺养阴、柔肝和络之剂后，虽然热势及咳喘等症状有所减轻，但其突出症状即胁肋疼痛依然。问题的关键在于胃肠有湿热蕴藏。肺与大肠相表里，肠腑不通，肺气不得肃降，肝气亦难以和畅。三诊、四诊时加用调胃承气丸治疗，是非常重要的举措。药后病人屡下粪垢，邪浊顿挫，呼吸随之调匀，胁痛大为减轻。

咳　嗽

咳嗽，是最常见的肺系疾病，指肺气上逆作声，咯吐痰液而言。《医学入门》言："咳因气动为声，嗽乃血化为痰。"（按：此处所谓"血"，实指津液而言。）即"有声无痰为咳，有痰无声为嗽"，但一般多为痰声并见，故咳嗽并称。

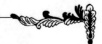

宋老治疗外感咳嗽，针对不同的季节，分别使用祛风、散寒、解暑、润燥之品，并且每每照顾病人的体质，灵活化裁，做到因时、因人制宜。对内伤咳嗽，常从脉象上发现端倪，辨证尤细。擅用滋水涵木，条达气机以止咳。而对咳嗽复杂病证的诊治，审时度势，最能反映其辨证用药的深厚功力。

外感痰咳，卫外不和——宣肺化痰，降气止咳

孙某　男

一诊　二月十四日

初因外感风寒，发热咳嗽，经治而愈。惟二月来咳嗽反复不已，近日咳嗽复甚，痰多色白而黏，咽痒，胸闷，咳剧胸胁引痛，胃纳亦减，舌苔薄白微腻，脉小紧而滑。乍暖还寒，卫外不和，肺失肃降。治以宣肺化痰，降气止咳。

炙麻黄二钱　白杏仁四钱　生甘草二钱　象贝母四钱八分　款冬花四钱八分　家苏子三钱　炙紫菀四钱八分　前胡二钱四分　广陈皮二钱　法半夏三钱

三剂。

二诊　二月十七日

药后咳嗽咯痰已爽，阵咳亦减，晨起尚多白痰，咯出即觉气平胸舒。舌苔薄白，脉濡滑，余证均安。再宗前法加减。

家苏子三钱　甜白杏仁各四钱八分　象贝母四钱八分　白前三钱六分　款冬花三钱六分　炙紫菀四钱　桔梗二钱四分　化橘红二钱　生甘草二钱

三剂。

三诊　二月二十日

咳痰已十去八九，前方去款冬花，加枇杷叶三钱。续进

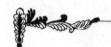

三剂。

【按】本例外感咳嗽经治而愈，但因痰浊黏滞，未得尽除，肺气欠畅，稍有寒温不适，就会引发，所以咳嗽反复不已，随着痰浊的增多，气机壅阻加剧，所以治疗重在化痰降气止咳。根据病程，先用麻黄、前胡宣肺，继用白前降气，后用枇杷叶止咳。本例病情虽较简单，但立法选药层层递进，次序井然。

咳嗽喑哑，阴分不足——辛凉宣泄，甘凉补液

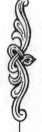

程某　男　登山桥

一诊　十一月二十七日

风邪温疠之气，感受于手太阴，外则营卫失司，内则伏火灼铄，咳呛无痰，咽痛，喑哑，形寒烘热，二脉弦滑颇甚。阴分不足，虽感时邪，治宜兼顾，始克有济。

京元参六钱　象贝母四钱六分　炙桑叶四钱八分　白杏仁六钱　生米仁八钱　冬瓜仁六钱　紫菀肉一钱二分　牛蒡子一钱八分　连翘仁四钱八分

二诊　十一月二十九日

肺气无权清肃，外来风邪直射于肺，于是咽痒作咳，咳无已时，其声猛厉，痰黏难咯。脉情弦滑，形尚恶风，服前方，咽痛已瘥，再进一筹。

鲜雅梨两只京元参六钱　南沙参四钱　玉桔梗二钱四分净连翘四钱八分　炙桑叶四钱八分　紫马勃（包煎）八分真川贝二钱四分　甜杏仁六钱　净银花六钱　天花粉八钱

【按】本例咳嗽，是外感风温之邪所致。风温袭肺，化热化火，炼熬津液成痰，故其痰黏难咯，咽痛喑哑，肺之阴津被火热所伤，所以立法辛凉宣泄，甘凉补液。辛凉药用银

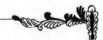

花、连翘、桑叶、牛蒡子，以除风热之邪，并力避辛燥伤津之品。甘凉药如元参、雅梨、沙参、天花粉，养阴生津，且能帮助清热。一诊处方偏于祛邪，二诊用药祛邪与生津并重，宋老之辨治法度于此可见一斑。

咳嗽痰血，气火内郁——辛凉轻散，清肝润肺

蒋某　女　封门外

一诊　正月初四日

元旦之夜，始而烘热，继而咳嗽痰血，色泽鲜艳，自此之后咽痒干咳，连续不已，时而凛寒，时而颧赤，腹肋疼痛，胸脘痞闷，郁郁不畅，脉情弦细，舌红无苔。素属气阴两虚。治以辛凉轻散，清肝润肺。

霜桑叶四钱八分　川贝母三钱六分　黛蛤散一两二钱（包煎）　前胡二钱四分　嫩紫菀八分　甜杏仁五钱　生甘草八分　冬瓜子五钱　鲜沙参五钱　粉丹皮二钱四分

二诊　正月初六日

服前方，形寒已解，咳稍畅，余邪未净。

桑叶四钱八分　黛蛤散一两二钱（包煎）　蜜炙冬花四钱八分　蜜炙紫菀四钱八分　薄荷一钱二分（后下）　南沙参五钱　京元参三钱六分　川象贝各二钱四分　甜杏仁五钱　生米仁八钱　湖丹皮三钱四分

另：鲜藕肉一两四钱，鲜梨肉一两四钱，鲜地栗六个，鲜百合一两二钱。以上四味打汁，开水冲服代茶。

三诊　正月十一日

痰血已止，咳呛亦稀，惟脉情细涩，舌淡苔微灰腻，心气不足，心中尚觉悸动不安，亦未可忽也。

炒酸枣仁三钱六分　紫丹参一钱八分　云茯神六钱　黛

灯心五扎 款冬花四钱 紫苏子四钱八分 炒米仁六钱 冬瓜子六钱 甜杏仁四钱六分 川象贝各二钱八分 京元参四钱八分 鲜梨皮一两四钱

【按】本案咳嗽，是郁火内伏而又外感风温所致。风热袭肺，经气不得宣畅，而形寒烘热、咽喉哮痒，然患者腹肋疼痛、郁郁不畅、舌红无苔，足见其原有郁火内伏，暗耗气阴。肝气郁久化火，更因外感风温，以致火盛而刑金犯肺，灼伤血络，所以有痰血之症。治先辛凉轻散，清肝润肺。待外来邪势受挫后，则加强养阴生津之治。其款冬花、紫菀皆用蜜炙，是为"有制之师"，其目的也是养肺润燥，防止化痰药辛温耗气，伤津动血，如此则无攻补两难之局。第二诊另用藕肉、梨肉、地栗、百合四物，鲜品打汁冲饮，养阴生津之力大增，清补肺金，可无再次动血之虞，其收效之理亦在于此。

高年痰咳，语时气促——清金润肺，填纳肝肾

周某 男 胥门外

一诊 六月十五日

高年痰咳，易感外邪，频发不已。今脉情细弦不畅，舌苔中垢白厚，咳喘上气，痰咯不爽，大便屡行不畅，此痰热相恋，肺胃不清，升降失职，故肺苦气上逆，而喘咳随之。肝肾虽不足，幸未拨动本原，桑榆可守，然以节劳静养为佳。

鲜芦根二两四钱 天花粉六钱 瓜蒌仁五钱 家苏子四钱 甜杏仁六钱 前胡二钱四分 川象贝各三钱 冬瓜子六钱 化橘红二钱 旋覆花三钱 益元散八钱（包煎）

六剂。

二诊 六月二十一日

肺气薄弱，暑邪刑克，咳呛言语短促。宗气者，搏于喉咙，出于心肺，以营上中二焦，呼出心肺主之，吸入肾肝主之。今宗气不行，亦即肺气之虚，犹幸未动本原，则清宣肺气当为首要之举。惟两脉弦涩无韵，是非宜耳。

嫩薄荷一钱四分（后下）　象贝母三钱六分　家苏子四钱　甜杏仁六钱　瓜蒌仁四钱　天花粉八钱　冬瓜子六钱　鲜芦根二两四钱　老竺黄三钱

三剂。

荷花露常服代茶。

三诊　六月二十四日

夏月人身之阳以汗而外泄，人身之阴以热而内耗，然阳不宜泄，泄则多动而难静，况思虑操劳，皆属阳之动乎。进剂以来，舌苔化薄，痰咳大减，惟于言语，则其吸促，阳不恋阴，阴不吸阳，其亦宗气之泄也。谨以多静少动为嘱，务使脉弦而有韵，则得矣。

鲜霍斛四钱　京玄参四钱　苋麦冬三钱　甜杏仁六钱　天花粉六钱　生米仁六钱　冬瓜子六钱　海浮石六钱　老竺黄三钱　旋覆花三钱（包煎）

六剂。

四诊　七月初一

痰咳之势大平，苟能平气静坐，则呼吸之间犹能调匀，惟一经言语，则尚苦短促。脉寸关弦涩无韵，尺脉且有石意。是则肺气当清当润，肝肾当填当纳，亦双关法也。

鲜霍斛四钱　生百合四钱　苋麦冬三钱　五味子二钱　甜杏仁六钱　灵磁石二两四钱（先煎）　沙苑子六钱　海浮石六钱（先煎）　老竺黄三钱

五诊　七月初四

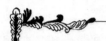

脉情弦细涩数，高年脏阴不足，精气不能上通五脏，灌溉百脉，因而喘咳上气。今静坐之时，呼吸尚能调畅，惟一经言语，则中断复言，明是宗气之逆。宗气者，即是膻中之气，经谓膻中为气之海是也，气海不足，则少气不足以言，本证有之。进清上纳下为金水同源之法，颇合机宜，然伤其气者，厥赖清之养之，恒以守之也。

鲜霍斛六钱　甜杏仁六钱　整玉竹六钱　老竺黄三钱　海浮石六钱（先煎）　灵磁石一两二钱（先煎）　酥炙龟板八钱（先煎）　盐沙苑六钱　盐车前四钱　苋麦冬三钱　五味子二钱　枇杷叶露六两（代茶饮）

六诊　七月初七日

进清金润肺，填纳肝肾，颇合机宜，言语之间，渐能自然。刻诊尺脉石意亦感和缓。惟大便苦于艰涩，仍是津气不足，与腑邪实者殊异。缓以守之，坦途在望耳。

鲜霍斛六钱　苋麦冬三钱　五味子二钱　全瓜蒌八钱　甜杏仁六钱　生米仁六钱　淡苁蓉三钱　沙苑子六钱　炙龟板八钱（先煎）　车前子四钱

七诊　闰七月二十六日

两脉细涩，不独肺气虚于上，肾气亦亏于下，咳而气升，言则气促。今夏曾进清上纳下之剂，颇能见效。近交秋分大节，非时寒冷，肺气益难支持，则清降之中，参以培养。

霜桑叶四钱　前胡二钱四分　紫苏子四钱　象贝母四钱　甜杏仁六钱　炒米仁六钱　天花粉四钱　海浮石六钱（先煎）　冬瓜子四钱　沙苑子八钱　枸杞子二钱　磁朱丸一两二钱（包煎）

八诊　闰七月二十九日

肺气薄弱，为病之标，肾气下虚，为病之本，当此秋

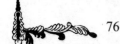

令，非时暴寒，难免失于藩篱，咳嗽复作，肾虚不纳，则言出气促，此与阳虚喘呼者殊异。治肺宜清宜润，有邪宜宣宜泄，若肾气虚者，又当参以固纳，前贤原有清上实下之法，仍参其意而进益之。

炙桑叶四钱　炙苏子四钱　象贝母四钱　甜杏仁六钱　旋覆花三钱（包煎）　茯苓神各六钱　沙苑子（盐水炒）六钱　甘枸杞三钱（盐水炒）　女贞子四钱　左牡蛎八钱（先煎）　灵磁石一两二钱（先煎）

【按】本证为老年慢性咳喘，常以外感引发。首诊舌苔垢厚，大便屡行不畅，是为痰热壅阻，肺气失于清肃所致，所以喘咳随之而作。暑邪不但助热，而且最易耗气伤阴，适值炎暑当令，肺金更难清化，所以欲平其喘咳，必当清其暑热。故治以清热化痰解暑之剂，药如鲜芦根、天花粉、家苏子、杏仁、益元散等。"言语气促"是本案的审证眼目，宋老紧紧抓住病人的这一特异症状，结合高年阴亏、脉涩无韵的病理反应，辨证为肝肾不足，肾不纳气，肺气耗散，而进化痰清肺、补肾纳气之剂，收到了很好的治疗效果。

郁热呛咳，脉细弦涩——凉润肺燥，补益肝肾

庄某　男　洞庭东山

一诊　佚。

二诊　十月二十九日

暑热蕴伏之邪历四月不解，邪郁营阴，夜热为甚，咽痒咳呛，痰出艰难，胸脘痞坚，胁膺疼痛，肝郁肺燥，金不能平于木也，脉弦郁，重按颇有劲意，舌中心有剥痕，此郁邪在内，与损证尚有殊异。然冬之藏即为春之生，急急调养勿怠矣。

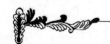

　　鲜沙参六钱　京玄参六钱　炙桑叶四钱八分　象贝母四钱八分　全瓜蒌八钱　甜杏仁四钱八分　马兜铃八分　炙紫菀一钱八分　香青蒿四钱八分　冬瓜子六钱　生白芍四钱八分　粉丹皮三钱六分　金橘五钱

　　三诊　十一月初十日

　　夜热已净，咳呛衰减大半，风燥痰郁已有出路。惟脉细弦而涩，来徐去疾，颇有歇意，是肝胆之气不伸，为何少年有如此郁屈之脉？

　　夏枯花二钱四分　甘菊花四钱八分　鲜沙参四钱八分　南花粉六钱　粉丹皮四钱八分　生白芍三钱六分　生米仁六钱　象贝母四钱八分　甜杏仁四钱八分　冬瓜子六钱

　　四诊　十一月十一日

　　少年精气衰弱，其根蒂在肾，肾者先天之本也。脉出于寸口，肺位最高，朝会百脉，故五脏精气，大会于手太阴，而后灌注于寸口。今脉得细而涩，来徐去疾，五十营中，颇有歇意，少年血气方盛，何以有此欲行不前之脉？曰此肾阴之虚也，禀赋之薄也。补养之法，惟有保养肾真。不然封藏未密，反致春气未生而阳遽妄动，尤非青年所宜。面色不华而滞，形尚恶寒，前论肝胆春生之气不伸，而火用转郁，良非无因。咳呛胁膺皆痛，此肝肺之相薄也。有冬之藏，为春之生，迨至春月阳和，木以水而得涵，水以木而得温，此时总以脉得条畅为佳，人身一小天，岂异是哉。

　　膏方：

　　干地黄三两　山萸肉二两　怀山药六两　干首乌三两　潼蒺藜一两　白蒺藜二两　黄菊花二两　白菊花二两　潞党参二两　茯苓神各三两　夏枯草一两　款冬花二两　象贝母二两　白杏仁三两　炙紫菀一两　冬瓜子二两　料豆

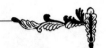

衣二两　炙杞子一两　线鱼胶三两　龟板胶三两　鳖甲胶三两　清阿胶三两　冰糖六两

【按】夜热为甚，是热伏营分之象。肺金原本克木，今肝火亢盛，肺金不但不能克木，反被木火所侮，肺阴受损而燥，则咳呛胁膺疼痛。故用青蒿、桑叶、丹皮、芍药清肝凉营退热，马兜铃、沙参、玄参清肺养阴润燥，象贝、瓜蒌、杏仁等化痰止咳。

药后夜热已净，咳呛衰减大半，是燥热痰浊已有出路。此时总以脉得条畅为佳，而脉细弦而涩，来徐去疾，颇有歇意，这与少年血气方刚不符。其根蒂在肾，是禀赋不足，精气衰弱。肝肾子母相生，肾欲其固藏封密，肝欲其条达无郁。不封藏，则肾水无以涵其肝木，不条达，则春生无以发陈万物，而欲脉之往来流利，三部有韵者难矣。然必先有肾之封藏，方得肝之条达。治疗之法，只有补肾、益阴、固精。故加用地黄、萸肉、山药、首乌、杞子、线鱼胶、龟板胶、鳖甲胶等，以膏剂缓图。

喘　息

喘息，是以呼吸急促，频率加快，甚至张口抬肩，鼻翼扇动，不能平卧为特征的一类病证。有"鼻张""肩息""上气""逆气""喘促"等名称。若喘剧不解，亦可由喘致脱，出现喘脱之危重证候。

肺主气，司呼吸，为气机升降之枢。喘为呼吸困难，显属肺系病证。而肾主摄纳，助肺纳气，保持肺气的肃降，故

喘息亦与肾气有关，喘脱时尚可波及至心。另外，若脾经痰浊上壅，肝气上逆侮肺，亦可导致喘息。从下列病例可以看出，宋老治疗喘息重视肝肺、脾肺和肺肾之间的相互关系，尤其对高年或病延多年的喘疾，在除痰治标的同时，强调补肾、温肾、重镇摄纳，药如补骨脂、川断、菟丝子、龟板、附子、肉桂、黑锡丹、胡芦巴、白石英、紫石英、代赭石、蛤蚧、磁石、五味子等。

喘咳脉浮虚数——本原拨动，清上实下获效

陈某　男　六十岁　青州观前

一诊　十一月六日

喘咳多年，今入秋以来，发作更甚，喘咳浮肿，聚于一身，半月不能着枕而卧，头汗，眩冒，小溲涓滴不多，舌苔白腻而垢，裂纹如网。不独肺标多实，且脾肾亦虚。治宜清上实下，而脉软数虚浮，有本原拨动之虞，故偏重镇摄纳气。

款冬花四钱八分　家苏子四钱八分　旋覆花（包煎）三钱六分　象贝母四钱八分　白杏仁四钱八分　竹半夏三钱六分　炙广皮一钱四分　冬瓜子六钱　茯苓神各八钱　白紫石英各一两二钱（先煎）　代赭石八钱（先煎）　灵磁石一两二钱（先煎）

另：蛤蚧尾一对，研末冲服。

二诊　十一月八日

服前方喘势大平，脉浮意亦减，而现软数，舌苔浮垢亦化，再从清上实下，努力进展。

款冬花六钱　家苏子四钱八分　旋覆花三钱六分（包煎）　象贝母四钱八分　白杏仁五钱　冬瓜子六钱　生米仁一两二钱　竹半夏三钱六分　炙广皮一钱八分　云茯苓八

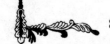

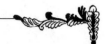

钱　白紫石英各一两二钱（先煎）　胡芦巴三钱六分　保金丸四钱八分（包煎）

三诊　十一月十日

半月来，喘咳未能着枕，肺气上逆不下，足跗浮肿，小溲行而未畅。两进清上实下，昨夜痰咳较爽，喘逆较平，已能着枕而卧。惟舌苔灰白而腻，脉滑仍有浮意。冬至阳生，地气上升，恐阳不潜藏，病情多变。

野於术二钱四分　甜冬术二钱四分　保金丸四钱八分（包煎）　款冬花四钱八分　家苏子四钱八分　净远志二钱四分　宋半夏三钱六分　炙广皮一钱八分　象贝母四钱八分　白杏仁五钱　海浮石六钱（先煎）　茯苓神各八钱

又，蛤蚧尾一对，大红枣十个，胡桃肉八钱，另煎服。

【按】本证喘咳多年，是一个"下虚上实"之证。其标在肺，其本在肾。要知真阴真阳，皆藏于肾，肺不过为气道之门户耳。脉之细弦涩数伤在阴，浮洪滑大伤在阳，此一定之理也。惟伤阴者，恢复为难，伤阳者，汗脱立止。痰饮喘咳，实证亦能转虚，小溲涓滴不畅，气化无权，肾阳亏虚，可见一斑。肿应脉沉，而患者脉象虚浮，是肾之真元有涣散之势。上盛下虚，治当清上实下。"清"者除也，非清热之意。"清上"，如款冬花、象贝母、白杏仁、竹半夏、炙广皮等均为祛除痰实而设。"实下"偏于重镇，宋老擅用石英、代赭石、灵磁石、蛤蚧等以纳气归肾。

喘咳肢体浮肿——阳气式微，从肾图治收功

萧某　男　齐门路

一诊　二月二十九日

喘咳四载，肺气肃降不行，去冬以来，时发时已，气逆

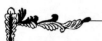

喘息，通夜不能倚枕而卧，不寐怔忡，喘甚则头汗如雨，目如脱状，脉得浮弦而数。嗜酒之体，戕伤中气，气不化水，肾阳衰微，于是腰股膝髌阴囊皆肿，脱汗可虑。急以清肃肺气，温化肾阳。

麻黄一钱五分　旋覆花（包煎）四钱八分　款冬花六钱　紫苏子四钱八分　象贝母五钱　冬瓜皮子各八钱　甜官桂四钱八分　茯苓神各八钱　汉防己四钱八分　椒目三分　禹余粮丸（包煎）一两二钱

二诊　二月三十日

喘咳四载，肺失肃降，肾失温化，水湿阴寒之气内盛，遂致真阳不藏，浮阳上越，不独喘汗不得卧，并且足股腰髌肿势日甚，于是水凌火位，不寐怔忡，悬悸荡漾。进昨方后，诸恙皆平，脉浮弦滑数略缓。再拟肺肾同治，盖不外在上宜清肃，在下宜温化也。

甜官桂二钱四分　医门黑锡丹（包煎）二钱四分　款冬花六钱　旋覆花四钱八分　紫苏子四钱八分　云茯苓八钱　生炒米仁各八钱　汉防己四钱八分　炒川断四钱八分　禹余粮丸（包煎）一两二钱

三诊　三月初八日

喘咳年久不愈，其标在肺，其本在肾。金气清肃，水气分布，原无浮肿喘逆之变。肺失清肃，则肾水泛溢，故喘而且肿。当先化其气，温其水，阳光普照而阴霾四退。今肿势十去其六，喘亦大平，寐亦可安。凡浮肿者，脉忌浮洪滑数，今脉滑较缓，浮意较敛，循序渐进，半局可守。

款冬花六钱　紫苏子四钱八分　旋覆花（包煎）三钱六分　仙半夏四钱八分　广陈皮二钱四分　甜官桂二钱四分　菟丝子四钱八分　胡桃肉五钱　川续断四钱八分　汉防己四钱八分　茯苓神各六钱

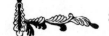

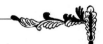

另：医门黑锡丹三钱六分，晨起开水送下。

【按】本例喘咳几载，肺气耗散，气不下纳，肾阳必定受损。阳虚卫外不固，时而感寒，病情反复。头汗如雨，阳气有外脱之险。阳虚则不能化气利水，所以腰股膝髁阴囊皆肿。先喘后肿，治以肃肺化痰，而关键在于温肾纳气，化气利水。方中重用苏子、旋覆花、官桂、禹余粮丸、茯苓，其目的就是降气平喘，温阳纳气，化气利水。二诊、三诊时加用医门黑锡丹（黑锡、硫黄）等，又大大增强了温肾纳气的作用。

喘咳手足汗滴——心阳妄动，酸甘填补遂安

卢某　男　中市

一诊　佚。

二诊　八月十日

舌淡苔白花剥，脉软滑而数，每至子夜，五心烦热，坐起喝喝而喘，心愈烦，手心之汗愈多，滴沥而下。咳呛痰喘，胸脘痞隔，自觉中气下陷丹田，气无归宿，又乏肃化，且上则耳鸣目眩，下则足跗浮肿，脾土中气不振，饮食式微，营血日少。肝脾两虚，本证原非填补不可，然中焦气瘀阻郁，此中又须层层推敲也。服前方痰咳较爽，肃化之中再参甘酸以养肝脾。

甜冬术六钱　炒白芍四钱　酸枣仁六钱　仙半夏四钱　广陈皮二钱四分　款冬花五钱　旋覆花三钱四分（包煎）　家苏子四钱　山萸肉六钱　五味子三钱　磁朱丸八钱（包煎）　茯苓神各八钱

三诊　八月二十一日

进剂以来，夜半坐起喘咳及跗肿、耳鸣、眩冒等症皆

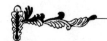

瘥。脉濡涩，舌滑嫩，裂纹满布，夜间寐不安神，需防眩冒喘逆复起也。

甜冬术六钱　白归身三钱　酸枣仁六钱　炒白芍四钱　沙苑子六钱　茯苓神各六钱　旋覆花三钱（包煎）　广陈皮二钱四分　款冬花四钱　象贝母四钱

四诊　八月二十八日

进前剂，诸恙均安。惟四日来形常恶寒，头额疼痛，痰多喘咳，且易汗出，寐中梦纷。因中焦营气亏耗，肺气失于肃化，卫外不固，复感风邪，大论所谓卫强营弱，故汗出也。当从桂枝小和之法。舌滑嫩，脉濡软，中阳不振也久矣。

川桂枝一钱　绵黄芪四钱　炒白芍三钱　大红枣四个　酸枣仁六钱　冬术六钱　茯苓神各六钱　宋半夏三钱　炙广皮二钱四分

五诊　九月十四日

脉濡软，舌滑底绛，苔白垢腻，裂纹如网。前进桂枝小和之法，形寒已解，营卫已和，而夜寐不安，嘈杂易饥，大便溏泄，此皆脾失健运，胃失冲和，而又气营两虚所致。总之病道纷繁，将来需防中满也。

潞党参四钱　绵黄芪四钱　甜冬术六钱　甘杞子三钱　酸枣仁六钱　白归身二钱四分　炒白芍四钱八分　象贝母六钱　款冬花六钱　广陈皮二钱四分　茯苓神各六钱

六诊　九月十七日

脉濡数，重按得小滑而动，舌底绛，苔花剥不纯，裂纹如网，每至子夜之后，遽然而醒，服前方，便泄已止。再以养血调气二者求之。

远志二钱四分　款冬花三钱　竹半夏四钱　炙广皮二钱四分　茯苓神各六钱　冬术四钱　酸枣仁八钱　甘杞子三

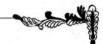

钱　白归身二钱四分　枇杷叶四张（刷去毛）

另：磁朱丸四钱，晚间开水送服。

七诊　九月二十日

左脉濡数，右寸关重按颇觉弦滑，舌碎纹略平，夜来坐起塞厥之苦已平，寐亦可安。今手足心汗出如水淋漓，总属心阴不克收摄心阳，而恍惚眩冒，肾水不涵肝木，惟饮食入胃，不布精微，痰气不利，又须分而治之。

人参养荣丸（包煎）六钱　款冬花六钱　广皮三钱四分　茯苓神各六钱　沉香曲六钱　酸枣仁八钱　冬术四钱　当归身三钱　浮小麦六钱　竹半夏四钱　制远志二钱四分

【按】本例喘疾，其特点是手足心汗出，且心愈烦而汗愈多，竟至滴沥而下，实属罕见。其病变形成的机理，是由于阴液受损，心阳妄动，即案中"心阴不克收摄心阳"之谓。所以在用白术、半夏、陈皮、款冬、旋覆花、苏子等健脾化痰、止咳平喘的同时，加白芍、酸枣仁、山萸肉、五味子等酸甘填补之味，养阴补血，以收敛心阳。磁朱丸重镇安神，摄纳浮阳。二至七诊，虽随证论治，但总不忘酸甘补血安神。

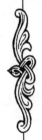

喘呼痰多清稀——水饮伏肺，温化纳气渐除

苏某　男　开甲巷

一诊　十一月十四日

三年来痰喘频发，每以冬寒为甚，月前初为咳嗽痰多，色白清稀，近则喘息上气，子夜痰升气逆，不得平卧，形体畏寒，背脊尤甚，痰饮阻肺，气失肃降，而小溲频数清长，又为肾气之虚。脉弦滑，舌淡苔薄白。治以顺气化饮，参以温养下元。

炙麻黄二钱　干姜一钱二分　五味子二钱　款冬花四

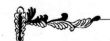

钱　法半夏三钱　杏仁四钱　家苏子三钱　甜官桂三钱　茯
苓六钱　菟丝子五钱

三剂。

二诊　十一月十七日

痰饮喘咳为肺之寒，小溲频数为肾之寒，金水清冷，肾
阳不振久矣。昨进保肺顺气，兼参温养，使肾阳得以鼓动，
冀其天地交泰。据云，凛寒已解，夜来小溲亦稀，痰咳较
浓，左脉濡细，右脉小弦。前方既合机宜，再参咸温填纳。

鹿角霜一两二钱　菟丝饼一钱　沙苑子八钱　代赭石一
两二钱（先煎）　款冬花四钱八分　旋覆花三钱（包煎）　蜜
炙麻黄三钱　五味子三钱　干姜八分　甜官桂一钱　甜白杏
仁各六钱

三诊　十一月十九日

痰饮喘咳，小溲频数，背脊凛寒，皆阳虚见证，从进温
阳补督，凛寒已解，小溲次数亦少，痰喘较平。惟子夜阴阳
尚难承接，醒来痰咳不利，左脉濡细，右脉小弦，舌白而
嫩。再以前法增益，冀其命肾复振，可无妨碍。

别直参二钱　鹿角霜一两二钱　潞党参四钱　菟丝子四
钱　沙苑子六钱　建莲须六钱　款冬花四钱八分　旋覆花三
钱（包煎）　代赭石一两（先煎）　苏子四钱　象贝母四钱

四诊　十一月二十二日

进温补命肾，交通督阳，使上下交感，各得其隅，不独
背脊凛寒已解，即喘咳之势亦大为平静。左脉濡细，右脉小
弦，舌白嫩，略带浊腻。肾中阴阳为立命之根，此中不可不
探而求之也。骊珠已得，幸勿稍纵。

别直参二钱　山萸肉四钱　党参四钱　菟丝子四钱　鹿
角霜六钱　补骨脂四钱　沙苑子六钱　建莲须六钱　款冬花

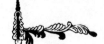

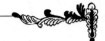

六钱　远志二钱　苏子四钱

五诊　十一月二十六日

本证肺气虚寒，痰饮喘嗽，其标在肺，而其本在肾。从小溲频数、形体恶寒、脉濡细、苔白腻观之，阳虚之象毕露，于是宗温阳论治而其效立见。为此进膏剂如后：

别直参一两六钱　潞党参一两四钱　甜冬术二两四钱　山药三两六钱　南芡实四两八钱　云茯苓二两四钱　制远志一两二钱　半夏曲二两四钱　广陈皮一两二钱　款冬花二两四钱　海浮石二两四钱　菟丝子三两六钱　破故纸三两六钱　胡桃肉三两六钱　川续断三两六钱　沙苑子三两六钱　建莲须二两四钱　鹿角胶二两　山萸肉二两四钱　甜官桂三两六钱　龟板胶二两　冰糖六两

【按】咳喘频发，每以冬寒为甚，咳嗽痰多，色白清稀，形体畏寒，其为寒饮伏肺无疑。小溲频数清长，是肾阳不足，水失温化所致，正如仲景所谓："若小便色白者，少阴病形悉具。小便白者，以下焦虚有寒，不能制水，故令色白也。"饮邪壅盛，肺气不能肃降，故而喘息上气，不得平卧。病标在肺，而根在少阴。"急则治标"，小青龙汤温肺化饮，加菟丝子兼顾其本。"缓则治本"，二诊、三诊用鹿角霜、别直参、党参等温补阳气。治本不忘其标，故用杏仁、贝母、苏子、款冬花等化痰止咳，降气平喘。最后所用膏方亦不离"标本同治"法则。

喘息失血之体——气火浮越，咸润肃化能止

田某　男　同里

一诊　佚。

二诊　十一月十七日

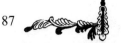

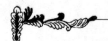

立冬前咯血屡发，肺虚络损，气火不靖，而中焦痰饮相应而起，于是喘嗽时作。《内经》有"夜行则喘出于肾"之说，今以每度小溲之后，气无归宿，竟至喘逆难续，是亦肾虚之征可知。昨进清上纳下，喘逆之气较为平静，左寸濡软，右寸关弦劲稍缓，舌嫩滑。处剂既得小效，再宗前法继之。

炙龟板一两八钱　旱莲八钱　麦门冬六钱　川百合三钱　线鱼胶四钱　冬瓜子六钱　象贝母四钱　款冬花四钱　旋覆花三钱（包煎）代赭石一两二钱（先煎）

三诊　十一月十八日

两进摄纳肝肾，咸润降纳，据云咳喘气逆之势大平，可见阴阳环抱上下相吸，不可须臾离也。惟咳痰虽转厚，而咳时尚觉无力。于昨方咸润之中，再加肃化。

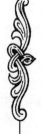

代赭石一两（先煎）沙苑子八钱　建莲须八钱　炙龟板一两四钱　墨旱莲四钱　线鱼胶四钱　甜杏仁五钱　款冬花四钱八分　象贝母五钱　旋覆花三钱（包煎）茯苓神各六钱　冬瓜子六钱　海蛤粉一两二钱（包煎）

四诊　十一月十九日

三进摄纳肝肾，据云咳喘气逆之势平定六七，而痰咳亦较畅豁，右寸关尚有弦意，左寸关虚软。左侧不能安卧，当其气升冲激之时，上升有余，下纳不足，终究咯血屡作，肝肾真阴下亏，非泛泛止咳治肺已也。天寒阳不潜藏，偶一头晕，大汗如雨，阴阳不相承接有如此。

炙龟板一两四钱　沙苑子八钱　建莲须八钱　款冬花五钱　川贝母末三钱　甜杏仁五钱　磁朱丸八钱（包煎）云茯苓六钱　都气丸四钱（包煎）

五诊　十一月二十一日

本证肾肝之阴缘何而损？曰：前则有梦遗，后则复咯血，以致肾中阴阳，竟以小溲之轻微动作而为咳为喘，肺肾上下不相承接有如此。一经头晕大汗如雨，足见阳气上越，阴气益难内守矣。立方从补肝肾，大见奇效，可知肾中真阴不可不充，肾中真阳不可不秘，此中包含濡毓，不可须臾离也。立膏剂如后：

燕窝三两　西洋参一两　天门冬二两　北沙参三两　元参二两　功劳叶三两　象贝母二两　川贝一两　甜杏仁三两　白杏仁二两　冬瓜子三两　生米仁四两　天花粉三两　海浮石三两　海蛤粉五两　代赭石六两　云茯苓三两　熟地黄三两　怀山药四两　菊花二两　沙苑子六两　建莲须六两　女贞子三两　墨旱莲四两　雅梨八两　线鱼胶八两　猪腰子二对　龟板胶三两　猪肺一具　阿胶三两　冰糖屑六两

【按】本例从肺肾立论，以清上纳下之法治疗，取得较好效果。宋老曾阐述肺肾的关系如下："肾为先天立命之本，肺为天一生水之源。肾居下极，其气宜乎潜藏，肺居上焦，其气宜乎肃降。有此金行清化，水温火明，然后精神气血各得其养，而阴阳无弊矣。"本证于立冬前后咯血频发，气火已多浮越，近复小溲之后，竟至喘而难续，肾气又不内守。于是向之阴阳环抱者，至此而离，离则阳之藏于阴者乃浮游而无归宿，气不潜纳，发为喘逆。宋老认为："呼出心与肺，吸入肾与肝。肺气固宜肃降，而不可不重视者，更有肾中真阳之不可露，真阴之不可损也。"因此用龟板、旱莲、线鱼胶、地黄等咸润养阴补肾，肾阴若能恢复，则阳气得以潜藏。

喘满溲少水溢——凌心犯肺，温阳利水则消

范某　男　铁瓶巷

一诊　四月二十九日

诊得两脉微细，仅得寸口一部，两尺皆不应手，且有歇止。经以脉为血脉，心气通焉，脉既如此，心营可知。本证始于支饮胸满，后为溢饮浮肿。日来浮肿、喘势更甚，上及脐腹心窠，坐而不得倚枕，面色黄而带黑，水气弥漫清空，水土互克，小溲涓滴。凡浮肿喘满不外肺脾肾三纲，三纲不立，水反侮土犯肺凌心，决溃可畏。勉拟温阳益气，摄纳肾真，冀其阴阳离者复翕为幸。

人参三钱　制附片二钱（先煎）　灵磁石一两二钱（先煎）　紫白石英各八钱（先煎）　生白术三钱　猪茯苓各一两　干姜一钱　冬瓜子皮各六钱　款冬花五钱　金匮肾气丸六钱（包煎）

另：蛤蚧尾一对，坎气一条。另煎代茶频服。

二诊　四月三十日

一昨勉进温阳纳气，喘逆较平，且能着枕而卧。夫肾水之得以上凌心肺，悉由于阳气不振，阳为乾纲，统御万物，昭临乎上，能得阳纲内守，自然阴霾退却，所谓益火之源以消阴翳。仲景立真武汤以镇摄坎方，于重用茯苓而外，主以温养肾阳，盖借助命火以资脾土，而水气不致泛溢也。勉宗此意，备候高明。

制附片二钱　云茯苓一两　生於术二钱　生白芍三钱　顶沉香汁三分　冬瓜子皮各六钱　磁石一两二钱（先煎）　防己三钱　菟丝子四钱　坎气一条

【按】上案小便清长，本例小溲涓滴，症状表现相反，而病理机制相同，均为肾阳亏虚所致。肾阳不足，封藏失职，膀胱失摄，故小便清长频数。肾阳亏虚，膀胱气化不利，则小便涓滴不畅。此时水饮内停，上及脐腹心窠，坐而不得倚枕。饮为阴邪，体属水寒，阳光不能普照，当温阳祛

寒，使水脏温暖，自然云升雨降而喘满可平。所以立法归于温补脾肾阳气，利水纳气平喘，拟方仿金匮肾气丸及真武汤，再加磁石等重镇之品，以冀阳复、水利、气纳、喘平。

喘息胁膺疼痛——木火刑金，清火柔肝可缓

殷某　男　胥门外

一诊　七月二十五日

肝肺气阴两弱，木火鸱张，金不能平木，木反侮之，阴气耗损，阳气暴发。夫人身左升而右降，左阴而右阳，所以成其既济也。今右降无权，左升太过，喘息鼻扇，不能左右侧卧，胁膺疼痛如锥，而以右胁为更甚。前二日热势突然高张，神志不慧，昨今痰中夹粉红血色，脉滑数，苔黄厚微垢干腻，粪下黑色，燥火内结，阴液何堪消灼。证属刺胁重候，最易络损见血，虽有胃病，终忌刚燥。急以犀羚凉营解毒，清肺柔肝，务使痛止喘平为安。

犀角粉五分　羚角粉五分　（二味荷花露冲下）　生白芍五钱　青连翘五钱　黑山栀五钱　真川贝五钱　象贝母三钱六分　白杏仁四钱八分　天花粉一两二钱　冬瓜皮子各四钱八分　橘白络各二钱四分　茯苓神各六钱

二诊　七月二十六日

据云旬日之前曾长途跋涉，难免感暑受热，暑先伤气，热又伤营，肺主气故为喘逆，心主营故为烦躁，自日前寒热交作，确是暑温大证。肝肺两克，气阴大伤，刺胁气促鼻扇，痰夹粉红血色，辗转反侧，左右皆不得卧。幸得进剂后，胁膺痛势大缓，已能转侧而卧，息促较平，痰咳亦爽，所以今日略能进食。惟子午后，尚觉凛凛恶寒，寒已发热，而胁痛不若日前之甚。脉滑数，舌底绛，苔黄，中间垢厚龌

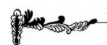

齼，大腹隐隐疼痛，腑气欲行而不下，小溲亦少。证在方张，当分师以剿之。

羚角粉二分（荷花露冲下）　神犀丹一粒（研末，临睡时冲下）　鲜金斛一两二钱　全瓜蒌一两二钱　麦冬四钱八分　鲜沙参一两二钱　鲜生地一两二钱　麻仁丸（包煎）八钱　生白芍四钱八分　连翘三钱　生山栀五钱　淡黄芩三钱　天花粉一两二钱　象贝母四钱八分　川贝母三钱　甜杏仁五钱　橘白络各二钱四分　荷花露八两（代茶）

【按】胸胁疼痛是本例喘息的特征，也是辨证的关键所在。胁为肝经循行所过，胁膺疼痛如锥，是金不能平木，肝木反侮之象。木火无制，则高热、咯血续现，其血出有增剧之虞，所以当务之急，是用犀角粉、羚角粉、生白芍、连翘、山栀清热泻火，凉血柔肝。火盛则炼痰，所以在清火的同时，配用川贝、杏仁等化痰平喘。药后肝火受挫，肝气稍平，故而胁痛、喘息明显缓解。然此本受暑温所袭，气阴大伤，患者大便秘结，是邪热已与肠中糟粕相结，浊气不得下行，故苔黄垢厚龌齼。经腑邪盛，热有复壮之势。治疗在原有用药基础上，一是重用天麦冬、生地、沙参等养阴生津之品，二是加用麻仁丸泻热通便，以使邪有出路。

哮　喘

哮喘，是以喉间哮鸣有声，呼吸气促困难，甚则喘息不能平卧为特征，是一种发作性的痰鸣喘咳疾病。哮以声响言，喘以气息言。气为痰阻，呼吸时喉中气粗，曳锯有声，

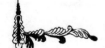
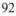

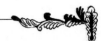

为哮。肺主宣肃，呼吸受阻，肺气难于升降，被迫张口抬肩，其气方可出入，为喘。故"哮必兼喘"。

宋老常言："致哮之因无非是痰，常由外邪引发，而致痰之因，有寒热虚实之异。其病缠绵，乃体虚邪恋之故耳。"所以其治哮，急性期重在祛痰，兼解散外邪；缓解期在扶正的同时仍然祛痰。

麻黄通玄府，宣肺气，降逆气，是治疗"咳"、"喘"、"哮"的佳品，仲景尤其擅用此药。宋老是伤寒大家，深得仲景奥义，习用麻黄治哮治喘，通过配伍，通治外感、寒饮、痰热所致之咳嗽哮喘。

热哮——外邪引发，宣肺清化并举

吴某　男　大郎桥巷
一诊　五月二十日

哮喘肺胀，反复发作，每于冬至更甚。今喘息气粗，痰鸣有声，夜不能卧，而左颐下痰痈红肿高胀，必有痰热蕴伏，与寒饮冷哮者殊异。两脉弦数，舌绛苔薄白。法当辛凉开泄，以宣肺邪。

炙麻黄一钱二分　白射干二钱四分　款冬花二钱四分　白前胡二钱四分　生紫菀一钱八分　牛蒡子二钱四分　桑白皮二钱八分　象贝母三钱六分　白杏仁四钱八分

三剂。

二诊　五月二十五日

喘逆已平，痰痈坚硬亦软，风邪已有出路，夜间偶有咳嗽，痰黏难咯。清肺化痰之品尚宜再进一筹。

保金丸三钱（包煎）　冬瓜子四钱　家苏子二钱　白杏仁四钱八分　款冬花二钱四分　生紫菀四钱　象贝母四钱八

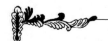

分　法半夏三钱　淡黄芩二钱

【按】患者向有宿哮，喘息气粗，痰鸣有声，两脉弦数，是痰热恋膈，其颐下痈肿色红，更是痰热见症，而不可因病发冬至而误认为寒饮所致。风邪外感，每易引发宿恙，发则肺鸣喘咳。方用射干麻黄汤加牛蒡子宣散为先，以桑白皮、象贝母易生姜、细辛，变温剂为寒剂，以清热化痰，宣开肺气，而前胡、杏仁及半夏诸药，也是为了加强化痰止咳平喘之力。

冷哮——寒痰伏肺，温化纳气兼顾

钱某　女

一诊　十月十八日

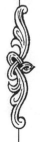

哮喘十载，秋冬多发。日前略觉受凉，即鼻塞喷嚏，晨起咳嗽痰白难咯。刻诊喘呼不已，喉中痰鸣，气息艰难，胸中窒闷，甚则不能平卧，头汗面黯，舌苔薄白，脉浮紧。寒痰阻肺，肺失肃降，治拟温肺化痰，降气平喘。

炙麻黄二钱　川桂枝三钱　细辛六分　法半夏三钱　五味子三钱　杏仁四钱　家苏子四钱　款冬花四钱　云茯苓四钱

三剂。

二诊　十月二十一日

进前方，觉呼吸通畅，哮喘大平，夜间已能平卧，胸闷减轻，脉濡细，舌苔薄白。肺气渐得宣畅，再宗前法加减。

前方去细辛，加炒白术三钱，防风三钱。

【按】"痰邪阻络"是哮喘的夙根，稍遇外邪就会导致病症发作。风引痰动，壅塞气道，病人喘急气逆，喉中痰鸣，胸闷胀满。本例哮喘十年，夙邪内伏，肺气不利，肌表不固，而秋冬寒气偏盛，每易乘虚侵袭，引发哮喘。鼻塞喷

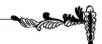

嚏，脉浮紧，是风寒外束之象。痰阻气逆，故而喉中痰鸣，气息艰难，不能平卧。内外俱寒，治用小青龙汤化裁。麻黄、桂枝外散风寒，细辛、半夏温化寒痰。伍用五味子敛肺平喘，可防辛温之品耗散肺气之弊，这是小青龙汤配伍巧妙之处。另外配伍苏子、杏仁、款冬花化痰止嗽，降气平喘。本例哮喘病程较长，肺气不可能不虚，且在秋冬季节，略觉受凉，即易引发，卫外不固，有鉴于此，于二诊　方中加用防风、白术以固肺卫。

虚哮——肺阴大伤，辛凉甘平同用

屠某　男　观前

一诊　二月二十五日

哮喘数年，饮邪蓄中，曾经大口失血。近则哮喘发作更甚，脉情弦细，舌苔黄滑。积根深渊，清肃殊难也。

鲜竹沥一两四钱（橘红汤冲下）　款冬花五钱　旋覆花四钱六分（包煎）　家苏子四钱六分　保金丸五钱（包煎）　象贝母五钱　冬瓜子六钱　炒米仁一两二钱　嫩前胡二钱八分　嫩紫菀一钱六分　海浮石六钱

二诊　二月二十七日

痰饮哮喘，肺气胀满，呼吸中道即还，倚枕不能平卧，张口抬肩，鸡胸高突，积饮成癖囊。法当蠲而除之，无奈曾经大口失血，间或痰中见红，辛散开痹，徒伤阴分，勉拟仲景越婢法，作辛凉合剂之意。

保金丸四钱（包煎）　鲜金斛八钱　鲜竹沥二两六钱（冲）　净远志一钱四分　白杏仁五钱　象贝母三钱六分　款冬花五钱　天花粉一两二钱　冬瓜子六钱　炒米仁一两二钱　海浮石六钱（先煎）　煅蛤壳一两二钱（先煎）　款冬花

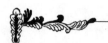

五钱　茯苓神各六钱　鲜梨肉一只　鲜地栗十个

另：秘制肺露四两代茶。

三诊　二月二十九日

舌干糙，苔黄垢，边白如粉，脉情濡细不扬，与脉滑痰饮者绝异，良以肺阴大耗，曾经大口失血，前贤为癥坚之处定无完气，洵然也。服方以来，痰血已止，张口抬肩之苦亦稍平。继以辛凉甘平之剂，盖治肺不离金水相生，希其上下相吸也。

鲜金斛一两二钱　鲜芦根一两八钱（去节）　鲜竹沥三两八钱（冲）　款冬花五钱　旋覆花二钱四分（包煎）　代赭石八钱（先煎）　家苏子四钱八分　甜白杏仁各五钱　冬瓜子六钱　炒米仁一两二钱　海浮石六钱（先煎）　炙桑叶五钱　南花粉一两二钱　嫩紫菀五钱　鲜梨肉一只　鲜地栗十个

【按】痰饮内伏致哮，总不离半夏、细辛、干姜诸辛温之品，小青龙汤、桂苓五味甘草去桂加干姜细辛汤及小青龙加石膏汤等均为可选之列。但本例患者本有咯血病史，阴血大伤，若用辛温之半夏、细辛、干姜，不但使阴液更亏，而且还有引起再次大出血的可能。权衡之下，改用款冬、家苏子、保金丸、贝母、冬瓜子、前胡、紫菀等辛凉甘平之剂，以养阴生津，润肺止咳，化痰平喘。

肺　痈

肺痈是肺部的化脓性感染，现代医学称为肺脓疡。多由感受风热邪毒，或风寒化热蕴肺，肺受热灼，热壅血瘀，

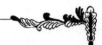

郁而化脓成痈。症见发热恶寒，咳嗽，胸痛，吐出脓性臭痰，或咳吐脓血等。在治疗方面宋老往往结合病情，采用清热化痰、解毒排脓等法综合治疗，如以千金苇茎汤、济生桔梗汤等化裁应用，尤其对祛痰药、豁痰药的应用，有其独特经验。

风温发为肺痈——清温解毒，祛痰排脓

王某　男　江北

一诊　十二月初四日

风温肺胃痰热郁塞，壅而内着，发为肺痈。形寒发热，心烦面赤，痰鸣气急，胁膺刺痛，喑哑，痰出腥臭，咯血口鼻并出，夜来汗出，脉情滑数，舌苔黄白而腻。温邪蕴伏，急以大剂芦根汤合缪仲淳法，疏利肺气，祛痰解毒。

鲜芦根二两四钱　玉桔梗四钱　生米仁一两二钱　南花粉一两二钱　冬瓜子一两二钱　象贝母八钱　连翘仁六钱　生山栀四钱八分　桃仁四钱　忍冬藤一两

另：鲜鱼腥草三两打汁，和入陈芥菜卤三两中，时时饮服。

二诊　十二月初七日

喘咳痰臭，肺家必有痈脓，而形寒恶风，夜来发热，甚至汗出如雨，风温疬毒，夹其痈脓，上迫肺胃，症已逾候，声势颇猛，昨进苇茎汤，疏利肺气，祛痰化毒，汗已大减，咯痰爽利，惟痰气仍带腥臭，腋膺刺痛，仍须大剂清泄，以疏肝肺。

鲜芦根二两四钱　鲜生地一两二钱　冬桑叶五钱　淡元参六钱　玉桔梗四钱　大贝母八钱　南花粉一两　生米仁二两四钱　冬瓜子一两二钱　海浮石六钱　青连翘四钱八分　生紫菀八钱

另：鲜鱼腥草三两打汁，陈芥菜卤三两，分三次和服。

三诊　十二月十一日

脉滑数较缓，舌黄苔渐化，进剂来痰臭较清，胸痛较缓，咯血已止，惟蕴热未清，口腻而苦，痰咯尚多，呼吸不利，大便二日未行，小溲黄赤。再宗前方加减。

前方加南沙参五钱，生山栀四钱，麻仁丸六钱（包煎），去冬桑叶、海浮石。

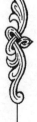

【按】本证为感受风热，痰热郁结于肺，蕴酿成痈，治疗宗千金苇茎汤、济生桔梗汤法，用芦根清肺泄热，冬瓜子、桔梗、象贝母清肺化痰排脓。天花粉也有清肺排脓作用，《日华子》谓天花粉能"排脓，消肿毒"。张景岳谓其"凉心肺，解热渴，降膈上痰热，消乳痈肿毒"。桃仁活血祛瘀，生薏仁清热利湿，参以连翘、山栀、忍冬藤清热解毒，配伍更为全面。另以鱼腥草汁冲陈年芥菜卤内服，是苏州一带常用的经验方，但在明·缪仲淳《本草经疏》中就有记载。该方主要作用是清热豁痰，增加脓性浊痰的排出，畅通引流，改善局部血流，从而促进脓痈吸收而痊愈。《本草逢原》也说："陈年咸芥菜卤治肺痈，吐尽臭痰秽毒即愈。"近年来临床使用金荞麦治疗肺痈取得较好疗效，其作用机理也和陈年芥菜卤汁相仿。

心悸怔忡

心悸怔忡，是指病人自觉心中悸动，惊惕不安，甚则不能自主的病证。多由气血阴阳亏虚，心失所养，或痰瘀阻滞

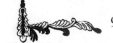

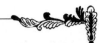

心脉，邪扰心神所致。常伴有气短、胸闷，甚则眩晕、喘促，脉象或迟或数，或节律不齐。其中，惊悸是轻证，多因惊恐、劳累而发，时发时止，不发时如常人；怔忡则病情较为深重，每由内因而起，自觉终日心中惕惕，甚则虚里穴跳动引衣，稍劳即发，病来虽渐，但全身情况较差。惊悸日久不愈，可发展为怔忡。宋老认为：心悸怔忡是心主之病，除了心血不足、心神不安之外，尚有火盛、阴虚、气郁、痰阻、风湿久侵等因。其治疗原则，虚则补之，实则泻之。益气养血、滋阴温阳、祛痰化瘀、安神定志皆为常用治法。宋老在明辨病机、对症下药之时，习用茯神、龙齿、磁石、牡蛎、紫贝齿以安定神志。

脉躁心悸——清泄伏火，滋养阴液

朱某　男　十五岁　萧家巷

一诊　五月二十六日

半月来发热时作，消瘦肉脱，形浮，心悸，虚里穴跳动引衣，脉之宗气外泄，热退之时，脉情细数，热高之候，脉转洪大，舌红苔薄黄，口气臭恶，唇起口疮。心主不宁，胃有伏火，童真精气未充，值此火盛阴耗，心气不敛之证，于清泄伏火之外，急宜追救阴气，以固暴脱为要。

乌犀角三分　真玳瑁三分（二味研末，开水送服）　鲜生地一两八钱　京玄参四钱八分　连翘仁三钱六分　香青蒿三钱　升麻二钱　黄芩二钱　灵磁石二两八钱（先煎）　龙贝齿各一两二钱（先煎）　朱茯神五钱　碧玉散一两（包煎）

二诊　五月二十七日

本证骤然阴伤肉脱，夭然无华，并且面带虚浮，心慌不安，虚里跳动，宗气外泄，恐惧交至，唇疮口臭，脉之迟数

大小随热之升降而变现不定，大失阴阳揆度之常，所谓危候也。服昨方，火热有下趋之势，神亦稍安，虚里人迎跳动较前大为缓和，热势升降亦不若前日之甚。然而阳明实火，决之犹易，少阴虚火，滋之为难。况本证之火，虚实参半，童真之年，精气未充，有此骤脱危机，则少阴心主神明之虚，类可知矣。

生首乌六钱　麦门冬一两二钱　青连翘三钱六分　京玄参六钱　青蒿三钱　升麻二钱　黑山栀三钱　人中黄四钱　朱茯神六钱　苍龙齿一两（先煎）　紫贝齿一两（先煎）左牡蛎一两（先煎）

三诊　五月二十九日

脉躁疾大缓，虚里穴跳动已远不若日前之亢进，身热亦淡，入暮少腹按之觉微热而坚，恐阳明尚有余热，所以虽能进食，亦以清淡为佳，盖食入于胃，两热相并，易于遗热不清耳。

太子参四钱　鲜霍斛四钱　苋麦冬三钱　青连翘三钱　升麻二钱　青蒿子三钱六分　干地黄五钱　奎白芍三钱六分　灵磁石一两八钱（先煎）　朱茯神六钱　紫贝齿一两（先煎）

【按】本病为心悸重证，因发热持续旬余日，精液耗伤，心神失养所致。形消肉脱，揭示精液损耗之重；又为少年精气尚未充盛之体，伏热之邪戕伐不休，随时可能发生元气暴脱的危象。其治疗之法，既要清泄伏火以除病根，又当救阴补液以防暴脱。初诊以犀角、玳瑁、连翘、黄芩等急清伏火，以鲜生地、玄参等滋阴复液。治疗关键在于清泄之时兼顾养阴，标本兼顾。一剂药后，热势减退。因病属虚实参半，实火易除，虚热难退，故后诊加用首乌、麦冬等养阴之品以养阴清火，仍用少量清泄之品以防阳明余热再盛。

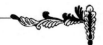

气郁怔忡——化痰调气，宣畅心阳

奚某　女　东中市

一诊　九月二十六日

凡五志皆有火，火用当宣，惟其用不宣，必致火郁。诸火不可郁，而心主君火更不可郁，郁之甚者必致冒。日前突然虚里穴跳动引衣，随即怔忡惊恐，几至眩仆，而嗳哕如呃，痞坚如石，心中若有所失，脉细涩而数，舌绛，苔薄黄微腻。病由痰热内扰，心阳不宣，急以清化痰瘀，安神镇怯，毋使神志俱夺为幸。

朱远志三钱六分　石菖蒲一钱二分　白金丸三钱六分（包煎）　炒枣仁六钱　茯苓神各五钱　白归身三钱六分　炒赤芍三钱六分　左牡蛎一两二钱（先煎）　紫贝齿一两（先煎）　灵磁石一两二钱（先煎）　制香附三钱六分

二诊　十月初三日

脉数重按有涩象，舌底绛，苔薄黄，心气瘀郁，火用不宣，而为虚里穴跳动引衣，日前惊恐悬悸，悒悒若有所失。服前方，颇安适，再以宣畅心阳，毋使痰涎扰乱。

制胆星八分　明天麻一钱二分　朱远志二钱四分　仙半夏三钱六分　全瓜蒌五钱　白金丸四钱八分（包煎）　炙杞子四钱八分　炒枣仁四钱八分　白归身二钱四分　制香附三钱六分　左牡蛎一两二钱　茯苓神各五钱

【按】怔忡病因多端，当据病人具体表现详加辨证。本证据"嗳哕如呃，痞坚如石，脉细数而涩"，"舌绛，苔薄黄微腻"，而知其病机乃痰热瘀阻，心阳不宣。治当清化痰瘀，宣通心阳，并佐以重镇安神以除怯。初用远志、菖蒲化痰，当归、赤芍祛瘀，即见好转，继加用胆星、半夏、瓜蒌，加重化痰药力，进一步提高疗效。

心悸浮喘——养心滋肾，益气复脉

龚某　男

一诊　元月十六日

素患风痹湿毒，因此气血大亏，心神肾志俱失交感，竟至阴阳渐告脱辐。1943年农历孟冬至1944年孟春，百日之中，喘势大作，咳逆上气，心悸怔忡，夜寐不安，呓语昏谵，口眼㖞斜，口角流涎，周身浮肿，小溲涓滴极少，舌苔浊嫩浮白，全无神色，而尤其甚者，两脉浮洪不驯，三五歇止，有时动而中止，不能自还。论曰："脉结代，心动悸。"此少阴内夺，情势颇感岌岌。勉拟清上纳下，养心益肾，冀其上下翕合，是为当务之急。

上党参五钱　甜冬术（米泔水浸）二钱五分　天门冬四钱　大麦冬四钱　川贝母五钱　大熟地（炒松）六钱　败龟板一两五钱　紫衣胡桃肉（盐水炒）二两　补骨脂（盐水炒）三钱　甘杞子六钱　炒枣仁六钱　花龙骨一两五钱　茯苓神各五钱

此方先服一剂，当夜喘势即平，寐中亦安，续服一剂。

二诊　元月十八日

脉虽浮洪不敛，而三五歇止之数大减，小便较长利，手臂浮肿亦较退，两宵以来，渐得安寐。前方再参甘酸咸润合剂，去冬术、补骨脂，加五味子一钱，炙甘草一钱，制远志一钱五分，橘白络各二钱，大熟地六钱用沉香末四分拌打。此方服二剂。

三诊　元月二十一日

小溲畅利，喘浮大平，面部油垢晦暗之气已退。脉浮洪虽减，但仍结代互见。脐气六日未行，阳明颈脉动甚。询悉

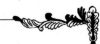

嗜有阿芙蓉癖，喘急之时，每借此为续命之膏。然其气温涩，脏阴不足，肠燥秘结。

鲜石斛五钱　北沙参五钱　大麦冬四钱　阿胶五钱（烊化冲）　败龟板一两五钱　花龙骨一两五钱　橘白络各二钱　柏子仁四钱　炒枣仁六钱　炙甘草二钱　茯苓神各五钱

此方服四剂，诸恙均告平静，遂停药。

四诊　三月十五日

近日病情复变，脉仍三五歇止，明是心血衰微。又云：一经借助阿芙蓉之力，则又至数加速，竟有多至七至以上者。再拟复脉合二甲龙牡救逆复剂与之。

天麦冬各五钱　清阿胶一两（烊化冲）　鸡子黄一枚（分二次冲入，搅和）　干地黄八钱　橘白络各二钱五分　酸枣仁六钱　柏子仁四钱　鲜霍斛六钱　北五味子二钱　炙甘草二钱　败龟板一两五钱　花龙骨一两五钱　左牡蛎一两五钱　茯苓神各六钱

另：老山参三钱，真坎气一条，煎汤代茶。

此方服一剂后，喘势大平，脉歇止亦减，二剂而浮肿退，小便长利，诸恙若失。后以原方增加五倍剂量，加川贝母、白杏仁、枇杷叶等清气之品，煎成膏剂长服，调理半年，病情稳定，然脉来五十动中，仍有三五次歇止云。

【按】本证为风痹湿毒日久，气血受损，而渐致危殆，症见喘息、浮肿，脉结代，心肾脱辐，上下不交，情势危急。而心脏衰弱不振，尤为本证之主因。用大剂炙甘草汤滋阴养血，益气复脉，合龙牡救逆。因病情深重，气血难以骤复，故药后虽有改善，停药则复作，迭见反复。治疗必须守之以恒，因此在肿退以后制膏剂常服，否则病情还会反复。

不 寐

不寐是心神情志方面的一个常见病证。病情轻重不一，病因也很多，诸凡思虑过多，内伤心脾，心肾不交，阳不入阴，阴虚火旺，肝阳扰动，痰阻胆经，及胃中不和等等，都可导致不寐。张景岳指出："不寐病因虽不一，然惟知'邪'、'正'二因则尽之矣……神安则寐，神不安则不寐，其所以不安，一由于邪气之扰，一由于营血之虚。"可谓执简驭繁，得其要领。

宋老在医案中，经常以阴阳调节机制来阐述不寐证的证治。他曾说："心主神明，以水为体，以火为用，故必水火既济，神明始能安摄。""阴中之阳，宜藏不宜露，藏则神自内充，露则浮阳上越，扰害神明，神不守舍，不得宁静，则为失眠、怔忡等证。"在不寐证中，无论正虚还是邪实，都有可能引起心肾失调，水火不交，所以在治疗不寐证的过程中，宋老特别强调"调济阴阳"的重要性，将其作为一个重要问题来对待。

宋老曾在《不寐证治提要》（未发表）中指出，痰浊内阻，也是不寐证的病因之一，他说："痰在胆经、包络，为邪之实，轻则用温胆汤，重则宜导痰汤……而能于理痰气之中，再分寒热虚实而治之，阴阳同调，标本兼顾，斯为上策。"又说："心脾两虚，营虚血少，不能奉养心主，而致虚烦不得眠者，为正之虚，酸枣仁汤是主方。"但也有"下虚上实，肾水涸于下，心火旺于上，心肾水火不交，而致心烦

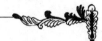

不寐，则黄连阿胶汤是典型的主方"。他还说："凡是有形可取者，治之尚易，若营血既虚，五志又郁，悲怯忧思，七情感伤，治之则殊难。须病者自能旷达解脱，乃能事半功倍。故本证非药养参半不可也。"可谓发前人所未发。

心肾不交，不寐怔忡——育阴潜阳

唐某　男　大木梳巷

一诊　三月初十日

脉一息仅得四至，并且虚软失神，舌质薄而萎，苔起浮垢，中带灰腻。去冬肾气冲厥，脐中筑筑跳动，阴中之火，遽而升腾莫御，浮阳上冒，面赤如妆，五志之火，蜂起蠢动，经常失眠怔忡，甚至终夜不得合目，惊惕肉瞤，自觉脐腹之间热气上冲胸膈，阴虚阳升之象毕露，当非苦寒直折所宜，惟有益阴潜纳，以图其本。两旬以来，每于烘热阵作之时，头汗大出，汗愈出，阳愈冒，面有油光，四肢转清，足膝痿软。总之肝肾下虚，浮阳上升，勉拟育阴潜阳，宁神敛汗一法。

西洋参二钱四分　枫石斛三钱六分　茯苓神各六钱　煅龙骨一两二钱（先煎）　煅牡蛎一两八钱（先煎）　炙龟板一两二钱（先煎）　天竺黄三钱　川象贝三钱　浮小麦（包煎）一两八钱　酸枣仁四钱　女贞子六钱　肉苁蓉四钱八分　磁朱丸（包煎）一两八钱

二诊　三月十一日

据云昨服剂后，浮游之火已得衰减，夜寐稍安，汗出亦稀，怔忡惊惕诸症亦不若前日之甚，然欲潜阴中之阳，断非一时所能见效也。

上方去龙骨，加真锁阳（佛手末三钱拌）八钱。

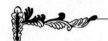

三诊　三月十二日

阴中之阳，宜藏不宜露，藏则神自内充，露则浮阳上越。阴虚火升之证，复以香窜热烈助其飞扬跋扈之势，于是气也，火也，上升莫御。扰害神明，则为失眠怔忡，惊惕肉𥆧；燔灼心营，则为头汗如雨，起坐不安。进填纳两剂，据云夜寐颇安，五心烦热之苦得以衰减，惟汗出未止，然真阳暴露已久，招之纳之，殊非易事。刻诊脉情虚软之中略有神韵，舌苔黄薄浮垢。再以咸润导纳，参以通补并进之法。

肉苁蓉四钱六分（沉香末六分拌）　真锁阳八钱（砂仁末一钱二分拌）　炙龟板一两二钱　酸枣仁八钱　茯苓神各六钱　焦建曲六钱　磁朱丸（包煎）一两二钱　浮小麦（包煎）一两八钱　盐橘络二钱　天门冬四钱　枸杞子四钱

【按】本案是阴阳不交，心阳上浮，而致失眠怔忡，且汗出升火的典型证候。证由肾气下虚，浮阳上越，所以投以大剂益肾养阴、镇摄浮阳之品，使虚阳下潜，心神安宁，三剂而取得明显效果。在用药方面，除了参、斛补益气阴之外，主要用苁蓉、锁阳、龟板益肾，磁朱丸、龙骨、牡蛎重镇潜阳，更加小麦、酸枣仁养心安神，本证在诸多虚象之外，舌苔却有浮垢，且带灰腻，显然是肾虚气弱，而又痰湿不化，所以又用竺黄、象贝等宣化之品，在处方组织上十分严密。第三诊失眠怔忡均见好转，而又出现薄黄苔，既说明中气渐立，又显示有浊邪中阻，因此增加了理气宣化之品，以为通补并进之法。案中注语阐发了本证阴虚阳浮的病理变化，对治疗用药具有指导意义。

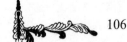

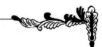

心脾两虚，不寐心烦——养营归脾

熊某　男　西北街

一诊　佚。

二诊　六月初七日

一月前外感之后，风阳上扰，头痛巅疾，牙关开合不利，经清泄肝胆而愈。两旬余来，夜寐不安，心胸烦躁，若有事绪纷繁而实无所事，脉情濡沃，舌苔薄腻，腹中雷鸣，粪中带有血液。经曰营出中焦，又曰营卫之道，纳谷为宝。证属心脾两虚，立方以养营归脾合剂。

潞党参四钱八分　白归身三钱六分　酸枣仁四钱八分　茯苓神各六钱　甜冬术四钱六分　怀山药八钱　春砂仁一钱八分　石决明一两八钱（先煎）　焦建曲八钱　扁豆花四钱八分

三诊　六月十二日

至鸡鸣始得安寐，一梦颇酣，蓬蓬然已日上三竿矣。昼精夜瞑，为人之常，今夜不瞑，目不合，然脉情濡细，与阳跷脉满[1]绝不相类。心悸荡漾，若有事绪纷繁者，然食量与平日衰减其八，营血奉长者少。再以养营法。

天王补心丹一两二钱（包煎）　潞党参四钱八分　白归身四钱八分　酸枣仁四钱八分　甘枸杞四钱八分　茯苓神各六钱（朱砂拌）　料豆衣四钱八分　炒建曲（砂仁末一钱二

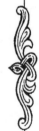

---

　①　阳跷脉满：见《灵枢·大惑论》："卫气不得入于阴，常留于阳，留于阳则阳气满，阳气满则阳跷盛，不得入于阴则阴气虚，故目不得瞑矣。"阳跷脉满，即"阳气满则阳跷盛"的意思，也就是说"阳盛"是目不瞑的原因之一。本证属于虚证，不是阳盛所致的不寐。

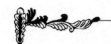

分拌）六钱

另：朱砂安神丸四钱八分，临卧时服。

四诊　六月十六日

形体魁梧，脉情濡软，《内经》所谓形盛脉细，此营血奉长者少。进剂以来，睡时较安，神情亦较宁静。惟右背红癣如掌大，经十有二年，每至冬季严寒，瘙痒殊甚，今则满背蔓延，此阳脉不和，亦属风阳血热所致。右膝股酸麻无力如萎，足趾着地疼痛，舌糙少液，心营既虚，肾阴亦弱，粪中常带血液，仍须心脾同调，参以清泄血热为治。

生首乌六钱　旱莲草六钱　女贞子四钱八分　柏子仁（打）六钱　白归身三钱六分　酸枣仁四钱八分　甘枸杞三钱六分　宣木瓜四钱八分　茯苓神各六钱　天王补心丹一两二钱（包煎）　六味地黄丸一两二钱（包煎）　白鲜皮二钱

五诊　六月二十二日

自调治以来，夜寐较安，梦纷已减，头痛巅疾诸恙皆瘥，惟心中惊惕恍惚，若有所思，而临事健忘，心阴耗夺，此病在血而不在气也。右半身上至手臂，下及膝股，酸麻无力，如痿如痹，外形有余，脉情濡软，《内经》云形盛脉细，岂属无因。痹风类中，虽不致骤然告发，然筑垣盖屋，亦未始非未雨绸缪之计也。再以养心益肾，以冀其平。

怀山药八钱　茯苓神各六钱　柏子仁四钱　白归身三钱六分　酸枣仁四钱八分　远志二钱　枸杞子三钱六分　麦门冬三钱　五味子二钱　炙龟板一两二钱（先煎）　六味地黄丸六钱（包煎）

【按】本证腹中雷鸣，粪中常带血液，而且脉濡，舌苔薄腻，明是脾虚见证，所以本证的心烦不寐、心绪不宁，属于心脾两虚证候，没有"阳盛"的因素在内，只是由于脾虚

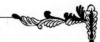

而营血衰少，血不养心而致不寐。所以方用人参养荣汤和归脾汤加减治疗，养血益气，安神宁志，取得了较好效果。第二诊加强养心安神的药物。第三诊、第四诊睡眠已基本好转，其中第三诊因风癣蔓延，而加用生首乌清血热，白鲜皮祛风癣；第四诊因患者右半身肢体酸麻无力，防其发展为风痹而兼用地黄丸补肾养阴。在治疗过程中尽管随证加减，但心脾同调、养血安神的治疗法则是始终一贯的。

胆胃痰热，不寐头晕——温胆泻肝

张某　男

一诊　四月二十三日

寤不成寐，已有多年，数经养心安神，成效不著。近患上焦风温，虽经宣透而愈，但夜来失眠，眠则梦境纷繁，昼则头晕不清，脉情弦滑，舌尖绛，苔薄腻中微黄，胸脘痞闷，口苦，心烦，阴虚而夹痰热，胆胃失于清降，心阳不得宁静。治宜清痰热，降胆胃，安心神。

竹沥半夏三钱　枳壳三钱　上川连八分　姜竹茹四钱　白蒺藜三钱　茯苓四钱　茯神四钱　炒酸枣仁四钱　灵磁石一两（先煎）化橘红二钱

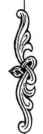

二诊　四月二十五日

风温已愈十余日，但痰热未净，胆胃失于清降，夜不安寐，胸痞心烦。服药后，胸痞稍舒，而脘腹犹胀，口中干苦，夜寐仍然心烦不宁，舌质红，苔浊腻罩黄，脉弦滑。痰热内蕴，心神肾志难以交会。再拟清化胆胃痰热，参以行气。

枳壳三钱　竹半夏三钱　全瓜蒌四钱八分　川连一钱　陈胆星二钱　姜竹茹四钱　炒枣仁四钱　茯苓神各五

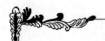

钱　广木香二钱　化橘红二钱　辰灯心二钱四分

三诊　四月二十六日

大便二日未行，腑阳燥结，胆胃不清，心火亢旺，夜寐仍然欠安，气机不顺，脘腹痞胀，得矢气稍舒，腑邪渐有下趋之势，舌质少津，苔中根黄垢，脉滑。经云阳气满，不得入于阴，阴气虚，故目不瞑。心神不宁，心阴耗伤。治法在养阴、清火、宁神之中需参通下。

黄连一钱二分　龙胆草二钱　黑山栀三钱　竹半夏三钱　川石斛三钱　枳实三钱　化橘红二钱　竹茹三钱　茯苓神各六钱　蒌仁泥四钱　酸枣仁四钱

另：更衣丸二钱，先吞服。

四诊　四月二十八日

进清泄胆胃痰热，兼通腑邪，两日来腑通两度，肝胆之热下泄，心火亦得宁静，昨夜睡眠较安，口干苦已减，脘腹亦舒，舌尖红，苔黄化薄，脉小弦。精神较振，证情稍得缓解，再宗前法加减。

川石斛三钱六分　龙胆草二钱　枳壳三钱　酸枣仁四钱八分　黑山栀三钱　竹茹三钱　柏子仁四钱　连翘三钱六分　茯神六钱　大麻仁三钱

五诊　五月四日

连日来夜寐较酣，头晕已瘥，精神亦较振作，晨起尚觉口苦，胃纳较差，舌尖红，苔薄微黄，脉小弦。胆胃余热未净，再宗前议，用温胆汤加减合琥珀多寐丸继进。

竹半夏三钱　枳壳三钱六分　远志二钱四分　炒竹茹三钱六分　黑山栀三钱　茯苓神各五钱　酸枣仁四钱　麦门冬三钱　柏子仁四钱

另：琥珀多寐丸二钱，早晚两次分服。

【按】本案是胆胃痰热上扰心神而导致的不寐，方用温胆汤清化胆胃痰热，病机方药本无错误，但是连进四剂，夜寐仍然欠安，其中必有缘故。至第三诊，据其腑阳燥结，苔中根黄垢，找出了本病症结所在，并指出"腑邪有下趋之势"，从而加重了苦泄通下之剂，如更衣丸、龙胆草、黑山栀等，在温胆汤基础上兼泻肝火，使大便连下二次，肝胆邪热下泄，心火得以宁静，睡眠得到好转。于此可见，辨证论治不仅要大方向正确，而且在细节上、分寸上也不能有所差失。

癫　狂

　　癫狂，属精神失常的疾病。癫与狂之间又有区别，其中癫病以精神抑郁、表情淡漠、沉默或语无伦次、反应痴呆、静而少动为特征，狂病以精神亢奋、躁扰不宁、动而多怒、毁物乱奔为特征。癫狂多由禀赋不足，七情内伤导致脏腑功能失调而发。癫病多属气滞痰结血瘀蒙闭心窍，治疗当以行气解郁、化痰开窍为主。狂病多为痰火扰动所致，治疗当涤痰泻火为主。宋老在治疗癫狂病中，详加辨析致病之因，治病必求之于本，并提出"欲清其神，必先通其阳"的独到见解，治疗方法上，善于多种方法配合运用，临床效果显著。

泻后厥闭喜笑如狂——开清窍，通神明

章某　女　西善长巷

一诊　八月中秋日

昨午后，寒战大作，经一时之久，随即身发壮热，躁扰

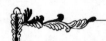

神糊，至夜半突然泄泻，次数颇勤，连作干恶，昏冒不醒，刻诊神志依然昏沉，指节瘛疭，神情默默，呓语喃喃，身热灼手，脉情滑数，沉取无力，舌苔干白罩微黄，中有裂纹。证属伏暑触秽，由少阳阳明扰乱厥阴，有化风厥闭之危。急以芳淡通阳，拨乱反正，以通神明。

上川连六分　广藿香一钱八分　佩兰叶二钱四分　紫苏叶一钱八分　真郁金一钱二分　天竺黄四钱八分　茯苓神各四钱八分　盐橘络一钱八分　夏枯草一钱八分　西茵陈二钱四分　鸡内金四钱八分　紫金锭三分　（另冲服）

二诊　八月十六日

昨夜阴消阳长之时，病机渐得转佳，身得微微汗出，热势亦渐得衰减，继得略寐片时，醒来神志渐清，远不若昨日之昏沉迷糊矣。惟是年事已高，气阴两弱，而伏暑秽恶之邪胶固郁闭已久。舌苔微厚，中有剥纹，脉情滑沃，干恶稀而未净，大便泻痢不分，度其情势，断难一鼓即下，且其经腑之邪尚在欲透难透之时，其寒热战势恐有一再续起之虞，如此大寒大热，诚非高年所能胜任，当须小心翼翼。若骤用兜涩，非计之得也。

上川连六分　干佩兰二钱四分　青连翘三钱六分　西茵陈二钱四分　真郁金一钱二分　盐橘络一钱八分　青蒿梗四钱八分　茯苓神各六钱　炒米仁六钱　天竺黄三钱六分　代代花二十朵

三诊　八月十七日

寒热战势未作，神情清爽，干恶已除，便下已得正粪，度其情势，乱事已戢，当可相安。惟十年来左牙痛，未尝或息，虽经牙医，历治罔效，因此之故痛苦倍尝，而头痛巅疾，眩晕昏黑，当亦难免，每于厥冒之时，四肢拘挛，血虚

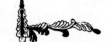

风动，情已毕露。刻诊脉情软滑，重按不立，舌苔垢略化，而眩晕头昏，有刻不得安之慨，是又当以平定肝阳为急务，而安神定志，激浊扬清，仍须相与为助，惟养血滋潜之剂犹需待缓。

上川连六分　生白芍三钱六分　夏枯草二钱四分　西茵陈三钱六分　青葙子四钱八分　连翘仁三钱六分　象贝母四钱八分　南花粉八钱　炒米仁六钱　茯苓神各六钱　盐橘络一钱八分　绿萼梅一钱二分

四诊　八月十九日

寒热争战已止，惟以骨肉流寓他乡，兼以四郊多故，忧心忡忡，其情志之不得畅也久矣，近则家报传来，恍睹霁日，其喜可知。而经此寒热交战之后，邪气未清，正气未复，忧也喜也皆足以心劳而神役也。据云，昨夜鸡鸣之时，突然如疯如癫，言语繁沓，至黎明而稍衰，至午后而渐安。《素问》云："神有余，则笑不休。"又曰："暴喜伤阳。"此皆心神内夺也。刻诊脉情小滑，舌苔黄垢，泻利虽止，而粪色深黄，热犹未清，痰火扰动。平素肝阳不潜，头痛巅疾未尝一日稍安，又恐风火痰三者相煽，有大厥薄厥之危，小心谨慎，毋劳其神为嘱。

鲜竹沥四两（冲服）　神犀丹一粒（研，冲服）　上川连四分　生白芍三钱六分　天竺黄四钱八分　茯苓神各六钱　陈胆星三钱　盐橘络一钱八分　夏枯草二钱四分　青连翘三钱六分　紫贝齿一两（先煎）

【按】本证之癫狂，乃伏暑触秽，暴泻伤阴，心神失养，加之平素头痛巅疾，肝阳不潜，遇喜事伤阳，心神内夺，风痰扰动所致。宋老先以藿香、佩兰、苏叶芳香化浊，祛除致病之因，再以清化痰热为主法，药用竹沥、天竺黄、胆星，

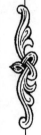

并佐以神犀丹、紫贝齿、茯神以宁神开窍而收效。

癫呆行走不休——化痰浊，通心阳

虞某　男　新民里

一诊　三月二十一日

神明昏昧，默默无言，呆若木鸡，不知病处。夫阳盛则狂，阴盛则癫，故狂以多动，癫以多静。然而神明以火为用，今火用不宣，心之神、肾之志、脑之元神，皆失其一贯相承之旨。刻诊脉情沉而不起，迟而见涩，舌苔白滑罩黄。平素多痰多湿，时常咯有浓厚之痰，下则肠燥便血，足趾流水，今则皆无出路。是以成病之因，膻中包络，必有浊邪蒙蔽，痰涎凝聚。治法欲清其神，必先通其阳，而宣畅火用，荡涤痰涎，尤为急以治标之计。

白金丸四钱（包煎）　礞石滚痰丸八钱（包煎）　盐半夏四钱八分　净远志三钱六分　炙橘红二钱四分　姜漂南星二钱四分　茯苓神各八钱　制附片二钱四分　野於术（姜汁炒）三钱六分

另：真马宝三分，分三次送下。

二诊　三月二十三日

脉沉而迟，苔白而垢，其人则默默寡言，其神则多昧少明，其举动则不欲坐而欲行，此为癫也，非为狂也，狂则属阳，故有生铁落为饮，癫则属阴，故非宣其阳不可也。神情悒悒者，膻中清旷之处必有痰浊阴霾为之固蔽，是以欲清其神，当宣其郁，化其痰浊，去其阴霾，势非通阳不可。通阳不外乎芳香透络，汤剂之外，再以苏合香丸继之。

苏合香丸一粒（另研送服）竹沥达痰丸八钱（包煎）礞石滚痰丸八钱（包煎）　姜漂南星二钱四分　盐制半

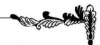

夏四钱八分　鲜菖蒲一钱二分　紫丹参二钱四分　净远志二钱四分　真郁金一钱八分　象贝母五钱　茯苓神各六钱　制香附三钱六分　嫩紫菀一钱八分　化橘红二钱四分

三诊　三月二十六日

脉濡细不扬，舌淡黄滑，脑之元神、心之神明、肾之技巧，三元不能一贯，神志呆钝，终日默默无言，而又坐而起、起而行，甚至一息不得安。夫癫属阴，然阴中有阳，真阳不能摄纳，所以时以流露于外，是当招而纳之，惟包络痰涎亦须为之宣达。服方以来，行动已得安静，稍能谈吐对答，再以宁神益志继之。

朱益智三钱六分　朱酸枣四钱八分　朱远志三钱六分　白金丸（包煎）四钱八分　制乳香一钱八分　盐半夏四钱八分　炙橘红一钱八分　朱茯苓六钱　朱茯神六钱　姜漂南星二钱四分　九制香附三钱六分　竹沥达痰丸（包煎）八钱　礞石滚痰丸（包煎）八钱

【按】本例病人默默无语，呆若木鸡，静而少动，当属癫证。其人平素多痰湿，脉涩苔滑，乃痰浊蒙闭清窍所致。宋老以荡涤痰涎为法，用白金丸、礞石滚痰丸，及半夏、南星、远志等多味化痰之品，攻治其标。宋老认为"欲清其神，必先通其阳"，以附片温通心阳，苏合香丸开窍通阳，使痰浊化，心阳通，则癫病得治。

气结癫狂——养肝息风，清心泻火，安镇神明

张某　女　东海岛

一诊　九月十九日

一心礼佛，心气宁聚，久而久之，若有魔扰，惊狂舞蹈，扬手掷足，有时宣扬佛号，喃喃如有对语，二目时而上

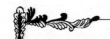
翻，有时垂头如醉，屡发屡止，于今为甚。脉涩数而促，舌光嫩无苔，肝肾阴液耗伤，心阳妄动。先以养肝息风，安镇神明。

酸枣仁八钱　柏子仁八钱　天门冬四钱　浮小麦六钱　龟板一两二钱（先煎）　辰砂拌茯苓神各六钱　龙骨八钱（先煎）　紫贝齿一两二钱（先煎）

另：天竺黄二钱四分，象贝母四钱八分，制远志二钱四分。三味煎汤代茶。琥珀多寐丸二钱四分，橘汁送下。

二诊　九月二十一日

进养肝息风、安镇神明两剂，跳跃舞蹈、惊狂搐搦等症十去七八。凡肢体振掉，皆属于肝；神不自主，皆在于心。心肝之火上亢，而致风阳不靖。再从前方立意。

雅连一钱　酸枣仁八钱　柏子仁八钱　制远志二钱四分　象贝母四钱　天竺黄三钱　天门冬四钱　白芍六钱　白归身二钱　川军三钱　茯苓神各六钱　石决明一两二钱（先煎）

三诊　九月二十三日

经曰：重阴则癫，重阳则狂。要之阴阳动静，全赖神气为之主宰，今惊狂舞蹈，体若浮云腾空，皆是阳动无制。前进育阴潜阳，舞蹈跳跃已得平静。惟肢体犹易振掉，寐时尚难落眍，而口鼻清窍，凡风阳之所经过者无不跃跃蠢动，喎僻倚斜，不随其意志，仍是内风之动也，肝体之虚也，精神营血之所耗也。脉濡数，舌淡已见薄苔，后根灰腻。夫劳则气耗，思则气结，今日有所思，思之过度，凡痰也、湿也，邪郁气结，始则包络失宣，膻中不能行其喜乐，而忧思悲恐，继则神明被扰，而为舞蹈跳跃，肢体不能自持。养阴息风之中，尚须宣而导之。日来咳声较扬，肺气得宣，未尝非邪之出路也。然须善为调养，毋使再受刺激。

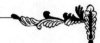

酸枣仁八钱 （沉香末八分拌） 天门冬四钱 夜交藤六钱 制远志二钱四分 橘络三钱 白蒺藜四钱 明天麻三钱 天竺黄四钱 云茯苓八钱 朱茯神八钱

另：干地龙二钱 （烘干，研末），全蝎一钱 （研末），和丸，分三次送服。

【按】宋老认为，"凡肢体振摇，皆属于肝；神不自主，皆在于心"。本病之惊狂舞蹈，扬手掷足，发于思虑过度，痰气郁结。始则忧思悲恐，继则化火生风，扰乱神明。治以养肝息风，镇心安神。宋老于养阴息风之中兼以宣导，用天竺黄、贝母、远志化痰散郁，同时用黄连清泻心火，大黄通腑泻火，以制亢盛之阳，几种方法同时配合应用，有利于病情的好转。

胃 痛

胃痛是临床上常见的病证，病因比较复杂，凡饮食不节、情志失调、肝郁气滞、寒邪内犯、中阳虚弱、胃阴不足、瘀血凝滞等，都可引起胃痛，而且常与泛酸、嘈杂、嗳气等症状并见。初起都属于实证，大多由于气滞、食滞、寒凝或热郁所致，久病就出现虚证，如中阳虚弱、胃阴不足、气血衰少等，但往往虚实并见，寒热错杂。"痛久不愈，必入血络。"故进一步发展，多由气滞而致血瘀。所以临证时应该明确胃痛的病因、病程的长短、发病的规律和病证的性质。宋老认为：必须审辨胃痛之属寒属热、属虚属实和在气在血之不同，还须观察肝、脾两脏对胃的影响。尤其是证候

之间相互转变，要注意随证施治。治法必须在辨证明确的基础上进行，不能只执着于止痛。

肝郁化火，胃痛呕酸——泄肝和胃

郭某　女　富仁坊巷

一诊　三月初一日

脉情濡滑，舌白嫩苔根黄，胃脘当心作痛，二昼夜痛势未停，痛甚之时，四肢厥冷，头汗如雨，呕吐酸苦之水，矢气转而腑气不行。夫痛呕皆属于肝，肝为刚脏，外行风令，内寄相火，其郁勃之甚无有不为痛为厥。据云每次脘痛发作，必得腑气下泄，始得快然如衰，则木郁达之之义，仍以土郁泄之为出路也。爰以左金合疏肝通腑法。

左金丸一钱八分（另服）　醋柴胡二钱　制香附三钱六分　生白芍三钱六分　延胡索三钱六分　枳壳二钱四分　陈皮二钱四分　台乌药三钱六分　沉香曲四钱八分（包煎）　金铃子三钱六分　更衣丸一钱二分（先送）

二诊　三月初二日

昨晚痛呕欲厥之时，服药后，渐能安然入寐，至今晨，痛势较缓，而呕逆之势未平，复经灌肠，下黑粪数枚，而于是呕逆亦衰矣。然肝胆木火鸱张，胃气失其顺降，痛厥之势仍未平也。刻诊右脉弦滑，左脉颇有浮意，头眩烦悗，呻吟不安，舌前半绛嫩，苔根罩黄。总之肝胆枢纽未和，阳明适当其冲，声势虽衰，郁火犹盛，虽小愈未可忽也，仍以清肝胆而安阳明。

上川连六分　淡黄芩一钱八分　柴胡二钱　夏枯草四钱　生白芍二钱四分　醋延胡四钱八分　盐香附二钱四分　全瓜蒌四钱　焦建曲（沉香末八分拌）六钱　绿萼梅花

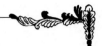

丸一粒（另服）

三诊　三月初三日

自昨晚迄今，痛呕之势亦平，寐亦安适，惟脉情依然浮滑不敛。素体营虚血少，肝木偏旺已久，偶有烦虚恼怒，尤易头痛巅疾，或致痛呕难已。今午自觉眩晕昏花，耳鸣悬悸，是则肝气横逆稍平，而肝阳未戢，仍以苦降辛通为治肝胃之要图也。

醋柴胡一钱二分　上川连六分　白蒺藜三钱六分　明天麻二钱四分　甘菊花六钱　夏枯草二钱四分　生白芍二钱四分　焦建曲六钱（包煎）　蔷薇瓣二钱四分　广橘皮一钱二分　绿萼梅花丸二粒（另服）

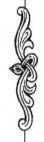

四诊　三月十一日

舌淡白，苔黄渐化，脉洪稍敛。中年产育颇多，血海不充，气火转盛，于是肝胆木火偏亢，肠燥腑气艰行，横逆犯胃则为脘痛。然而营出中焦，受气于水谷，脾胃备受克伐，而致营气日衰，故近日头目昏眩疼痛，夜来易于失眠，总是血虚阳亢之征。昨日通大便一度。胃不和则肝胆不能宁谧，所以苦降辛通为安肝泄木之计。

淡子芩二钱四分　上川连一钱二分　枳壳二钱四分　夏枯花二钱四分　生白芍三钱六分　甘菊花三钱六分　当归身三钱　珍珠母一两二钱（先煎）　代代花二十朵　全瓜蒌四钱

【按】本证肝郁化火，气逆犯胃，且有腑邪内结，而见胃痛欲厥、呕吐酸水等症候，病情比较复杂。治疗用柴胡疏肝汤（去川芎、甘草）为主方，疏肝解郁，以泄郁火。并用左金丸清肝泻火，降逆止呕，该方一寒一热，寒者正治，热者从治，对肝火犯胃之胃痛呕酸有较好疗效。同时配合《圣

惠方》金铃子散（金铃子、延胡索）及《韩氏医通》青囊丸（香附、乌药）疏肝理气止痛为佐，再以更衣丸通下腑邪。针对本证的各个方面，合五个方剂配伍而成，可谓丝丝入扣，所以一剂而痛势即缓。第二诊去更衣丸、乌药，加绿萼梅花丸，呕痛即平。第三诊、第四诊因患者素体血虚，肝阳偏亢，头目昏眩疼痛，所以在原方基础上加用平肝泄木之品。

气阻血瘀，脘痛呕吐——行气化瘀

顾某　男　北垛

一诊　四月初九日

嗜甘者必中虚，脉弦者肝必急，胃脘当心疼痛，不耐饥饱，饥则嘈杂，饱则嗳哕，痛则呕吐酸苦之水，舌根滑腻。先以辛酸苦甘以和之。

肉桂子一钱八分　制香附二钱四分　炒白芍四钱六分　当归身二钱四分　绿萼梅三钱六分　甘松二钱四分　山奈一钱八分　柴胡一钱二分　炙广皮二钱四分　茯苓神各六钱

二诊　四月十八日

痛而剧，固定不移者，此血之瘀；胀而痞，满而不舒者，此气之郁。今既胀且痛，两者迭经盛衰，实则痛甚于胀也，痛则不知有胀，非痛止而后胀也。前进温化两剂，其痛即衰，惟病逾半载，非缓调不可，脉弦郁而涩，舌滑嫩浊腻。再参温酸以和之。

甜官桂二钱四分　炒白芍三钱六分　白归身一钱二分　绿萼梅二钱四分　旋覆花三钱六分（包煎）　广陈皮一钱八分　鸡内金四钱八分　春砂仁一钱八分　蒲黄三钱　五灵脂三钱

三诊　四月二十日

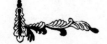

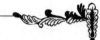

　　心脘既痛且胀，痛则停而不移，胀则痞坚如石，气血交瘀，则为痛为厥。进剂来，痛呕吞酸诸证均瘥。惟昨日饮食不慎，大便如痢，里急后重，幸无冻腻之物，脉弦涩，舌滑嫩浊腻。胃阳不展，中焦复感湿浊。再以温化通阳，参以苦辛泄浊。

　　制於术二钱四分　炒穹术一钱八分　制香附三钱六分　合欢皮四钱八分　绿萼梅二钱四分　炙广皮二钱四分　广木香二钱四分

　　另：肉桂末一钱二分，川连末一钱二分，和丸，开水吞服。

　　【按】本证是胃气虚寒、肝木乘土所致的胃痛吐酸。治疗用温中疏肝、行气止痛之品如肉桂子、山柰温中散寒止痛；柴胡、香附疏肝行气；白芍、绿萼梅酸苦合化，疏肝和胃；甘松行气止痛。两剂而痛即缓解。二诊以患者脘痛固定不移，必有瘀血凝滞，因此加用蒲黄、五灵脂（失笑散）活血止痛，气血并治，为缓调之计。

寒凝食滞，胃痛呕吐——温中行气

　　唐某　男　唯亭

　　一诊　九月初十日

　　舌白苔垢腻且厚，脉弦而涩，胃病四载，不耐饥饿，饥则胃脘疼痛，时有眩晕耳鸣，此胃阳不展，营血衰少。近以饮食不暖，寒滞交阻，胃脘疼痛颇剧，呕吐涎沫，形寒怯冷，得暖稍舒。急拟温中散寒，行气和胃。

　　肉桂末二分　公丁香末二分（两味饭丸，分二次开水吞服）　制香附三钱六分　高良姜八分　炒白芍四钱八分　延胡索三钱六分　广陈皮二钱四分　枳实三钱　沉香曲

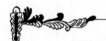

八钱　春砂仁一钱八分　益智仁二钱四分

二诊　九月二十二日

舌白边腻，脉弦涩而有弹力，胃病四载，反复不已，以致营血虚衰，肝气横逆。日前感寒之后，胃痛突发，服前方痛势已缓，但寒凝食滞尚未尽化，胸脘痞闷，不思饮食。前法再参疏化。

肉桂子一钱二分　炒甘松三钱六分　高良姜八分　酒白芍四钱八分　制香附三钱六分　炒䓖术二钱四分　沉香曲八钱　鸡内金四钱八分　（砂仁末一钱八分拌）化橘红一钱五分

服前方，诸恙均瘥，继以黄芪建中合香砂六君制成丸剂调理常服。

【按】寒滞交阻，引发胃痛呕吐，方以丁桂散和良附丸为主方，温中散寒，参以行气和胃。方中沉香曲、鸡金散（《医宗必读》方：鸡内金、砂仁、沉香、陈香橼）具有很好的理气、化食和消滞功效，方药配伍十分严谨。

胃阴亏虚，胃痛脘闷——益阴调气

蔡某　女

一诊　四月三十日

胃痛十余年，时时发作，平素急躁多怒，形体消瘦，此肝气素旺，木强土虚。数月来频发不已，服辛香行气止痛之剂，而胃脘疼痛仍剧。刻诊神疲色萎，胃痛绵绵，时轻时重，胸脘痞胀闷瞀，不思饮食，或作嗳气，或为嘈杂，咽燥口干，夜寐欠安。脉细弦而数，舌质嫩红，中有干糙微黄花剥苔。肝失调达，气滞不宣，而胃阴耗伤，营气亦衰。治宜养阴和胃为要，参以疏肝，法宗一贯煎意。

南沙参四钱八分　鲜石斛五钱　苋麦冬四钱　当归三钱　川楝子三钱　原白芍四钱　炙甘草二钱　广陈皮二钱　茯苓神各四钱　炙知母二钱四分

　　二诊　五月五日

　　胃痛次数较减，时有灼热之感，夜寐稍安，神色稍佳，口咽渐有津润，干渴较减，但仍不思饮食，胃气不醒，亦胃阴耗伤使然。舌嫩红，苔花剥，而黄色已淡，脉细弦。胃阴耗伤，气机不宣，仍守前法，参以甘酸化阴。

　　南沙参四钱八分　川石斛五钱　苋麦冬三钱六分　全当归三钱　原白芍六钱　川楝子三钱　炙甘草三钱　乌梅肉二钱　生谷芽三钱　延胡索三钱　知母二钱四分

　　三诊　五月十日

　　胃痛较缓，稍思饮食，食后略有嗳气，痞闷未除，而大便二日未解，舌红嫩，苔薄，根部尚有花剥，脉细弦。凡物体阴而用阳，阳之用，依赖于阴之体，故胃阴虚衰，胃气必然难以舒展，是以嗳气、痞闷，胃纳呆滞。进剂以来胃阴渐复，诸证均减，惟中焦燥结不通，恐津气受灼，胃阴更难支持。前方需参润肠通幽，芳香行气。

　　全当归四钱　川石斛四钱　南沙参四钱八分　延胡索三钱　乌梅肉二钱　生谷芽三钱　蔷薇瓣二钱　绿萼梅三钱　原白芍六钱　炙甘草三钱　火麻仁三钱　瓜蒌仁四钱

　　四诊　五月十四日

　　大便得通，但液枯肠燥，干结难下。二日来胃痛未作，胃气渐苏，饮食稍增，舌质仍红，苔转薄白，胃部尚觉痞闷，起则头昏，动则少气，脉细，弦意稍缓。治再养阴和胃，兼参益气。

　　太子参三钱六分　北沙参四钱八分　川石斛三钱　全当

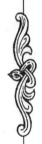

归三钱六分　原白芍三钱　炙甘草二钱　怀山药四钱　薏苡仁五钱　云茯苓五钱　绿萼梅二钱四分　佛手片三钱　火麻仁三钱　建神曲三钱

五诊　五月二十日

胃脘疼痛已止，胃纳渐增，惟食后偶有嗳气，胃气尚失和降，余症均安，脉转濡细，舌嫩红，苔薄白。治参调气和胃，但仍以顾护胃阴为要。

太子参二钱四分　苋麦冬三钱六分　玉竹三钱　佛手片二钱　川朴花八分　绿萼梅二钱四分　怀山药四钱　川石斛三钱　炙内金三钱　生谷芽四钱

【按】本案为胃阴耗伤，胃失和降，以致胃痛淹缠不愈。但据患者体质，仍有郁火内伏，并非单纯的胃阴不足，因此出现舌苔薄黄花剥。后来大便燥结不下，可能就是这个原因。所以阴虚是其本，伏热是其标。宋老在本案按语中指出："胃阴虚衰，胃气必然难以舒展。"并用"体阴用阳"的关系来加以阐述。因为胃阴与胃阳是互相依存的关系，胃阴是胃气的物质基础，胃气须依附于胃阴（包括津液）而存在，所以胃阴耗伤，胃气就不能发挥其受纳、消化、顺降等正常功能，而导致胃失和降。这就是本病的病变机理。在治疗方面，涉及养阴和胃、疏肝理气，以及清热、通下等几个方面。根据本病的特点，养阴不宜滋腻，理气不宜香燥，所以选取一贯煎、芍药甘草汤两方加减化裁，用沙参、麦冬、石斛养胃阴；取川楝子、陈皮疏肝和胃以调气；且以芍药柔肝，甘草和中，两药合用则有甘酸化阴、缓急止痛之效；佐以知母清胃热，益胃阴。服药后略见疗效，二诊在原方基础上加乌梅甘酸化阴，谷芽开胃，延胡索止痛。三诊以大便燥结，气机不利，用火麻仁、瓜蒌仁润肠通便，蔷薇瓣、绿萼

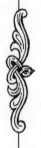

梅芳香化气。四诊以后，胃阴渐复，各种症状基本消失，但少气乏力，出现气虚征象，于是用益气养阴，调气和胃的方法调理善后。

呕　吐

呕吐一证虽出于胃，但与肝、胆、脾、肺的病变都有一定联系，因此在辨证上不能单纯责之于胃气上逆，而须推求其因果关系。大体上外邪、饮食、痰饮、肝火、胆热、肺气失肃等所致胃失和降者属于实证，脾胃虚寒、胃阴不足、胃阳不展等属于虚证。但临床上虚实互转、寒热错杂的证候也不少见。因此，对于本病的病因病机，以及疾病发展过程中的演变情况，尤宜细致推敲。

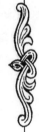

湿热内蕴，呕吐昏眩——连苏饮合旋覆代赭汤

吴某　女　思婆巷

一诊　九月十五日

脉沉弦而郁，苔微黄而腻，胃阳不展，湿热内蕴，郁阳上冒，掀动肝阳，偶一呕吐，厥逆昏眩，必倾囊吐尽而后已。一昨寒热大作，懊侬烦躁殊甚，面赤缘缘，胸脘悒悒，干呕哕逆，竟至勺水不得下咽。湿郁化火，胃气上逆，急以芳淡通浊，苦辛泄浊。

上川连六分　紫苏叶二钱四分　法半夏三钱　姜竹茹四钱　炙橘白二钱四分　旋覆花三钱六分（包煎）　代赭石一两（先煎）　炒白芍二钱四分　白蒺藜三钱六分　车前子二

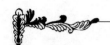

钱四分

【按】本证为湿热内蕴，胃失和降，且夹同肝阳上逆，而为昏眩呕吐。方用连苏饮清化湿热，理气和胃，旋覆、代赭消痰湿、降逆气，更以温胆汤加减清泄胆胃痰热。服一剂而胃和气降，后改方而愈。

暑湿痰涎，呕吐喜唾——连桂交感合半夏泻心法

唐某　女　学士街

一诊　七月二十七日

病缠三月，暑湿痰涎蕴蒸弥漫，胃气为之困遏，呕恶不已，嘈饥求食，食则呕吐，心脘痞坚，悬悸跳动，竟至昼夜不安，脉情濡滑，舌底绛，苔黄垢厚腻。急以苦泄肝胆，温化胃阳。

川连末四分　肉桂末三分　沉香末一分（三味饭丸，分两次开水送服）上川连六分　生白芍四钱八分　生香附三钱六分　净远志二钱四分　炙广皮二钱四分　宋半夏三钱六分　茯苓神各六钱　象贝母四钱八分　绿萼梅二钱四分

二诊　七月二十八日

进连桂交感法，呕吐唾沫十减其三，夜寐较安。惟病缠三月，胃气衰败，不饥不食，中焦奉生者少，而胃浊转多上泛。据云，今夏暑湿外感，形寒战慄，人事不清，汗出上冒。现脉情虚软无神，舌底绛，苔黄垢腻稍化。今米粒不进者旬余，然以畏惧呕吐，不愿进水，遑论汤药，此为难矣。勉拟丸方而制小剂，宗仲景苓桂术甘汤合半夏泻心法。

上肉桂三分　上川连六分　制穹术六分　茯苓一钱二分　仙半夏一钱二分　沉香三分

上药研末，另以生姜二片打汁为丸，玉枢丹为衣。分三

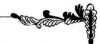

次开水缓缓送服。

三诊 八月初一日

呕吐逐日减轻，舌质红，苔黄腻化薄，惟病久胃气衰微，不思饮食，津气俱伤，虽有弥漫之邪，亦当扶益胃气为主，宣畅郁邪，忌用浊腻，冀胃气复苏，才能渐入坦途。

鲜藿斛三钱　扁豆衣三钱六分　蔷薇瓣三钱六分　奎白芍四钱八分　上川连六分　茯苓神各五钱　炒米仁六钱　朱远志二钱四分　鲜荷梗（去刺）一尺　盐橘白络各一钱二分

四诊 八月初四日

进养阴化浊，扶益胃气，略思饮食，能稍进米饮，舌质微有津气，苔亦化薄。仍宗前法，拟清芳生津之品，舒展胃气，即是补益。

鲜藿斛四钱　麦门冬二钱四分　生熟米仁各五钱　扁豆衣三钱六分　仙半夏三钱　化橘红一钱二分　茯苓神各四钱　春砂壳一钱二分　建神曲三钱六分

【按】本证病情比较复杂，不仅暑湿痰涎蕴蒸弥漫，而且胃阳亦受郁结，所以宋老对本证提出"苦泄肝胆，温化胃阳"的治疗大法。在用苦泄清热药的同时，也须用辛温药以温运胃阳，开其郁结。宋老用交泰丸（黄连、肉桂）不仅治疗心肾不交的不眠证，也用于湿热蕴结不化或寒热错杂的呕吐、脘痛、腹痛泻痢等肠胃道疾病，并且取得较好疗效。交泰丸治不眠用肉桂是取其引火归原的作用，现代研究证明，肉桂油、桂皮醛、肉桂酸钠对中枢神经具有镇静、镇痛、解热、抗惊厥作用。桂皮醛对小鼠实验中发现小剂量呈抑制作用，大剂量呈兴奋作用。而在治疗肠胃道疾病方面则不是引火归原所能解释的，桂皮油是芳香性健胃祛风剂，对肠胃有和缓的刺激作用，可促进唾液和胃液的分泌，增强消化功

能，解除肠胃平滑肌痉挛，缓解胃肠道痉挛性疼痛，而且对寒冷等应激性大鼠胃溃疡有很强的抑制作用。由于肉桂是温性药，所以它所适应的湿热证，必须是湿邪蕴结不化（因湿是阴邪），或有痰湿黏液困阻，而不是热重于湿的证候。黄连与肉桂同用，苦辛相合，寒热互济，借肉桂以通阳化气，加强宣化湿热的作用，达到相辅相成的效果，且可防止苦寒伤阳。（《普济方》有桂连丸治疗痢疾。）

三诊以后，呕吐基本缓解，但久病胃气大伤，胃阴耗损，所以治疗转为扶益胃气，养阴化浊，用清芳生津之品舒展胃气。如用滋补，恐胃气尚难承受。

肝郁化火犯胃，呕吐吞酸——左金合开郁至神汤

沈某　女　吴县前

一诊　三月十四日

脉弦涩虚细，苔黄糙而腻，浊邪凝滞，气郁化火，肝逆犯胃，胃气郁屈，遂致心胸痞闷，始则嘈饥饱胀，近则脘胀益甚，嗳腐吞酸，干呕欲吐，当其饱胀之极，必得矢气为快，饮食日少，肌肉日削，五心灼热，而又延及奇经，月经先期而至，稀少不堪。木郁土中，治当宣其郁者。

柴胡一钱八分　老苏梗二钱四分　生香附二钱四分　黑山栀三钱　白蒺藜四钱八分　鸡内金四钱八分　白归身一钱八分　大白芍三钱六分　淡吴萸二分　（上川连四分同拌炒）

二诊　三月十六日

以脉情濡细而论，中焦受气者，至微极少。去秋嘈饥饱胀，至冬胃脘筑筑跳动，嗳哕陈腐食臭，肌肉日削，骨蒸灼热，气郁化火，营血日少。月经先期而至，稀少不堪，病势延及奇经。服前方嗳哕略瘥，胀则仍甚。再以和养中藏，参

以疏肝泄木。

太子参三钱六分　制於术一钱八分（砂仁末一钱八分拌）　炒归身一钱八分　炒白芍一钱八分　茯苓神各四钱八分　旋覆花二钱四分（包煎）　生香附二钱四分　柴胡二钱　官桂心一钱二分　上川连六分　鸡内金四钱八分　绿萼梅二钱四分

三诊　三月十八日

服前方，嗳哕酸腐已减，胀势转松，胃纳渐增，舌苔亦化。惟以两脉虚细而论，中焦受气，至微极少，气营两亏，纯用消导，胃气益难支持，况又骨蒸痨热，经来稀少，断非有余可比。再以养营汤，藉桂之温化以导之。

制於术（砂仁末八分拌）一钱八分　潞党参一钱八分　柴胡一钱五分　酒当归一钱八分　酒白芍三钱六分　甘杞子二钱四分　茯苓神各四钱八分　官桂心二钱四分　小青皮二钱四分　鸡内金四钱八分　绿萼梅二钱四分

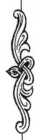

四诊　三月二十日

子夜阳气渐动，甲木不伸，阳不得出，郁于土中，中脘饱胀，嗳哕陈腐，木郁土困，情已昭著。惟是脉情虚细如丝，经来稀少，气营不充。进剂以来，饱胀已松，呕恶吞酸亦止。再以温化肝脾，养营补中。

甜官桂二钱四分　太子参四钱八分　酒当归一钱八分　酒白芍三钱六分　茯苓神各四钱八分　仙半夏三钱六分　炙广皮二钱四分　绿萼梅二钱四分　白蒺藜四钱八分　潼蒺藜六钱　金铃子（小青皮二钱拌炒）四钱

五诊　三月二十一日

胃底酸水，泛恶而出者曰吐酸；冲逆于脘之上、咽之下，但觉味酸而不吐者曰吞酸。然吐有发散之义，而吞酸则

无路可泄，故吞酸则气郁不伸之象为尤著也。夫六腑为阳，有盛受者，必有传导，此皆阳之用也。酸为肝之本味，若肝木过于亢旺，胃腑失于和降，木郁土中，水谷郁滞，传导失职，胃气上逆，多致泛酸。历代论"诸呕吐酸"，河间以热为辞，东垣以寒为因，而会稽张氏亦主东垣之说，曰：食在釜中，便能化而酸者，此以火力强而速化无留也。盖张氏之意有寒而无热也。然而均未尽然。若诸呕吐酸，皆属于热，刘氏与热病皆伤寒之类同论，断乎不可。而张氏只知有寒不知有热，亦一间未达。盖肝气犯胃，诸呕吐酸，既可见于寒证，亦有见于热证。肝郁化热，胃失和降，乃至变味作酸；肝胃有寒，水谷不能腐熟，失于顺降，亦多吞酸。故余独以胃阳不布，火用不宣，或肝气郁滞，胃失和降为言也。本案攻补辛香之味无不备尝，而嗳哕吞酸与日俱增，盖未知有胃脘之阳耳。又脉情虚细如丝，血虚之征昭然。血者，禀受于水谷者也，因胃病而谷气之精微日益少，营血日益衰，岂可与肝胆郁勃者同论。故于敷布胃脘之阳、宣畅火用之中，参以养营归脾，取长养温化之功也，亦足以补刘张诸家之未备也。

丸方：

潞党参八钱　野於术八钱　合欢皮一两二钱　制香附八钱　春砂仁四钱八分　甜官桂六钱　益智仁四钱八分　炒白芍一两二钱　白归身八钱　宋半夏八钱　广陈皮四钱八分　绿萼梅八钱　鸡内金一两二钱　沉香屑四钱八分　金铃子六钱　柴胡四钱六分　广郁金四钱八分　茯苓神各一两二钱

以上各研细末糊丸冲服。

【按】该案治疗大概分两个阶段，前阶段主要是疏肝解郁，理气和胃，第一诊用《辨证录》开郁至神汤加减，并用左金丸泻肝火、开痞结，治疗呕吐泛酸。第二诊则用逍遥丸加味。后阶段以呕吐泛酸已减，而患者气营两虚，从整体考虑，故以人参养营汤为主，佐疏肝和胃之剂。最后制丸药调治。宋老在丸方按语中论述了吐酸有寒证、热证之不同，并对本案作了小结，提出敷布胃阳、宣畅火用对胃病治疗的重要性。

呃　逆

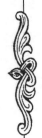

　　呃逆是气逆上冲，喉间呃呃有声，声短而频，不能自制的一种病证。此证的轻重、预后差异很大，偶然发作的，可不药而愈；持续不断的，须经治疗乃能缓解；如果在久病、重病过程中见到呃逆，大多是病情转向危重的预兆。因此，其病机很不一致。一般实证，总以胃失和降、胃气上逆为主，或由于中焦受寒，或由于肝火犯胃，或由于痰阻气滞。如果在虚证，都由于脾肾阳虚，肾不纳气，或胃气衰败，胃阴耗损所致。所以宋老认为："呃逆一证，在辨证中必须把握脾、胃、肝、肾四脏，详察寒、热、虚、实四证。"可谓得其要领。

胃阳被遏，呃逆嗳噫——温胃宣郁取效

　　朱某　男　横泾
　　一诊　六月二十四日
　　胃中寒湿内困，胃阳不克布展，得食则吞酸，不食则嘈饥，嗳噫呃逆，此胃气郁屈，脉情濡软细涩，舌薄白而嫩，汗出肤冷。向患粪中夹血，近则外痔起核。腰背酸楚，足

膝无力，此又伤及脾肾。当先温化胃阳，辛润宣郁，先治其胃，然后再图脾肾。

淡干姜一钱二分　制附子一钱二分　旋覆花二钱四分（包煎）　半夏曲四钱八分　广陈皮二钱四分　沉香曲六钱（包煎）　春砂仁一钱八分（后下）　绿萼梅一钱八分　制香附四钱八分　生白芍四钱八分

二诊　六月二十七日

进温酸合化，吞酸、嘈饥等症大减，呃逆依然，胃寒未化，阳郁不舒。脉情濡沃，白苔稍化。温酸之中，参以泄郁。

制香附四钱八分　炒白芍四钱八分　肉桂子一钱二分　制附子一钱六分　半夏曲四钱八分　广陈皮二钱四分　砂仁末一钱二分　焦建曲八钱　台乌药四钱八分

另：医通沉香化气丸四钱八分，开水送服。

【按】本证除呃逆之外还有嗳噫、吞酸，根据苔白肤冷，诊断其为中焦受寒，胃阳被遏，胃失和降的病证。方中用附子、干姜温阳祛寒，以香附、陈皮、沉香、砂仁行气和胃，绿萼梅、白芍药酸苦和肝，旋覆花、半夏曲化痰降逆。这是对胃寒气逆证的综合治疗。二诊已有好转，再宗原法加行气解郁和胃，二剂而愈。

阳虚火衰，呃逆呕吐——温肾镇纳而愈

曹某　男　唯亭

一诊　九月初八日

胃病二载，左右两脉皆弦，弦属肝脉，终究肝用太过，阳明大失冲和之气，胃病之多见弦脉者，其故在此。据云过饥过饱，多作呃逆，呃声颇厉。今晨大便虽畅而不结实。总之胃气虚寒，阳无宣发，肝木横逆，气冲于上，温通固其宜也。

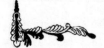

淡附子一钱二分　上肉桂一钱二分　白蒺藜四钱八分　姜炒於术二钱四分　姜炒穹术二钱四分　炒白芍四钱八分　制香附三钱六分　沉香曲八钱（包煎）　全瓜蒌六钱（薤白头三钱六分同炒）

另：旋覆花二钱四分（包煎），代赭石六钱（先煎），刀豆子三钱六分，干柿蒂三个，太子参四钱八分，大红枣六个，老生姜三钱六分。煎汤代茶。

二诊　九月十六日

前方进四剂颇合，后以停药之故，而呃逆复作，连续不已，此属虚气上冲。纳食并不格拒，惟一入胃中，无论流质固质，适逢气升作呃，无有不直冲而出者，均是阳无以化，气失摄纳，与泛恶呕吐者尚有殊异。故欲止其呕，必先治其呃。然大便秘结，粪下干黑，洵属阳结阴枯。勉拟前方中参重镇降逆，温以导之。

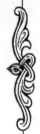

医门黑锡丹四钱八分（另吞）　公丁香八分　柿蒂三个　高良姜一钱二分　制附子一钱二分　肉桂子一钱二分　炒白芍四钱八分　沉香曲八钱　全瓜蒌六钱（薤白头三钱六分同炒）　砂仁末一钱二分　肉苁蓉四钱

三诊　九月十七日

昨进黑锡丹合《三因》丁香散加减，重以镇逆，温以养阳，颇能安适，再从此处立意。

震灵丹二两四钱（包煎）　代赭石一两二钱（先煎）　公丁香八分　柿蒂三个　制附子一钱二分　肉桂子一钱二分　益智仁三钱六分　枸杞子四钱八分　真锁阳四钱八分（砂仁末一钱二分拌）　沉香曲八钱

四诊　九月十九日

迭进温纳导引，参以柔养填补，呃逆嗳噫大平，脉之弦

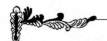

劲较和。惟嘈饥求食，食而不能纳，依然如故。日前因呃逆而上冲，今则因懊㤪而上泛，仍是火用不宣也。进汤剂颇能相安，从未泛吐。再进一筹，而参以养胃。

潞党参四钱八分　甜冬术二钱六分　肉桂子一钱二分　炒白芍四钱八分　益智仁二钱四分　甘杞子六钱　蒸锁阳四钱八分（春砂仁八分拌）　沉香曲八钱　广陈皮二钱　姜半夏三钱　炙甘草一钱二分

五诊　九月二十七日

脉弦滑，劲疾之势大缓，嘈饥、嗳噫、呃逆、泛吐四者大平，胃气渐得冲和，米粥之类已能进纳，而流质如水饮者，尚有泛溢而出，胃阳尚未全复，常患失眠，肝肾阴气亦耗。再以和养胃气，调协阴阳。

潞党参四钱八分　甜冬术三钱八分　扁豆衣花各四钱八分　炒米仁六钱　怀山药六钱　酸枣仁六钱　茯苓神各六钱　蒸锁阳（砂仁末一钱二分）六钱　肉桂子一钱二分　绿萼梅一钱八分　沉香曲四钱八分（包煎）

【按】本案用温肾镇纳法治疗胃中无火、冲气上逆的呃逆呕吐证。本证之呕吐，宋老指出与一般的泛恶呕吐不同，这是因呃逆而致饮食冲逆而出，所以说"欲止其呕，必先治其呃"。本证愈后，以膏剂调理。宋老在膏方按语中探讨了肾阳与胃气的关系，他说："胃气之冲和，以下有命肾之火以为温养，则水谷熟腐而分布五脏，洒陈六腑。"这是火土相生的机理。所以宋老治疗胃病都从整体观察，不是从胃的局部论治。本证则是肾火虚衰，冲气上逆所致的呃逆。他说："嘈饥为中虚求食，中州何由而虚，火无以生土也；呃逆为中寒冲厥，冲气何以上逆，土无火温也。"所以本案以温养肾火、重镇纳气为主，参以和胃。方中所用医门黑锡丹，一

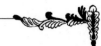

般用于肾不纳气的气喘，宋老取其重以镇逆、补益真阳的功能，使阳气下潜，冲逆自平，取得了较好效果。

又，本案第二诊见大便秘结，粪下干黑，很像燥热内结之征，但宋老认为这是"阳结阴枯"，与燥热证绝然不同，加用肉苁蓉温润之品。

脾肾两虚，下痢呃逆——温胃益肾得瘥

刘某　男　观前

一诊　六月十六日

苔干垢罩白，裂纹如网，脉濡涩，尺不应指。下痢而至呃逆频存，连续不断，气短息促，显系脾湿困阻，胃失冲和，肾失摄纳。法当急治呃逆，所谓急者先治也。不然既汗既喘，有年之体，势非小故。

旋覆花二钱四分（包煎）　代赭石一两二钱（先煎）　炒穿术二钱四分　柿蒂三个　半夏四钱　广陈皮二钱四分　山萸肉四钱　补骨脂六钱　蒸锁阳三钱

另：上肉桂二分，伽南香四分，研末饭丸。

二诊　六月十七日

进大剂温胃降逆，益肾纳气，子夜迄今，呃声已止。向之下痢支急者，今腹中亦和，脉虚微且涩，苔干垢罩白，裂纹如网，肝肾之虚，于此可见，不有大剂固摄，何能纳此上逆之气。法当从脉施治，冀其本元立定，方可言愈。

甜冬术三钱六分　姜半夏四钱　野於术二钱四分（砂仁末八分拌）　广陈皮二钱四分　蒸锁阳三钱六分　山萸肉四钱　补骨脂六钱　牡蛎一两四钱（先煎）

【按】高年患者在下痢过程中出现呃逆，这是病情逆转的凶兆，脉情虚微濡涩，尺不应指，舌苔干垢裂纹，说明不

仅胃气衰败，胃阴耗伤，而且肾气虚亏，因此用补骨脂、蒸锁阳、山茱萸补肾，肉桂、伽南香温肾纳气，并以旋覆代赭降逆化痰和胃，一剂而呃逆即止。其中肉桂配伽南香，宋老常用于肾阳虚衰、肾不纳气所致的气喘、呕吐、呃逆等上气冲逆的病证，在相应药物的配伍之下，常取得较好的疗效。

泄　泻

　　泄泻多属脾病，多由外感湿热、寒湿之邪，内伤生冷不洁之物，或肝木乘脾，脾胃虚弱，或肾中命火衰微，不能温运脾脏，导致脾胃运化功能障碍所致。凡暴泻多实，久泻多虚。泄泻的外因多与"湿盛"有关，内因多由脾虚所致。但是湿盛可以影响脾的运化功能，形成脾虚，脾虚不能运化水湿，也可以引起湿盛，所以脾虚与湿盛往往互为因果，互相掺杂，这在辨证和治疗上都是应该注意的。对于本证的治疗，《医宗必读》曾提出淡渗、升提、清凉、疏利、甘缓、酸收、燥脾、温肾、固涩九法，在宋老的治疗中也可体现这些方法的运用。

肾泄——补火培土，疗效迅速

　　浦某　女　阊门外
　　一诊　八月初七日
　　脾虚舌不立苔，光嫩无神，脉情细软。能食而不能消，是病在脾不在胃也。脾为中土，全赖命门之火以建立，今久泻不止，补土不愈，当益命火。

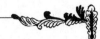

破故纸（盐水炒）三钱六分　巴戟肉（盐水炒）　三钱六分　煨益智二钱四分　煨肉果二钱四分　炒白芍六钱四分　怀山药四钱八分　野於术三钱六分　潞党参四钱八分　建神曲六钱　大腹皮三钱六分　医通沉香化气丸四钱八分（包煎）

二诊　八月初九日

荷夏触动暑秽，太阴脾土受伤，久泻不止，不独脾运不健，并且火德亦衰，盖火土不相生而水谷何能熟腐。秦越人论五泄，以黎明泄泻为肾泄。盖肾虽水脏，实则水中之火，即是命火，故四神丸专以益命火以治泄泻也。服前方，晨泄已止，再进一筹。经汛三月未至，然际此谷气衰少之时，营气虚弱，或亦有因。

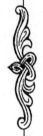

鹿角霜一两二钱　破故纸（盐水炒）三钱六分　巴戟肉（盐水炒）三钱六分　煨益智二钱四分　煨肉果二钱四分　九香虫（酒炒）五钱二分　潞党参五钱二分　野於术三钱六分　炒白芍二钱四分　建神曲八钱　大腹绒三钱六分　焦米仁六钱　云茯苓六钱　绿萼梅花丸四钱（包煎）

三诊　八月十一日

脉濡软，舌淡滑，饮食如常。内无疾疢，则身发湿癣，若湿癣不作，则内脏不和，此内外之迭相因果也。入夏以来，得大瘕泄（即肾泄），而皮肤湿癣全隐。进培火补土建中，腹泻已止，据云偶进九香虫一味，其泻立至，岂九香虫之温养肝肾不宜乎久泄耶。考其湿癣全隐，当有沉伏之邪盘踞内脏，盖以通为补者也。再拟方如下：

破故纸三钱六分　煨菟丝三钱六分　潞党参（炒松）六钱　巴戟肉三钱六分　野於术三钱六分　茯苓神各六钱　煨益智一钱四分　建神曲六钱　大腹绒三钱六分　煨肉果一钱

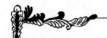

四分　甜肉桂一钱　薏米仁六钱　绿萼梅花丸四钱八分（包煎）　沉香化气丸四钱八分（包煎）

四诊　八月十四日

瘠土无毛，故脾土之虚极者，舌不立苔，若光剥淡滑而湿者，则阳亦衰微。今自进补火益土，令其子母相生，黎明泄泻已止。惟晨起大便，尚有或溏或硬之局，据云溏则腹膨胀，硬则腹舒适。再以火土相生法。

甜桂心八分　煨益智二钱四分　煨肉果二钱四分　破故纸三钱六分　绵杜仲三钱六分　煨菟丝三钱六分　巴戟肉三钱六分　煨党参六钱　野於术三钱六分　大腹绒四钱八分　茯苓六钱　鹿角霜一两二钱

五诊　八月十七日

黎明泄泻，经治以来，泻势已止，惟或硬或溏，未能自调，每至暮晚，腹中膨胀，中气既弱，中运又迟。历进火土相生，既合机宜，今再助以健运和中，合三法为一也。

潞党参四钱（砂仁末一钱二分拌）　野於术四钱八分　广木香三钱六分　炙内金六钱　破故纸三钱六分　煨菟丝三钱六分　巴戟肉三钱六分　苡米仁八钱　茯苓神各六钱　大腹绒四钱八分

【按】肾泄，亦称晨泄、五更泄，因其泄泻多在黎明晨起之时，而其病机都为肾阳虚亏所致。本证久泻不止，补土不愈，用补火培土法治疗，二剂而晨泄即止。四神丸是肾泄的常用方，本案只用了破故纸、肉豆蔻（为二神丸），在四神丸中用煨益智易吴茱萸，因吴茱萸虽属辛温，但主要入肝经、胃经，大多用于止痛；而益智仁主入脾经、胃经、肾经，能温脾、暖肾，古方也用于中寒腹泻。杨士瀛亦云："用益智，土中益火也。"所以对本证来说，以益智易吴茱萸，更加切合病情。至于没有用五味子之酸涩，而用沉香化气丸之温运，这也是据病情需要而确定的。案中曾用温养肝肾的九香虫，患者服后出现腹泻。九香虫有很好的温肾和止痛作用，文献中也有煎汤服的记载，然其性滑，有易动大便的副作用。此外，也有个别人服后会出现过敏现象。

暑泻——温中逐秽，阳回阴复

强某　女　牛角浜

一诊　六月初九日

据云，昨晚突然既泻又吐，声势既剧，次数亦多，竟无一息可停，于是阳邪为之下陷，津气为之耗夺，四肢清泄，形神两败，声音低哑，螺纹下陷，脉情濡细，舌苔微腻。刻诊泻势犹甚，两腿转筋，疼痛拘挛，且已由膝入股，竟有入腹之危。经曰，转筋入腹者不治。一至冷汗冷呃，则神机失矣。勉拟孟英蚕矢汤法。

纯阳正气丸八钱（包煎）　炒苍术二钱四分　姜半夏三钱　制香附三钱六分　茯苓神各八钱　宣木瓜四钱八分　炒牛膝四钱八分　炒青皮三钱六分　炒蚕砂三钱六分（包煎）

另：左金丸一钱八分，开水送服；玉枢丹四分，分两次开水送服。

二诊　六月初十日

转筋已止，厥冷渐回，吐泻之次数亦稀，螺纹较绽。凡吐利邪陷厥阴，以阳气之存亡为生死，故凡厥逆、无脉、音哑者，皆无阳也。若能阳回阴退，即是转机。刻诊脉情滑沃，舌苔转为灰黄垢腻，仍是浊邪蒙闭清阳，所以胸痞如石，夜来烦躁不得安寐，高年吐泻而至转筋，诚属可危之候，呃汗不可不防也。再以加味温胆法。

姜川连一钱二分　法半夏三钱六分　炙广皮一钱八分　茯苓神各六钱　姜竹茹三钱六分　姜山栀三钱六分　制

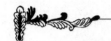

苍术一钱八分　制香附二钱四分　香佩兰三钱六分

另：蔷薇露四两八钱，佛手露四两八钱，代茶。纯阳正气丸四钱，分两次吞服。

三诊　六月十一日

诸筋者，皆属于肝，凡狂吐剧泻而致腓肠肌转筋，此厥阴之乱也。《内经》有鸡矢白散之法，缘鸡为木畜，借以泄肝邪也，然而入腹者不治。今吐利不作，转筋已止，厥冷已回，小溲已通，阳气已复，所以喑哑亦较扬也。然阳已回而舌苔转为灰黑如墨者，此阳回而津气益伤也，故少阴黑色上现于苔，既非火极似水，亦非阴苔。寐则汗出，时作虚烦，烦则衣被不敛，心阳难以自主，所以益心气以偶之。

姜川连六分　甜冬术二钱四分　潞党参三钱六分　五味子二钱四分　天麦冬各四钱八分　茯苓神各六钱　姜竹茹四钱八分　炒白芍四钱八分　鲜荷叶一角　左牡蛎一两二钱（先煎）

【按】本证暑泻即急性肠胃炎，由于吐泻剧烈，引起厥逆转筋，螺瘪喑哑，几至阳亡阴竭，经用纯阳正气丸（该方含红灵丹）、玉枢丹解暑辟秽，温中散寒，止吐止泻，并仿王孟英法用炒蚕砂、宣木瓜治霍乱转筋，且佐以化湿行气之品，一剂而转筋即止，吐泻减稀，诸症均减。舌苔转现灰黄垢腻，阴退阳回，由厥阴回出少阳，确是佳兆。继用加味温胆汤清理湿热，和胃化浊。三诊舌苔转为灰黑如墨，宋老认为这是"阳回而津气益伤也……既非火极似水，亦非阴苔"，所以在清热和胃之中，参用了益气养津之品。

脾泄——甘平补中，辛温扶阳

武某　女　侍其巷

一诊　九月二十五日

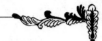

脉浮数不敛，舌胖嫩无苔。脾阳虚衰，不能腐熟水谷，夏季以来，大便泄泻，次数甚多，腹中鸣响，有时则便溏不实，反复不已，形瘦神疲，头目昏眩。近日泻势又甚，一日五六次，胸脘痞闷，嗳噫作恶，不思饮食，胃气衰惫已极。拟甘平益中、辛温助阳为治。

野於术三钱　怀山药四钱　茯苓四钱　炙橘白二钱　法半夏三钱　吴茱萸二钱　甜官桂一钱　沉香曲五钱　姜竹茹三钱　带叶苏梗三钱

三剂。

二诊　九月二十八日

服前剂，泻利次数大减，嗳噫亦除，且能略进饮食，脉浮数较敛，转为虚软，舌仍胖嫩无苔，头目昏眩，心荡耳鸣。前方再进一筹，以不增浮喘为幸。

潞党参三钱　野於术三钱　炙黄芪四钱　怀山药三钱　茯苓四钱　春砂仁六分　菟丝子三钱　吴茱萸二钱　五味子三钱　沉香曲四钱

二剂。

三诊　九月三十日

大便已转干结，胸脘痞闷亦舒，且能知饥欲食。脉情濡缓，惟舌嫩无苔，总究高年脾肾之阳不振，久泻不已，致气阴两弱也。

前方去吴茱萸，加扁豆衣四钱，白芍药四钱。

上方服五剂后，饮食增加，食入胸脘已舒，神气亦振，从而停药。

四诊　十月二十五日

前月进温补脾土法，泄泻即止，胃纳亦香。四五日来，脾阳又衰，下则腹鸣泄泻，上则头眩胸闷，口干而不欲饮

水，脉濡细软涩，舌胖嫩无苔，不独脾阳不振，运化无力，且津气亦不能上承。再以益阳补土。

　　潞党参三钱　黄芪四钱　野於术三钱　淡干姜一钱　炙甘草二钱　破故纸三钱　吴茱萸一钱　五味子三钱　诃子三钱　肉豆蔻一钱　炙橘白一钱　沉香曲三钱（包煎）

　　上方进七剂，诸症均减，后宗参苓白术散合四神丸意，以丸剂缓调而愈。

　　【按】腹泻三月余，反复发作，导致脾阳不振，胃气失和，治以温补脾阳，疏和胃气，三剂即获显效。二诊参《本事方》五味子散意，用五味子配吴茱萸，温中涩肠，以助止泻之力。但究以高年久泻，脾虚难复，在泻止停药后，未至一月而复发，再以参苓白术散兼四神丸调治而愈。

久泻——升阳益胃，培土和中

　　严某　男　四十二岁　阊门外
　　一诊　九月十九日
　　久泻延逾十二年，每以饮食不慎、起居失常而反复不已。近三月来，初以感受湿邪，脾阳被遏，致腹泻转甚，一日六七次不等。刻诊舌白胖无神，脉情浮软，腹痛膜胀，肠鸣辘辘，矢气频转，大便溏泻不一，小便不多，形瘦肉少，面㿠带浮，少气懒言，倦怠无力。此脾气下陷，水湿不运也。宗东垣益胃法，参以培补中土。

　　羌活四钱　防风四钱　柴胡三钱　升麻二钱　生熟黄芪各三钱　野於术三钱　潞党参四钱　云茯苓四钱　生熟米仁各五钱　沉香曲三钱　炙甘草三钱

　　三剂。
　　二诊　九月二十二日
　　腹痛膜胀、肠鸣均缓，便泄次数亦减。前方加怀山药，

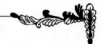

继进十剂，大便转为正常。再以理中丸早晚各服三钱，嘱其长服缓调。

【按】本证的病机主要是脾胃气虚，阳气不升，水湿不运。故用东垣升阳益胃法，以参术扶脾，黄芪益气，升柴升阳，羌防胜湿，茯苓渗利，沉香曲温运和胃。全方补中有散，渗中有升，是"陷者举之"之法，使中阳升腾，正气旺盛，脾气健运自能恢复。

肺痿传脾腹泻——健脾为主，调肝为辅

陈某　男　甪直

一诊　正月十一日

脉情弦细涩数，舌绛晦暗无神。数年来屡屡吐血，去冬脐腹攻撑疼痛，右少腹且有痃癖隐现可按，腹泻一日多次，粪下溏垢，臭恶异常，小溲红赤，显系秽恶之邪沉伏已久，肝木不得疏泄，脾土运化不振也。动则气逆作咳，面色夭然无华，四肢清厥，时而凛寒，时而烘热，肌肉日削，纳食衰少，尚易作酸，每至子夜，潮热汗出，不得安寐。本证精气神三宝受损，而心肺欲其安宁，肝胆欲其疏畅，为确要之图。然而大小两肠隐曲之处，尚有有余未尽之邪，损症可虑也。

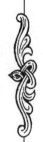

旋覆花（包煎）二钱　茯苓神各六钱　生白芍三钱六分　夏枯草二钱　干山药六钱　台乌药二钱　春砂仁一钱二分　扁豆花六钱　金铃子三钱六分　焦建曲（沉香末拌）四钱　蔷薇瓣二钱　朱龙齿一两二钱　朱贝齿一两二钱　参苓白术丸六钱（包煎）

二诊　正月十三日

脐腹攻撑疼痛，便下溏垢不实，相延已有三月。夫厥阴风木不获疏泄条达，所以为攻撑疼痛，太阴脾土失其冲和健

运，所以为泄泻，是泻之与痛，不离乎肝脾。前数年大口失血，屡屡不净，时易气逆似喘，或为咳而不爽，肺肾子母，失其相生之机。而凛寒烘热，仍是阴中之阳游移不定。服前方脐腹疼痛去其大半，而便泄未能骤转干结。能得痛势衰减，肝郁略舒，自当进而求之于从脾补中之法。盖补脾必需疏肝，此乃一贯方针。刻诊脉情濡细，舌淡滑无苔，口干欲饮，子夜以后，寐不落聪，思虑纷繁，又恐盗伤心神。立方以健脾为主，调肝为佐，而以安和心神为辅，数者合而进之，与病机相合，毋躁毋急，自得佳境也。

潞党参四钱八分　制山药四钱八分　制於术二钱（沉香末拌）　制冬术二钱六分（砂仁末拌）　茯苓神各六钱　扁豆花六钱　广木香二钱　炒白芍四钱　台乌药三钱六分　龙贝齿各一两二钱（先煎）　磁朱丸一两二钱（包煎）　大腹皮四钱八分

另：枫石斛三钱六分，煎汤代茶。

三诊　正月十七日

进剂以来，脐腹痛势大减，粪便渐转干结，惟次数仍多。肺病淹缠多年，而又肝脾克害，痛泻交结，后天之津气营血，将从何而来。而形瘦色衰，凛寒烘热，阴阳难得其平，倘能肝木得以条达，脾土得以建立，则半截功夫，犹可图也。宗前意，更进一筹。

理中丸四钱八分（包煎）　香连丸四钱八分（包煎）　炒党参四钱八分　制於术三钱六分　（沉香末拌）　制冬术二钱六分（砂仁末拌）　炒山药六钱　茯苓神各五钱　炒白芍四钱六分　台乌药四钱八分　白蒺藜四钱八分　胡桃格[①]八钱

---

　　① 胡桃格：胡桃果核内的木质隔膜，亦称分心木，有涩敛作用，可健脾止泻。

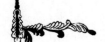

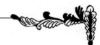

另：枫石斛三钱六分，川石斛三钱六分。二味煎汤代茶服。

四诊　正月二十日

服方以来，痛势十减大半，粪质渐转干结，痰咳略爽，而潮热犹苦日作不休，息促而短，阴阳吸纳失其枢纽，现虽稍愈，尚须缓图也。

前方加北沙参三钱，银柴胡三钱，炙杞子三钱，酸枣仁四钱，去白蒺藜、台乌药。

五诊　正月二十三日

久病肺肾损于前，肝脾损于后，精气神三宝俱夺，焉能不转为痨损乎。进剂以来，痛势既去大半，大便亦得干粪，咳则有痰，胃纳尚佳，前方添以杞枣养心安神，睡眠亦安。守此不渝，能无变局，坦途可望也。

北沙参三钱　川象贝各三钱六分　枇杷叶四张（去毛筋）　炒党参四钱六分　制於术四钱六分（沉香末拌）　制冬术四钱（砂仁末拌）　茯苓神各六钱　炒山药八钱　炒白芍四钱八分　炙杞子四钱八分　炒酸枣四钱　银柴胡三钱

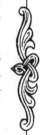

六诊　正月二十六日

来条据云灼热较淡，为时亦短。此热为潮热，内足以消灼水液，上足以凌肺刑金。能得潮热逐日衰减，殊属佳象。若便次日夜仍得四度，今粪质较厚，腹痛已缓，此与脾虚泄泻不可同日而语。近觉咽干口燥，另以霍斛代茶可也。前方继进八剂，腹痛便泻均瘥，后按肺痿论治。

【按】本案肺痿久病，气阴两衰。今肺病再传肝脾，痛泻交作，病情复杂，图治甚难。宋老据病情缓急，先治肝脾，以建立后天为重，即案中所说："倘能肝木得以条达，脾土得以建立，则半截功夫，犹可图也。"这是本证辨证施治的关键，从而提出了"健脾为主，调肝为佐"的治疗原则。

及至四诊以后，痛势大减，大便干结，才转向调治肺肾，兼顾肝脾。治疗步骤井然有序，所以能取得比较明显的疗效。

痢　疾

痢疾多由外感湿热疫毒引起，少数为寒湿或内伤饮食积滞所致。湿热疫毒蕴结肠胃，使大肠传导功能失常，肠壁脂膜、脉络受损，以致下痢脓血赤白，故有赤痢、白痢之称。历来认为"白属气，赤属血"，"白为寒，赤为热"，宋老认为："病有定局，有变局，这对初起定局、比较典型的证候而言，有一定临床指导意义，但对久病或非典型的证候就不能一概而论，如血痢亦有虚寒，白痢亦有蕴热。需从脉舌症状综合辨证，才能有正确的判断。"痢疾的辨证，首先应分清暴痢、久痢，其次需辨寒热虚实。张景岳说："凡治痢疾，最当察虚实，辨寒热，此泻痢中最大关系。"

暑痢热厥——白头翁汤加减

李某　女　殳家墙门

一诊　六月十六日

脉弦紧细涩，舌干糙焦灰。暑温直逼厥阴，赤白下痢，腹痛支急，昼夜竟达三四十次之多，腰脊如解，身痛如杖，头痛如劈，目眩口苦，干呕作恶，身热如炭，而犹凛凛恶寒，身穿棉袍。尤在泾曰，少阳之寒热往来，即厥阴之厥深热深。今邪已化热，当以里症为急，宗仲景白头翁汤法。

上川连八分　条子芩四钱　带心连翘六钱　生栀子四

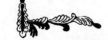

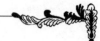

钱　原赤芍六钱　白头翁六钱　秋水丸六钱（包煎）　秦皮二钱四分　金银花六钱

　　另：佛手露四两，蔷薇露四两。二味代茶。

　　二诊　六月十七日

　　服昨方，下痢次数略有减少，但仍然高热不退，肢厥畏冷，重衣不暖，舌干燥焦灰，而脉弦紧细涩，盖津气两衰，不仅邪热内伏，不易外达，尤防内闭外脱。前方再参扶正达邪。

　　原方加西洋参三钱，另煎服。

　　三诊　六月十八日

　　下痢次数大减，腹痛亦缓，且得溱溱微似汗出，四肢已温，恶寒亦除，身热稍退，不仅邪热衰退，且津气亦有回复之象。脉弦数，舌尖红，苔干燥黄垢，干呕作恶，胸脘痞闷，三焦邪热尚有蕴留。前方再参芳化。

　　白头翁六钱　川连一钱　鲜石斛三钱　原白芍三钱　橘红一钱　秦皮三钱　炒竹茹四钱　淡黄芩二钱

　　另：蔷薇露四两，代茶。

　　此方连服四剂而愈。原方去黄芩、秦皮，加枳术丸四钱，炙内金三钱，建神曲四钱，续服三剂停药。

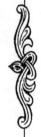

　　【按】首诊用仲景白头翁汤加连翘、山栀清肝胆心胃之火，银花清热解毒，尤以大黄（秋水丸中的主要药）泻大肠实火，为治疗热毒痢的重剂。但本证高热而又恶寒，重衣不暖，这并非表邪不解，而是已有"热深厥深"的迹象。二诊据脉舌所见，考虑到津气两衰，正不胜邪，所以加西洋参益气养阴。正胜则邪祛，这对于本证的好转起到了重要作用。三诊邪热衰退，而干呕作恶，胃中余热未净，故用橘皮、竹茹，一热一寒，化痰清热，以和胃气。

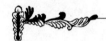

少阴血痢汗脱——神犀合参麦龙牡救逆

李某　男　十五岁

一诊　八月十八日

赤痢十一日，伏暑蕴伏阳明，传陷营分。现身热转炽，下痢支急后重，次数颇勤，竟复泻血，脐腹按之作痛，濯濯有声。四五日来，每至夜晚神糊昏愦。脉弦郁而数，舌前红绛，后根黄垢浊腻。阳明暑邪已成少阴坏证，而内陷厥阴，化风痉厥，又当周虑及之。勉拟却暑清营，泄热解毒。

神犀丹一粒（研末，蔷薇露五两送服）金银花六钱　净连翘五钱　香连丸四钱（包煎）　粉丹皮三钱　炒赤芍五钱　白头翁六钱　秦皮三钱　石决明一两五钱（先煎）　鲜地黄一两

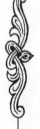

二诊　八月十九日

赤痢十二日，伏暑内传少阴，神明遭受劫夺，前方进一剂，赤痢次数仍多，支急后重，竟复肠穿出血，血花四溅，每夜神糊昏愦，寐则露睛，冷汗如雨，舌音涩强，左脉弦涩，右脉弦数。此邪热内传少阴，心神气血垂脱。急拟益气养阴，镇摄神明，安护心主，冀其汗止神清为幸。

神犀丹一粒（研末，蔷薇露五两送服）　川连一钱二分　白头翁八钱　炒赤芍五钱　鲜地黄一两　广郁金三钱　石菖蒲三钱　煅牡蛎二两（先煎）　花龙骨二两（先煎）　苍龙齿二两（先煎）　玳瑁片二钱　当归炭三钱

另：西洋参三钱，麦门冬四钱，煎汤，分三次服。

三诊　八月二十日

昨进益气养阴，重镇固摄，冷汗大稀，神识渐振，夜寐亦安，舌音较清，下痢泻血次数亦减，面色晦暗油垢已退，脉情弦数，舌苔绛嫩，后根黄浊略化。然而少阴被劫而至血

脱神糊，津脱汗出，此少阴赤痢之险证也。勉守前议，冀其勿再厥脱为幸。

白归身四钱（炒炭）东白芍五钱　川连一钱二分　玳瑁片三钱　花龙骨三两　龟板一两　龙贝齿各一两　川续断六钱　茯苓神各六钱　地榆炭四钱

另：西洋参三钱，麦门冬四钱，煎汤，分三次服。

四诊　八月二十一日

从少阴赤痢夺血脱津论治，病情已见转机，血痢次数已减大半，寐中冷汗已止，舌苔后根黄垢化薄，心胸痞闷烦懊大见平静。但神尚未安，脉情犹感弦而虚数，舌质嫩红，又属津气耗伤。今晨起腹部又时或作痛，按之痛者为实，责在阳明，不痛者为虚，责在太阴，可见更虚更实，从阴从阳，此病症之变也。本证虚中有实，防有变局毋忽。

西洋参三钱　麦门冬三钱　白归身四钱　原白芍四钱花龙骨一两五钱　龟板一两　白头翁六钱　香连丸二钱（包煎）　秦皮二钱四分　樗白皮三钱

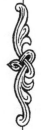

五诊　八月二十三日

血痢已净，胃气渐苏，饮食较增，昨夜大便两次，已得正粪，黑色如酱，腹中疗痛亦缓。症情虽见转机，而右脉关部尚觉弦数，肝脾未得柔顺，虚者半而实者亦半，当消息于二者之间，再参调治肝脾。

前方去西洋参、花龙骨，加香砂枳术丸三钱，焦米仁四钱。

六诊　八月二十六日

血痢已止，正粪已下，但暑温食滞尚有余邪蕴留，今晨大便尚觉腹痛，脉弦数，舌根续布淡黄苔，余波未净，慎勿早进荤腥为嘱。

香砂枳术丸三钱　广木香二钱　上雅连五分　炒白芍四钱　炙甘草一钱　保和丸四钱

【按】伏暑血痢，传陷少阴营分，而致高热泻血，夜来神昏，这是时行痢疾中的危重证候。初诊用清营、泄热、解毒的治法，并以神犀丹清心经之热，白头翁、秦皮清肠间热毒。但以热毒方盛，病情未见好转，而且冷汗露睛，这是气随血脱的危候。所以在清热解毒的同时，加用西洋参、麦门冬补益气阴，龙骨、牡蛎潜阳固摄，贝齿、玳瑁安镇心神，郁金、菖蒲开窍醒神，从而使病情得到转机。这是宋老在气阴两衰的关键时刻所常用的有效方剂。第三诊、四诊，正气稍得恢复，但邪热未净，虚实夹杂，治疗主要在补气养阴和清热解毒之间斟酌使用。第五诊、六诊，已得正粪，主要是调治肝脾，清理肠胃余邪。

伤暑下痢——逆流挽舟法

王某　女

一诊　六月九日

既伤于风邪，又伤于瓜果，外则表阳不宣，形寒发热，内则湿滞不化，传为下痢，红白冻腻，支急腹痛，次数繁多，日夜二十余次，胸脘痞闷，脉浮滑，舌苔干燥灰黑。下痢必有内着，然表既不解，当先宣达，使经邪从汗而解，亦喻氏所谓逆流挽舟法也。

荆芥三钱　防风三钱　紫苏叶三钱　干佩兰三钱　枳壳三钱　炒赤芍四钱　茯苓四钱　木香槟榔丸五钱（包煎）　荷梗四钱

二诊　六月十日

昨进宣达表邪，一剂而周身即得微汗，恶寒亦解，身热较退，且子夜之后已得溏垢正粪，痢次大稀，惟胶黏不畅，尚感后重。脉滑，舌苔干糙灰黑渐化，口微苦，间作干恶。因胆热口苦，胃热作恶，胆胃郁热未清，腑邪犹有稽留。前方再从苦泄疏化，宗《伤寒论》黄连汤加减。

川雅连六分　淡干姜三分　淡黄芩三钱　姜竹茹四钱　苏叶三钱　木香槟榔丸四钱（包煎）　干佩兰三钱　姜半夏三钱

三诊　六月十三日

身热已退，大便已得正粪，有时肠鸣作胀，中气不振，气机不调，湿邪犹有停留，脉濡涩，舌苔薄黄，中间带灰。再宗河间导气汤合香砂枳术加减，以调理脾胃。

江枳壳三钱　炒白术三钱　广木香二钱四分　春砂仁五分　当归三钱　炒白芍四钱　川连三分　槟榔三钱

【按】喻嘉言治疗痢疾表证不解，推崇人参败毒散，名之曰逆流挽舟。《温病条辨·中焦》也说"痢之初起，憎寒壮热者，非此不可也。"一般可去人参。本案宗喻氏之法而没有采用他的方药，改用荆芥、防风发汗达表，佩兰、苏叶芳香化浊，枳壳理气和中，茯苓利水渗湿，一剂而汗出痢减。外邪疏解，里亦畅达，这就是"表解里自和"的机理。二诊口苦干恶，胆胃郁热未清，痢亦未净，宗黄连汤法，用连芩姜夏，苦寒与辛温合用，泄热和阳，以治呕恶，木香槟榔丸消导化滞。三诊宗导气汤和香砂枳术，清余热，和营血，兼以健脾、行气、消痞，恢复脾胃功能。

便血积痢——香苏合槐花散加减

陈某　女　太平桥

一诊　六月十五日

肠红三年，近夹积痢，支急后重，一日竟有十余次之多，身热不退，脉弦涩，舌淡苔薄白。治以香苏饮加味。

制香附二钱四分　带叶苏梗二钱四分　木香一钱二分　保和丸八钱（包煎）　白芍炭六钱　槐花炭六钱　荆芥炭二钱四分　归身炭二钱四分　荷梗二尺　砂仁一钱八分

二诊　六月十八日

肠红久病多由肝脾之虚，若积痢无有不由肠胃之实。心嘈善食，腹痛便下支急，腑邪停积可知。服前方，热退身和，痢次衰减，昼夜约得三五次，溷血亦少，惟腹中痛，脉弦涩，舌质淡苔腻。仍须和而化之。

香附二钱四分　苏梗二钱四分　川朴一钱　枳实三钱　沉香曲八钱　砂仁一钱二分（后下）　当归炭四钱　荆芥炭二钱四分　地榆炭六钱　槐花炭六钱　防风炭二钱四分

三诊　六月二十日

肠红下血已止，大便成形未实，白冻未净，腹中气胀，脉弦涩，肝脾不调，要亦瘀郁留滞也。三年便血，断难一旦蠲除，盖欲脾之统藏有职，非长时调治不为功。

甜冬术二钱四分　白归身三钱　砂仁一钱二分　青皮二钱四分　制香附二钱四分　苏梗二钱四分　广木香一钱八分　鸡内金四钱八分　保和丸八钱（包煎）　乌药四钱八分　大腹皮三钱六分　荷叶炭三钱　槐花炭六钱

【按】本证肠红久病，因感受暑湿而转成痢疾，用香苏饮发表行气，加当归、芍药养血和营，炒炭止血，地榆、槐花凉血止血，枳实、川朴化滞燥湿，用药似乎平和，而清肠止痢止血的效果较好。

痢下五色——葛根芩连汤加减

朱某　女　干将坊

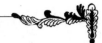

一诊　十二月初三日

病交六日，赤白下痢，甚至五色杂下，腹痛如刮，逼迫恼人，痛甚头汗发湿，小溲涓滴不下。此湿热毒痢，气凝瘀滞，故其痛彻五内，诸色杂下，较寻常下痢为尤甚也。并以胸脘痞坚，嗳哕作恶，面赤烘热，目眩耳鸣，此肝胆郁冒，风阳引动也。刻诊脉情弦滑，舌右半光嫩无苔，左半边黄苔糙腻，腑邪肠垢，犹有稽留，而阴气已伤，断无刚燥攻伐之理，然甘寒甜腻，又足以滋长邪势，二者均不足取。拟葛根芩连汤加减。

煨葛根五钱　上川连一钱二分　淡黄芩三钱　银花炭三钱六分　炒槐花四钱八分　白芍炭四钱八分　白头翁四钱八分　乳香二钱四分　广木香二钱四分

二诊　十二月初四日

下痢赤白，甚至五色杂下，痛如刀割，小溲涓滴，且舌红绛且嫩，两边干垢如糜，其耗伤营分，劫灼津液之象毕现。昨进一剂，据云今晨已下得粪垢，故冻腻较少，而逼迫恼人之苦未缓。脉右弦，左弦滑，是肝脉偏旺。再以清泄化浊，调畅肝用。

煨葛根四钱　炒淡芩二钱四分　上雅连六分　炒白芍四钱六分　盐橘络二钱四分　乳香二钱　广木香二钱四分　金银花六钱　全瓜蒌六钱

三诊　十二月初五日

下痢已得正粪，逼迫恼人之苦大减，脉弦涩，舌苔糙腻亦化，惟素常气阴不足，所以舌质仍然光嫩，今肝脉虽缓，当以调和胃气，然味淡足矣。

煨葛根一钱四分　扁豆花四钱八分　炒米仁六钱　茯苓六钱　生白芍四钱八分　银花炭六钱　川通草八分　蔷薇瓣

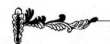

二钱四分　代代花二十朵

【按】五色痢一般由于热毒较重，以致瘀滞脂液杂下，故呈五色。方用葛根芩连，升发阳明清气，清化肠胃湿热，加白头翁、银花炭、槐花清热解毒，凉血止血，乳香、木香活血行气止痛，组方十分严密。且乳香活血解毒，为治痈疽疮疡、心腹痛的要药，《本草拾遗》亦用于"止大肠泄辟"，所以宋老用于治疗五色痢，与病机是非常合适的。葛根芩连汤现常用治急性菌痢，具有很好的疗效。

暑温下痢转虚——救逆汤加味

林某　男　桃花坞

一诊　七月二十四日

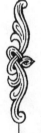

脉情细弦散数，杳无神韵，舌尖红绛干裂，后根干垢且厚。暑温淹缠一月，据云寒热虽不甚盛，而下痢、呃逆、肢厥、冷汗、险波迭起，然而肾气虚极，邪机并伏，胸脘痞坚，脐间筑筑跳动。不应见痞，而今虚痞略见，此正气之脱，非邪气之外透也。最可虑者，声音低怯，气短息促，夜来精神恍惚，迷糊不慧，是神气离舍。四肢清泄，甚则汗出如雨。总之正气无存，邪气告溃，症已棘手，殊难挽救。

西洋参二钱　鲜霍斛四钱八分　天麦冬各三钱六分　干地黄四钱　上川连六分　茯苓神各六钱　甘枸杞六钱　花龙骨一两二钱（先煎）　煅牡蛎一两二钱（先煎）　酸枣仁六钱　奎白芍六钱　（上二味同炒）

另：琥珀多寐丸二钱四分，开水送服。

二诊　七月二十五日

暑温伏邪，淹缠一月，中间冷汗呃逆，险波迭起，此原非寒中三阴可比。脐间筑筑跳动，仲景谓之奔豚，越人谓之

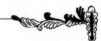

动气，奔豚为肾水逆上，动气为肾阳衰微，然其肾气下虚则一也。按心肾水火，原出一体，肾气下虚，邪火上亢，亢则心阴暗灼，所以躁烦不得安寐。自三日前大作寒热以后，病机又变，连日大汗不止，痦粒不应见而乍见，正去邪溃，气阴不敛，所存精气，岂能容此外泄。服昨方，据云夜来已得安寐，汗出较稀。刻诊脉情弦细，散数较缓，舌尖中心红绛亦淡，干垢化薄。惟下痢依然红冻，此不可妄攻，亦不可妄涩，盖以扶正气、安神明为第一义也。症情正在吃紧关头，勉为其难，再进一筹。

鲜霍斛四钱八分　上雅连六分　天麦冬各三钱　茯苓神各六钱　朱远志一钱八分　磁朱丸（包煎）一两八钱　枸杞子六钱　真锁阳（沉香末五分拌）四钱八分　沙苑子六钱　炒枣仁四钱八分　炒白芍三钱六分　肉桂末二分

另：来复丹（研末）八分搽脐上。

三诊　七月二十六日

虚汗已止，虚痦亦还，能得心肾交泰，水火既济，不致神不守舍，恍惚迷糊，残局犹尚可图。刻诊脉情尚感弦细，略带数意，但远不若日前之散数无序，舌中心红绛已退，苔根干垢，痢次较稀，红冻亦淡，且能知饥纳食，胃气来复，此实大佳事也。惟不能进甜腻之物，今晨藕粉中略加白糖，便觉痰唾吐咯不净，脾阴不足，唾液不守，此与湿胜者不同。脐间跳动亦缓。欲咳则右胁肘臂相应而痛，此又燥在肝肺，仍须兼顾治之。

鲜霍斛四钱八分　上川连八分　川象贝各四钱八分　款冬花四钱八分　旋覆花二钱四分　天竺黄三钱六分　朱远志二钱四分　茯苓神各八钱　磁朱丸（包煎）一两八钱　枸杞子六钱　真锁阳（沉香末六分拌）六钱　奎白芍四钱八

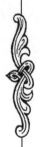

分　酸枣仁四钱八分　（上二味同打）

四诊　七月二十七日

昨晚迄今，红冻已止，竟有正粪，且亦干结，胃气来复，颇能纳食，吐咯唾沫较清，此皆佳兆。刻诊脉情软数无力，基础尚难巩固，舌干垢略化，胸痞已舒，动气较缓，若云小溲涩而不畅，亦属中气虚弱，水津不足，若用分利，徒伤正气。自觉右乳下若有痰气阻塞，咳之不出，咯之不出，此肝肺之郁也。今再于扶益正气而外参以调肝清肺，舒畅郁邪。

鲜霍斛四钱八分　干首乌五钱　干地黄（沉香末六分拌）五钱　真锁阳六钱　枸杞子（川连末六分同炒）六钱　酸枣仁四钱八分　茯苓神各六钱　川象贝各四钱八分　净远志二钱四分　天竺黄三钱六分　沙苑子（车前五钱同炒）五钱

五诊　七月二十八日

饮食知味，今晨续得正粪，且干结成条，右乳下痰气仍未通畅，自云此系日前呃逆咳呛震动所致，小溲较畅，唾沫亦清，惟子夜之前，虽能合目，神尚恍惚，子夜之后，始得安寐。脉虚软。再以平补心肾，而肝亦在是矣。

鲜霍斛四钱八分　干首乌五钱　天麦冬各四钱八分　酸枣仁四钱八分　枸杞子八钱　蒸锁阳（沉香末六分拌）六钱　干地黄六钱　（春砂仁一钱二分拌）　煅牡蛎一两二钱（先煎）　茯苓神各八钱　盐橘络一钱八分　沉香曲八钱（另煎冲入）

【按】本证是暑温下痢，由于淹缠日久，邪热未净，而已元气耗散，真阴内竭，病情既复杂又危殆。宋老辨证为"正去邪溃，气阴不敛"。治以龙牡救逆，扶益元气，养阴敛液，镇潜虚阳。取《温病条辨》救逆汤为基本方，加西洋

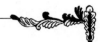

参、霍斛、天冬益气养阴，茯神、琥珀多寐丸宁神定志，川
连清邪热，症情稍得缓解。脐间筑筑动气，是肾气下虚的征
象，所以第二诊在扶正养阴的基础上，加用锁阳、沙苑子益
肾，肉桂温阳纳气，且与黄连同用，能交泰心肾，以安神
明。来复丹本是治疗伏暑泄泻、身热脉弱的内服制剂（元精
石、硫黄、硝石、五灵脂、青皮、陈皮），具有"通利三焦，
分理阴阳"的作用，宋老用来外敷脐部，以温阳祛邪，调
整肠胃功能。三诊病情转机，虚汗已止，虚痞亦还，痢次较
稀，脐间跳动亦缓。四诊下痢红冻已止，大便且转干结，以
后经平补心肾，调理而愈。

口　糜

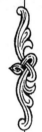

　　口糜为口腔黏膜或舌上出现白色微高起的乳凝样斑膜，
又称雪口、鹅口疮。多为口腔真菌感染。常见于营养不良、
肠胃道疾病、消化不良等的幼婴儿。成人久病，体质极度衰
弱，或慢性消耗性疾病，特别是慢性消化道疾病的患者，也
易得此口糜。此病斑膜大小不等，严重者口腔黏膜的大部或
全部被覆盖，并可蔓延至咽部，甚至波及到肺，危及生命。
其病机有心脾积热、虚火炎上、气阴耗伤或脾虚湿泛等。如
出现于久病虚证，多为危重之征，应予重视。

泄泻舌糜——健脾益胃，清心降火

周某　学士街

一诊　六月初六日

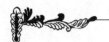

脉细如丝，舌上糜点满布，啼哭无泪，烦躁不休，泄泻昼夜无度，初经断乳，肌肉削尽。小儿阴气垂绝，阳气独发，外虽无热，而津液燔灼殆尽，急须存阴养液，毋使糜点蔓延，或内风蠢动为幸也

鲜霍斛四钱　天花粉三钱　青连翘三钱　生米仁六钱　扁豆四钱　香谷芽四钱　朱灯心五扎　六一散四钱　荷花露四两（代茶）

另：鲜藿香叶取汁拭舌上。

二诊　六月初十日

襁褓甫及周岁，遽行断乳，泄泻无度，大肉尽脱，虚火燔灼，营阴消夺，所以既欲止其泻，又需急救其阴，若进焦香健脾，燥药重伤其阴，无异缘木求鱼。服前方二剂，泻势已止，惟无乳以调养，则一至炎暑加临，恐多波折耳。

原方加陈香粳一小盅，蔷薇露四两。继进三剂。

三诊　六月十四日

泄泻已止，舌糜已退，惟伤于阴者殊难恢复，况断乳之后，又值炎暑之令，杯水车薪，惟恐其不济耳。觅乳哺养，最为上策。

珠儿参三钱　京元参四钱　整玉竹四钱　天花粉四钱　生米仁六钱　生谷芽四钱　扁豆花四钱　朱灯心四扎　淡竹叶三钱

另：荷花露二两，蔷薇露二两，代茶饮。

【按】该婴儿素体营养不良，又以泄泻伤脾，出现口糜，足见暑湿蕴蒸心脾，阴气耗损。所以用扁豆、米仁、谷芽健脾和胃，藿斛、天花粉养阴，连翘、灯心清心火，六一散清暑利湿，更以鲜藿香芳香化湿之品清拭局部。一诊而泄泻止，二诊而舌糜退，继以益气养阴、健脾和胃收功。

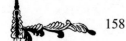

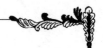

口糜发斑——清营解毒，芳化和胃

马某　女　护龙街

一诊　八月二十日

半月来，胃脘当心疼痛，痛势颇剧，渐增干呕作恶，近日四肢厥冷，反复不安，烦躁胡语。最可虑者，舌四边光嫩如猪腰子，中心干垢，颐腭口腔满布糜点，雪白如粉，揩之即生，言出音糊，小溲涩少。胆胃郁火上炎，而又温邪外发，津气被其熏蒸，脉情郁涩，呃声间作，邪郁不透，厥闭可虑。急以宣泄气营之邪，清解肝胆之热，冀其邪向外透为吉。拟犀连清解汤消息之。

犀角尖二分（磨汁冲服）上川连六分　炒山栀三钱六分　天竺黄四钱八分　净远志二钱四分　盐橘络二钱四分　象贝母三钱六分　蔷薇瓣二钱四分　竹茹三钱六分　佩兰叶三钱六分

另：上犀黄三分，濂珠粉三分。二味研末，分三次冲服。

二诊　八月二十一日

服昨方，呕恶、呃逆虽止，然糜点未退，郁邪不透。原方再服一剂。

三诊　八月二十二日

胆胃郁火夹同温邪，循少阴之络，上至咽喉舌本，熏蒸熟腐，消灼津液，遂至糜点满布，充塞口腔咽喉，焦辣疼痛。今晨腰股脊背红斑密布，其大如钱，烦躁不安，身无汗泄，犹恐见而复隐。刻诊手臂已温，糜点左边较退，右腭仍甚，昨夜睡眠较安，邪势能得由血分从斑疹外透，亦是邪之出路。再以甘寒益阴，清营化斑，合凉淡泄化，复方与之。

犀角尖二分（磨汁冲服）小川连六分　净连翘六分　鲜

生地一两二钱　京玄参三钱六分　金银花四钱八分　茯苓四钱八分　蔷薇瓣二钱四分

另：濂珠粉二分，上犀黄三分，月石末一钱二分，竺黄末五分，紫雪丹一钱。五种细末用蜂蜜拌匀，分三次含化。

四诊　八月二十三日

服昨方，咽喉糜点白腐一宵而完全退去，焦辣疼痛亦瘥。照前方制小其剂，去京玄参，紫雪丹改用五分。

五诊　八月二十四日

胸膺红斑续布，犹幸斑透神清，手臂亦温，惟津气已伤，而浊唾尚甚，阳明胃气失于清宣。脉弦郁，舌光嫩，中心灰黄未化。余邪尚有稽留，再从气营两清之。

枇杷叶三钱六分　嫩紫菀一钱二分　生赤芍三钱六分　青连翘四钱八分　净银花六钱　粉丹皮一钱八分　橘白二钱　芦根（去节）一两　广藿香三钱

另：蔷薇露二两，佛手露二两，代茶。

六诊　八月二十九日

咽喉糜腐已瘥，呕吐泛恶亦止，胸部红斑亦淡，惟中脘似嘈非嘈，似胀非胀，此阳明谷气衰少，胃气不和所致。脉情虚涩，舌嫩红无苔，夜寐欠安，眠中恍惚如惊。神不足者当养之以血，故再以养血和营。

甘杞子四钱八分　酸枣仁四钱八分　白归身三钱八分　生白芍三钱八分　茯苓神各四钱　橘白络各二钱四分　净远志二钱四分　绿萼梅二钱四分　生米仁六钱

【按】本证起始于胃痛呕吐，发展为呃逆口糜，这是胃气衰败、胃阴耗伤的征象；而且四肢厥冷，神糊谵语，这是邪热盛而郁遏不透，内扰神明的表现。其中尤以口糜满布，充塞咽喉，宋老认为是"最可虑"的一个症候。第一诊

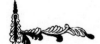

用犀连清解汤清热解毒，兼以芳化和胃，宣泄气分，希望邪从外解。第二诊，病情出现了转机，腰背透发红斑，是邪从血分外透的迹象，同时口糜也渐减轻，四肢转向温和。于是在治疗上因势利导，采用清营化斑的方法，同时加重口腔局部用药，除用珠黄散外，配以硼砂、天竺黄和紫雪丹。硼砂、天竺黄是张景岳的掺口疮药，其中天竺黄一般用于清热化痰定惊，但不知其也能清热解毒，且有较强的吸附作用，对祛腐排浊有一定效果。紫雪丹原是清热解毒开窍镇惊药，而宋老指出"紫雪丹既是清解温毒，为斑疹热毒的主要方剂，而对口腔糜烂，亦有解毒祛腐的功能"。故于第二诊中，以紫雪丹加入清营化斑汤内而得显著疗效。此方服后，一夜之间，口糜竟完全退去。（考紫雪丹在疡科、喉科方中多用之。）

中　风

中风，是突然发病，以昏仆、不省人事，或口眼㖞斜、言语不利、半身不遂，或仅以㖞僻不遂为主症的一类病证。

对中风病因病机的认识，唐宋以前，医家多以"内虚而外邪入中"立论，而唐宋以后，多以内风立论，然各执一词，刘河间提出"心火暴甚，肾水虚衰"，李东垣指其为"气衰"，而朱丹溪谓其"痰热"。宋老强调"中风之成，虚、痰、风、火，因果相循，决非一端。治疗不出补虚清化息风范围。然具体施治，则各有侧重不同。"又指出："中风脱证为虚，闭证多由本虚而标实，治必分辨虚实，急则治标，

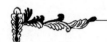

风、火、痰三者分清主次，标本兼顾。"治中风所用方药多由古方加减出入，参附龙牡汤、地黄饮子、导痰汤、解语煎等均是宋老常用的方剂。

中风喑痱遗尿——不能一概用补

秦某　男　苏州

一诊　十月十六日

旬前突然四肢麻木，颜面蠕动抽搐，神态呆异，昨晚竟至仆倒，不省人事，口噤不开，喑痱不语，右半身痿废不用，痰鸣遗尿，昼夜烦躁不安。今为得病第九天，诊得脉情滑数，至数无绪，重按搏指有力。身热面赤。按中风证治，当分虚实，据喑痱不语，遗尿不禁，似属心肾之虚，然口噤不开，则为肝风实证，且脉情滑数有力，心胸按之灼热如烙，加以痰鸣如锯，则又为风火痰涎聚积肺胃，郁闭包络，此属实中而兼阳厥大证，与虚中不侔，故舍虚而从实。治法宜清化痰热，平泄肝风。

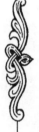

蝎尾末五分　羚羊角粉五分　万氏牛黄丸两粒（以上三味分次送服）　鲜竹沥四两（冲服）　川贝母三钱　广郁金三钱　法半夏三钱　化橘红二钱　珍珠母一两（先煎）　赤芍药三钱　牡丹皮三钱　云茯苓六钱　茯神六钱

二诊　十月十七日

服药后，即获神安入寐，厥逆之势已见平静，面赤亦退，脉滑数较缓，神志略觉安定，余证如昨。此厥虽戢而风依然，推其故，犹有风火痰涎蒙蔽心神之络，而致心肾失于交媾。是知欲交心肾，非先清化痰热不可，使郁闭者开，神明自安，然后口噤可开，遗尿可禁。若妄补留邪，与本病断不相宜。

万氏牛黄丸一粒 叶氏神犀丹一粒（以上二味研末送服） 羚羊角粉五分 （另开水送服） 牡丹皮三钱 赤芍药三钱 法半夏三钱 化橘红二钱 鲜竹沥三两（另冲服）胆南星二钱 苍龙齿一两二钱（先煎） 紫贝齿八钱（先煎） 远志二钱 怀牛膝三钱

三诊 十月十九日

前昨两夜，寐可落膈，神可安定，颜面抽搐已缓，并且口噤已开，见其舌苔黄糙垢腻，小便亦有知觉，惟仍感默默不欲语言，脉滑数，尚感阳脉太过，咳虽有痰，而又吐咯不易。以大势度之，痹中厥逆已随风邪痰涎之宣泄而下降，心肾脉络，其神气交会之道路因此亦能上下交通。

前方去神犀丹，加琥珀末、伽南香末各二分五厘，以安神宣郁，余守前法。

四诊 十月二十二日

舌体已能转动灵活，时欲言语诉说，而又謇涩不甚清晰，腑气多日未行，矢气频转极臭，小溲长利，色微黄，气臊臭，已能自禁，脉滑数亦转和缓，齿结血，舌苔黄垢，浊腻满布，此阳明之结热也。当濡润以柔养其血液，辛滑以疏利其气机。

羚羊角粉三分 （分二次送服）干地黄四钱 竹半夏三钱 辰远志二钱 制首乌四钱 橘红二钱 陈胆星二钱 蒸锁阳三钱 桑麻丸四钱（包煎） 牡丹皮三钱 生赤芍三钱 黑山栀三钱 怀牛膝四钱

服药后，两日间续得大便两度，深黄如酱色，溏硬不一。后经清养调理而愈。

【按】本例是中风重候，证情在虚实疑似之间，其辨证的关键，全在于舍弃了喑痱不语、遗尿不禁等似是而非的虚

象，而是根据口噤不开、痰鸣壅塞、心胸灼热如烙、脉情滑数、重按有力等表现，确定其为病由于实的证候。于是从风火痰涎论治，法宗牛黄丸以清心安神，重用竹沥、贝母、半夏、橘红、胆南星等清化痰热，羚羊角、珍珠母、芍药、丹皮等清肝息风，既无温补滋腻之留邪，又无风药散窜之伤正。如果实以虚治，则风阳痰涎上逆无制，后果则非常险恶。宋老认为中风多便秘，此为风淫化燥，血枯使然，用药当参酌于咸润、辛润之间，如苁蓉、锁阳、当归、黑芝麻等较为适宜。

中风脉浮洪滑——不是一定属热

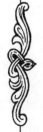

吕某　男　五十余岁

一诊　十一月十二日

有年之体，心肾两亏，营卫气血，偏枯不泽，月前风中于右，左半身不用，痿废无力，缓纵不收，口眼㖞僻，证属偏中。脉浮弦洪滑，重按又浮而不敛，虽未至散数，然究少根蒂。舌滑无苔，底质嫩红，舌本痿软无力，不能抵齿，足见津气亏损已极。鼻鼾、呵欠、遗尿不禁均属脱象，是为虚中。延逾月余，积方数寸，皆不中病。今拟《宣明论方》河间地黄饮子意，滋养肾气，摄纳浮阳，兼参化痰宣窍。

熟地黄六钱（上肉桂末六分拌打）　淡苁蓉四钱（沉香末四分拌打）　白归身四钱　首乌藤六钱　鸡血藤四钱　盐半夏四钱　新会皮三钱　野於术三钱　败龟板一两五钱（先煎）　花龙骨一两五钱（先煎）　茯苓神各五钱

另：西血珀末二分，伽南香四分，调服。

二诊　十一月十三日

据云自服昨方以后，自觉左半身有如虫行，蠕蠕随经络

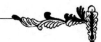

行走，食指竟获屈伸自如，语音较清，舌亦不若日前之萎软难伸，便溺亦知留意。惟脉浮未静，舌上略布白苔。总之心肾两虚，水火脱辐，未能一时来复。前方再参益肾强筋，清解血中之风。

熟地黄六钱（上肉桂末六分拌打）淡苁蓉四钱（沉香末四分拌打）白归身四钱　鸡血藤四钱　败龟板一两山茱萸三钱　左秦艽四钱　嫩钩藤六钱　川续断四钱　宣木瓜三钱　茯苓神各五钱

另：西血珀末二分，开水调服。

三诊　十一月十五日

前方二剂服后，自觉药到之处均感温暖如熨，左足亦能转辗屈伸，惟尚感缓纵无力。语音较清，舌苔浊嫩，脉情浮滑，略见缓和。

前方去秦艽，加鹿角胶四钱，龟板胶一两二钱（烊化冲服），两剂。

四诊　十一月十七日

进剂以来，逐渐见效，足膝已能转辗屈伸，手臂节骱亦渐有知觉。经云：掌受血而能握，足受血而能步。此之谓也。脉浮弦洪滑，大见和缓，舌红亦退，呵欠已止，目视亦较灵活。又云年届五旬，阳痿已久，昨夜之半，居然一度作强有力，未始非春阳回复之基。然阳欲其静，不欲其动，根未固而先动，此中尚宜潜藏。

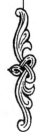

杭甘菊三钱　夜交藤五钱　盐半夏三钱　新会皮二钱　鸡血藤四钱　左牡蛎八钱（先煎）川续断四钱　宣木瓜三钱　桑寄生三钱　枸杞子四钱　归芍地黄丸一两（包煎）

四剂。

五诊　十一月二十二日

左手五指已能握物，手臂骨骺已能举动，左半身偏枯不遂渐能转侧，口眼㖞僻于右者亦较柔和，语音之謇者亦渐清晰，小溲遗而不禁及频数不畅之苦已大见减轻，心神肾志，冀其翕合，庶几阴阳不再脱辐。脉情尚感弦滑，舌苔略布黄浊，大便艰行。再参养血润燥通幽，拟地黄汤意。

熟地黄六钱　（沉香末四分拌打）　肉苁蓉四钱　（炙内金末二钱五分拌打）　当归四钱　赤芍药四钱　枸杞子五钱　首乌藤五钱　盐半夏三钱　鸡血藤三钱　桃仁泥四钱

【按】本证中风痿废之后，见鼻鼾、呵欠、遗尿、不语诸症，已及月余。脉情复得浮弦洪滑，似是里热浮盛之象，而重按软而不敛，显然属虚不是热，这是本证辨证的眼目。若以中风"五绝"而论，本证已具其三。犹幸未见绝汗如油，手撒口开，脉虽重按不敛，犹未见急疾坚大，方书谓中风之脉，浮缓小弱者生，急疾坚大者死，故本证未可弃去不治。初剂与大剂地黄饮子，大补心肾，使阴阳二气重复翕合，竟能一剂而偏废者即觉有如虫行，再剂而经络所过之处复觉温暖如熨，这就是药效初见、病情转机的征兆。

中风揭衣去被——不应一味用清

魏某　女　临顿路

一诊　四月四日

类中首分闭脱，闭者为痰涎气火之实，脱者为阴阳真元之虚。十日前，暴中神昏，迄未清醒，右手足偏废不用，左手则瘛疭抽搐，喉间并无痰声，而口张手撒，遗尿不禁。干呕时作，颧赤颊黑，时时揭去衣被，但肌肤并不灼热，此属浮游之火，无根之阳；胸膺颈项时微有汗，扪之粘手，是玄府腠理不为藏液之守；时作喜笑，亦心阳开而不合见象。脉

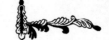

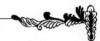

情濡细无神，尺部更觉不立，舌质枯萎。此为类中脱证。相延旬余，阴阳枢纽咸告脱辐。勉拟参附龙牡汤以固摄心阳，希神志转清为幸。

老山人参三钱　炙黄芪三钱　花龙骨一两　抱茯神五钱　制附片五钱（先煎）　五味子二钱　左牡蛎一两（先煎）枫石斛五钱　益智仁二钱　浮小麦六钱

二诊　四月六日

类中脱证，阴中之阳浮游移越，颧赤面黑为戴阳，揭去衣被为格阳，仅此稀微之阳，设不招之使回，纳之使安，则不独神无清醒之日，而阴阳终将离决不续。勉拟招纳浮游之阳，扶植涣散之神，昨夜尚能稳度。据云妄笑不作，颧赤较淡，胸膺颈项汗出亦止。今午诊得脉情濡细，惟舌本依然枯萎无华，精气神三者未立，证情尚属危殆。

老山参三钱　枫石斛六钱（二味另煎，分三次冲服）山茱萸六钱　枸杞子五钱　左牡蛎一两（先煎）　益智仁二钱　花龙骨一两五钱（先煎）　蒸锁阳六钱（沉香末拌）五味子三钱　磁朱丸一两半（包煎）　龟鹿二仙膏六钱（淡菽石拌炒成珠）

外敷法：盐附子八钱（打），淡吴萸六分（研），公丁香六分（研）。以上药末拌打成饼，贴两足心。

【按】本案为中风脱证，下元衰微，真阴枯竭，其揭衣去被，是虚阳外越，绝非清法所宜。阴阳有离决之势，此时如不挽救垂绝之阳气，则暴脱立至，危在顷刻。所以先用回阳救脱的治法作为应急措施。方用参附峻补元阳，龙牡潜纳浮阳，兼以五味子、浮小麦敛阴止汗，枫斛养阴救液。药后，病情有所好转，浮游的虚阳渐有回纳的迹象。但中风脱证，大多由于肾中真阴久虚，非一时所能恢复，用药不能不兼顾及之。所以在前方补阳的基础上，加入山萸肉、枸杞子、锁阳、龟鹿之类，兼补真阴真阳，这样"从阴以引阳，从阳以引阴"，务使阴阳不至离决。这是第二诊的立法主旨。附子、吴茱萸捣敷涌泉穴，有引火归原的作用。

中风因果相循——不拘一法医治

胡某　男　六十三岁　察院场

一诊　十月二日

脉滑弦数而有力，舌绛，苔糙而薄腻。平素头痛昏眩，心烦易怒。近感头晕恍惚，身如浮云，昏昏似睡，指麻身重，证属类中之兆。急以养肝息风，交媾心肾。

生首乌六钱　生白芍六钱　白蒺藜四钱　宋半夏三钱　茯神六钱　甘杞子五钱　女贞子四钱　嫩钩藤五钱　磁朱丸八钱（包煎）

二诊　十月四日

昨午内中跌仆，肢体偏废于左，口眼㖞斜于右，神志昏迷，目呆斜视，肝肾之阴下亏，心阳无制，肝风习动，痰湿阻络，精气神不能灌注灵窍，证属类中入脏危候。脉滑劲疾有力，舌鲜红，苔干黄而垢。肝肾精阴告竭，虚风蠢动，一至呃汗则难矣。宗河间地黄饮子而变其制。

鲜霍斛六钱（另煎）　竹沥三两（冲服）　甘杞子六钱　天竺黄五钱　嫩钩藤六钱（后下）　鲜生地八钱　山萸肉三钱　白蒺藜五钱　制首乌八钱　净远志四钱　左秦艽五钱

另：羚羊角粉五分，猴枣（研末）三分，开水送服。

三诊　十月五日

昨进地黄饮子加减，养肝肾之阴，以引巅顶之风阳，参息风化痰，以清脑府之元神。服后尚能相安，今晨下肢略能转动，惟昏昏嗜睡，呵欠时作，仍属少阴见证。少阴者，心肾也。神明尚在昏蔽之中，脉滑，舌苔黄垢厚腻，时而骱齿作声，险证未脱，再宗导痰合解语煎。

羚羊角粉五分　竹沥三两（两药分二次冲服）　制胆星三钱五分　化橘红三钱　嫩钩藤六钱（后下）　磁朱丸一两五钱（包煎）　甘杞子四钱　姜半夏三钱半　净远志四钱　明天麻三钱　石菖蒲二钱　沉香屑二钱　白蒺藜四钱

四诊　十月七日

神志较前清醒，但舌音尚不清晰，嗜卧而不落眿，口㖞流涎，呵欠频作，头痛。再以交心肾而安心神，能得肾之精气、脑之元神不再脱辐，则偏废之局，桑榆可守。

前方去磁朱丸、白蒺藜、沉香屑、石菖蒲，加上川连八分，肉桂六分，两剂。

五诊　十月九日

经治以来，脉象渐转缓滑，向之弦劲有力者已减八九，神志渐清，呵欠亦稀，言语亦能有序，头痛亦减，舌苔垢腻。今于扶养肾阴之外，再以化痰息风，清泄气络。

上川连八分　鲜竹沥三两　化橘红八分　鲜菖蒲一两二钱（打汁冲）朱远志四钱　嫩钩藤六钱（后下）　生白芍四钱　枸杞子五钱　灵磁石一两（先煎）　酸枣仁六钱

六诊　十月十二日

上方服三剂，诸证继续好转，目视能转动自如，胃气渐醒，能思饮食。惟舌苔中心转白，上罩灰腻，满布不松，时有嗳气。前法参芳淡和胃之品，调理至十一月十四日而停药。

【按】虚邪贼风之中人也，东垣谓得之劳倦内伤，河间谓气火燔灼，丹溪谓蕴热蒸痰，宋老则明确指出："中风之成，虚、痰、风、火，因果相循，决非一端。治疗不出补虚

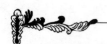

清化息风范围。然具体施治，则各有侧重不同。"本例患者平素头痛昏眩，心烦易怒，肝肾之阴下亏，阳亢无制。脉滑劲疾，舌红苔黄，头晕恍惚，身如浮云，昏昏似睡，指麻身重，是痰火内扰、虚风蠢动之兆。不出所料，翌日即跌仆昏迷，半身不遂。风阳痰火上亢，脑府元神受损。在整个病程中，虚、痰、风、火错综复杂，此起彼伏。治疗取效的关键，是宋老能根据病情的演变，采用不同的治法，或急以养肝息风，或重在补肾开窍，或偏于清化痰热，或主以交通心肾、或以参芳淡和胃，方随证变，终非死守一法而治。

中风郁怒所致——不得一贯息风

王某　女　桃花坞

一诊　八月九日

高年心胸抑郁，昨日突然跌仆，病由郁怒而致。今舌强难言，右手偏废不用，口眼㖞斜，时或惊狂不安，时或昏愦不灵，频作太息，懊侬不可言喻，时时以手按额，脉右关小紧而涩，左寸关虚涩，两尺虚软，舌苔黄白薄腻。证属气中。进昨剂（前诊已佚），呵欠头汗已减大半，欲语而舌音不清，肝郁气逆，痰随气升，经俞为之阻蔽，心脑气道不相承接，神明无以会合。凡中风无论真、类，神气智慧，要以三日为期，久昏不醒者，未易图也。证情尚在险途，勉拟调气化痰，通灵开达。

牛黄清心丸一粒　沉香末四分（开水送服）　胆南星二钱　制穹术二钱　乌药三钱　明天麻三钱　仙半夏四钱　龙贝齿各一两（先煎）　远志二钱　化橘红二钱　制香附三钱　辰茯苓六钱　鲜菖蒲八钱　（打汁冲服）

二诊　八月十日

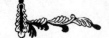

刻诊脉情如前，两尺仍感不起，呵欠大减，额汗已止，神志渐清。症由郁怒而起，怒则伤肝，痰气互结，气不舒展则痰浊不化，神明出入之道亦无通达。大便未行，矢气转而不畅，治宗前法加减。

川连六分　化橘红二钱五分　远志二钱五分　广郁金二钱　制香附三钱　石菖蒲二钱　仙半夏四钱　乌药五钱

另：沉香四分，磨汁冲服。

三诊　八月十二日

症情日臻佳境，脉右寸关尚感虚涩，舌苔薄黄，大便已通，但经此巅厥，神志尚觉呆钝，咽喉仍感吞吐不便，痰出不利，证系痰涎郁闭，神气灵机两不承接。治再蠲除痰涎，交通神气出入之道。

川连八分　天南星一钱　茯苓八钱　象贝母四钱　化橘红二钱　仙半夏五钱　秦艽二钱　珍珠丸四钱（包煎）　细辛三分　白金丸二钱五分（包煎）　远志二钱

两剂。

四诊　八月十四日

神情举动渐复常度，舌系尚依斜于左，出音不清，咯痰不爽，风痰未净。

前方再服六剂。

【按】气中是中风病比较少见的类型之一，本案辨证的主要依据：第一，在病因上，由于平素情志抑郁，加上大怒之后，气逆痰升，风阳上亢，才成卒中；第二，症见胸闷太息，懊侬异常，气机郁结之象十分明显；第三，脉情小紧而涩。审证求因当以肝郁气逆为本，肝风痰热为标，与阴虚火炎、风阳上亢、痰热壅盛的中风有所不同。古人说："治风者以理气，气顺则痰消，徐理其风，庶可收效。"这句话并

不适用于所有中风病的治疗，但对于本案来说，这样的治疗步骤是非常恰当的。因此，本案用顺风匀气散（《苏沈良方》）合涤痰汤（《济生方》）加减化裁。其中沉香、乌药顺气降逆，香附疏肝解郁，陈皮、半夏、胆星利气化痰，菖蒲、远志开窍安神，更由于气郁之痰多与脾湿有关，故用苍术、茯苓益脾燥湿。肝气上逆必致风火亢盛，故用龙贝齿、天麻之类镇肝息风，并以牛黄清心丸加强开窍醒脑的作用。

二诊以后，不但气机得到舒展，而且心神渐复，肾气渐立，病情趋向稳定。案中说"凡中风不论真、类，神气智慧，要以三日为期，久昏不清，未易图也"，确是经验之谈。今三剂而神渐清醒，这是本证所以能较快恢复的机兆。有学生问在第三诊方中用细辛的作用是什么，按细辛为手少阴引经药，其气辛香，用以佐星、夏、菖蒲，祛心经蒙蔽之痰，且用黄连清心经之热，兼制细辛之温，一温一寒，相反相成，恰到好处。

本案以调气化痰为主，与治疗一般中风不同，平肝息风药用得很少，只处在佐使地位，但是同样取得较好的疗效，使这危重病症转趋坦途，充分说明了"辨证求因"在中医临床上的重要作用。

眩　晕

眩晕之病，在内脏主要与肝肾相关。肝是风木之脏，体阴用阳，肝阳上亢，风火上炎，干扰清窍，或肝血虚衰，不能上荣巅脑，都可发为眩晕。正如《内经》所谓："诸风掉

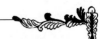

眩，皆属于肝。"脑为髓海，髓海不足常致昏眩，此与肾精虚亏的关系最为密切。也有痰浊阻遏清阳，而致眩晕泛吐，即朱丹溪所谓"无痰不作眩"。因此眩晕证的病因病机，不外风、火、痰、虚四个方面，临床以风阳上亢和肝血虚亏比较多见。在辨证方面，宋老常注意本病的标本虚实，医案中多有体现。所以在治疗方法上，非常重视对阴阳的调整和标本的处理，如下列章、冯两案，按语中已有详细论述。常用治法主要有平肝息风、益阴潜阳、养血益气、滋肾柔肝、清化痰热、祛除风痰等。另外，心主神明的状态，对肝阳、风火也有很大影响。所以在案中常提及"心神为之不安"、"心烦不寐"，而兼用镇静安神之品，要求"寐安神宁"，有助于肝阳、风火之平息。

血虚眩晕——养营补血，祛风润燥

章某　女　西善长巷

一诊　八月初一日

脉情虚浮不敛，舌苔干垢起裂，血虚为本，气郁为标。面少华色，触事惊恐，眩晕昏冒，时有耳鸣，心烦少寐。《灵枢》云："髓海不足，则脑转耳鸣，胫酸眩冒。"血虚不能上荣，亦为髓海空虚之因。而又腑行艰难，小溲涩赤，宜消补并进。

白归身三钱　奎白芍五钱　干地黄四钱　川芎一钱一分　女贞子五钱　黑巨胜五钱　明天麻二钱　橘白络各二钱　茯苓神各五钱　麻仁丸八钱（包煎）　炙黄芪二钱四分

二诊　八月初五日

津气营血枯槁，心神为之不安，脉情浮虚不敛，纯属血虚见证。服前方寤寐较安，腑行较畅，小溲浑浊者较清。惟

以数日不大便，粪中夹血，仍是血枯肠燥所致

枸杞子三钱　杭白芍四钱　白归身三钱　女贞子五钱
明天麻三钱　黑巨胜六钱　柏子仁五钱　松子仁三钱　炙橘
络一钱二分　麻仁丸五钱（包煎）　桑椹子四钱　茯苓神各
五钱

三诊　八月十六日

脉濡数，营虚血少之体，素患眩晕失眠，并且胃阳不
展，胃浊易于停留。养营补血，是为治本之法；宣畅胃阳，
又为治标之变也。两者皆不可缺。舌苔干燥垢浊较退，头眩
耳鸣已减，寐安神宁，诸恙均瘥，治再缓调。

枸杞子四钱　桑椹子四钱　干地黄四钱　白归身四
钱　杭白芍三钱　杭甘菊三钱　酸枣仁四钱　远志肉二钱五
分　茯苓神各六钱　夜交藤五钱　越鞠丸四钱（包煎）　保
和丸三钱（包煎）

四诊　八月十七日

头为诸阳之会，《素问》云："头者，精明之府。"而头
目视听之精明，全赖气血之上荣。《灵枢》又云："血者，神
气也。""血脉和利，精神乃居。"所以神明之用，以血为体。
高年劳累过度，气血耗衰，心脑之供养不足，多年来眩晕时
作，目黑头旋，每以骤然起立为尤甚。即景岳所谓："头眩
之病，上虚证也。"更以夜不安寐，昼不精明，神疲不振，
头目益感昏蒙，总为营血虚亏之所致。然而胃阳困遏，则中
焦之滞积转增，脾津不濡，则腑行之传导唯艰。谷气不清，
亦难资生气血，是以欲补气血之虚，正不可忽此兼理阳明之
实也。拟丸方如下：

干地黄二两　白归身二两　奎白芍二两　川芎一两　炙
黄芪三两　何首乌三两　紫丹参三两　西血珀三钱五分　真

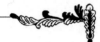

玳瑁五钱　酸枣仁二两　甘杞子三两　女贞子一两五钱　远志一两二钱　云茯苓二两五钱　云茯神二两五钱

以上十五味各研末候用。

合欢皮二两　广佛手二两　天门冬二两　柏子仁三两　越鞠丸二两　保和丸四两　大麻仁三两　全瓜蒌四两

以上八味同煎二次，将二次药汁合并，浓煎取汁，再取药粉泛丸。每日口服二次，每次二三十丸。

【按】本证为血虚所致的眩晕。但在一个具体的病患中，往往是不单一的，本证由于中焦又有气郁积滞，舌苔干垢，形成了虚实相兼的证候，给辨证带来了复杂性。在这虚实之间，宋老认为"血虚为本，气郁为标"，治疗上采取了以补血为主的标本兼顾的方法。正如案中所云："养营补血，为治本之法，宣畅胃阳，又为治标之变，二者皆不可缺。"在治本方面以四物汤加黄芪补血益气，益气就是为了加强生血的效果。在治标方面初以麻仁丸润肠通便，继以越鞠丸宣畅气郁。方中又用黑巨胜（黑芝麻）养血润燥，既治虚风头晕，又能润肠通便，对本证可说是"标本"兼顾。刘完素说："治风先治血，血活则风去。胡麻（即黑芝麻）入肝益血，故风药中不可缺也。"

阴阳两虚昏眩——肝肾并补，调燮阴阳

冯某　女　西海岛

一诊　八月二十二日

脉弦涩不畅，舌淡灰而腻。头目昏花，眩晕欲仆，竟有不能自主者。向患心脏虚衰，易于心悸怔忡。近则两足痿弱，不良于行，肌肤浮肿，有时面赤足冷，是肝肾亦有所不足，阳虚不能温化水湿。言语则舌尖觉辣，夫言为心声，舌

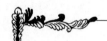

为心苗，是则心阳扰动，辣为辛味，火之变也。本证心虚为病，肝肾下虚，风痱之基，万勿忽视。

大熟地三钱六分（沉香末一钱二分拌）　山茱萸四钱　怀山药四钱　茯苓神各四钱　灵磁石一两二钱（先煎）　生牡蛎一两二钱（先煎）　杜仲三钱　怀牛膝三钱　肉苁蓉三钱五分　制附子一钱二分

二诊　八月二十四日

人身阴阳，宜既济而不宜相离，既济则阴阳一体，相离则阳气浮越。今肝肾下虚，头目昏眩，恶见日光，虚阳上扰，颇有眩仆痱中之危。而心脘不畅，痰涎凝郁，亦为神思摇惑之因。下肢痿弱，足跗浮肿，脉情弦涩，尺脉更觉细软无神，舌色淡灰，阳虚不运，于此益著。服前方颇合机宜，再进一筹以继之。

甜冬术二钱五分　茯苓神各六钱　杜仲三钱六分　怀山药四钱八分　山茱萸三钱六分　盐橘络一钱二分　怀牛膝三钱　甘杞子四钱　煅牡蛎一两（先煎）　辰远志三钱　石决明一两二钱（先煎）　磁朱丸一两二钱（包煎）　制附片一钱二分

三诊　九月初一日

脉濡涩，舌淡霉，肝肾阴阳皆亏，不能维护足之三阴，所以痿软而不便步履也。下虚则上冒，心神不能安居其位，眩晕昏花，失眠怔忡，烘热足冷。一阳潜动，恐有痱中之基。进剂以来虚阳渐靖，眩晕渐平，心神较安。大便不畅，又当参以咸寒。

肉苁蓉四钱（沉香末八分拌）大熟地三钱　制首乌四钱　甘杞子四钱　川续断三钱六分　炒冬术三钱　茯苓神各五钱　磁朱丸一两五钱（先煎）　生牡蛎一两二钱（先

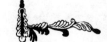

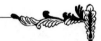

煎） 石决明一两二钱（先煎） 盐橘络一钱二分 制附子一钱二分

【按】本案是肾阴肾阳两虚的眩晕证。肾气虚衰于下，虚阳浮越于上，故为眩晕昏花、两足痿弱的症状。而且阳虚不能温化水湿，所以有肌肤浮肿、舌苔淡灰等征象。治疗方法主要是调燮阴阳，养阴与补阳同用，熟地、山茱萸、山药益肾阴，附子、苁蓉温肾阳，使阴阳相济，肾气充盛。同时佐以磁石、牡蛎潜降虚阳；牛膝、杜仲益肝肾、强筋骨；茯苓、茯神行水宁神。以后两诊在此治疗原则下进退加减，不仅眩晕、怔忡、不寐、面赤烘热等虚阳上浮现象得以平静，跗肿足痿亦渐消退。另外，宋老用沉香与熟地同拌，两药同入肾经，一阴一阳，一滋一降，起到了相反相成的作用，对治疗阴虚阳浮、上热（虚）下寒的病证，如眩晕、气喘等，都有较好疗效。

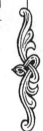

痰热眩晕——苦降泄热，清化痰浊

倪某 女 养育巷

一诊 五月二十二日

脉情弦涩，舌苔黄浊，阳明清浊不分，肝阳夹痰上升。头眩目黑，耳中蝉鸣，动则天旋地转，甚则呕吐稠涎苦水。初醒之时，不能起坐，坐则眩仆。治宜苦降泄热，清化痰浊，宗黄连温胆法。

姜川连一钱二分 法半夏三钱 炙广皮二钱 制苍术二钱五分 净远志二钱 姜竹茹三钱 云茯苓五钱 黄白菊各三钱 夏枯草二钱五分 朱龙齿八钱（先煎） 明天麻二钱

二诊 五月二十四日

头眩目黑，视物皆转，几欲晕仆，风阳上冒巅顶，痰浊

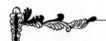

困扰阳明，胸脘烦闷，苔黄口苦，是则欲平肝阳，当先清化痰热。进前剂眩晕泛吐渐平，再进一筹以继之。

姜川连一钱　姜山栀三钱　淡干姜八分　净远志二钱　法半夏三钱　炙广皮二钱　广佛手二钱　炒竹茹三钱　云茯苓五钱

【按】痰浊上蒙清窍，可以导致眩晕，古人称为痰晕。朱丹溪以"无痰不作眩"立论，认为痰湿中阻，清阳之气不升，脑府失荣，可致眩晕。宋老指出本案是"肝阳夹痰上升"，头眩目黑，口苦泛恶，呕吐稠涎，舌苔黄浊，痰涎不去，清窍难以宁静。所以又说："欲平肝阳，当先清化痰热。"方用黄连温胆汤和定眩饮法加减化裁，黄连苦泄胆胃之热，天麻、龙齿息风镇肝，半夏、陈皮、竹茹化痰止呕，夏枯草、菊花疏风清肝，同时佐以远志化痰安神，苍术燥湿行气，茯苓渗脾经之湿，为风阳、痰热合治之法。

风痰昏眩脑鸣——祛风痰，宣清阳

童某　女　十全街

一诊　五月二十三日

巅脑昏眩作胀，如蒙如裹，牵引不易转动，自觉脑中唧唧如虫鸣，震荡不宁，胸脘痞闷不畅，夜寐不能安神，有时则烘热眩冒。脉情弦细，舌苔淡白灰腻，频泛黏涎腻沫，且有恶心。证属痰涎上扰巅顶，而肝督又有风以鼓之。宜化痰以宣通清阳，安镇以平肝息风。

明天麻二钱五分　白蒺藜三钱　石菖蒲四钱　制南星一钱五分　姜半夏三钱　制白附子一钱二分　化橘红二钱　淡干姜六分　磁朱丸八钱（包煎）　怀牛膝三钱　茯苓神各六钱

另：琥珀多寐丸一钱，开水送服。

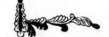

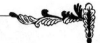

二诊　五月二十八日

巅脑晕重，如蒙如裹，阳气不能充养督脑，脑后巅顶自觉唧唧有声，震荡不已。胸脘痞闷，时泛黏沫，脉情弦细，舌苔灰腻，必有痰湿浊邪阻遏，胃阳不展，清阳不升。前方服四剂，脑鸣较静，昏眩减去其半。镇静之中，参芳通以宣化重浊之邪。

制苍术二钱　制川朴一钱　制远志二钱　石菖蒲三钱制南星二钱　制半夏三钱　明天麻二钱　化橘红二钱　广藿香三钱　佩兰叶三钱　磁朱丸一两二钱（包煎）茯苓神各五钱

二诊　六月三日

风痰上扰清阳，眩晕脑鸣，频发不已。进剂以来，头晕已退，脑鸣亦减，吐痰尚有恶心，胸脘尚不舒旷。脉情弦缓，舌苔薄白微腻。中焦痰湿未净，胃阳不克宣通，治再宣化痰浊，参以行气和胃。

制苍术二钱　制川朴八分　广陈皮二钱　法半夏三钱　白茯苓四钱　姜竹茹三钱　明天麻二钱　白蒺藜三钱　佩兰叶二钱　江枳壳二钱　灵磁石一两二钱（先煎）

【按】痰浊是引起眩晕的主要病因之一，但是痰有痰热、痰饮、风痰等不同性质的痰，所表现的证候不同，治疗也有差异。上一例是痰热上蒙清窍，所以用清化痰热的方法治疗。本例是风痰上扰，而且舌苔灰腻，脾湿较重，导致清阳不升，胃阳不展，头眩脑鸣，泛吐痰涎。治疗须化痰息风。天南星、白附子是治疗风痰的要药，天南星燥湿、化痰、祛风，白附子祛风痰而温性较重。《仁斋直指方》白附子丸中用白附子、天南星、半夏、天麻等"治风痰上厥，眩晕头痛"。宋老参用这一方意，用以上四药为君，另外加用磁朱丸、琥

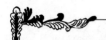

珀多寐丸、茯苓、茯神等平肝镇静，干姜、橘红宣通胃阳。又以石菖蒲除痰、开窍、化湿，《本经》谓其"通九窍，明耳目"，又治头风、耳鸣，故用作佐使之药。第三诊 病情已基本缓解，继续以健脾化湿、和胃化痰治其本。

肝　风

　　肝风内动的病证称为"肝风"。肝主筋，热剧、血燥都能生风，风动则引起眩晕、瘈疭、痉厥等症状。这就是《素问·至真要大论》所说的"诸风掉眩，皆属于肝"。《临证指南医案》专立"肝风"门。华岫云对肝风病机说得比较详细，他说："肝为风木之脏，因有相火内寄，体阴用阳，其性刚，主动主升，全赖肾水以涵之，血液以濡之，……倘精液有亏，肝阴不足，血燥生热，热则风阳上升，窍络阻塞，头目不清，眩晕跌仆，甚则瘈疭痉厥。"治疗都用养血益阴，平肝息风，或清热凉肝，镇痉息风。本节所选宋姓一案，就属于华氏所说的血虚肝风证。但是临床除了血虚、热盛之外，真阳衰微也可引起肝风，这就是下面穆氏一案，可为临床医疗的借鉴。

营虚肢麻——益气养血，祛风和络

宋某　男　吴江

一诊　八月三日

　　四肢口唇皆麻，舌本亦麻。《素问》云："营气虚则不仁。"今脉情濡细，舌淡红少苔，气营两虚，头晕少寐，惊

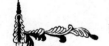

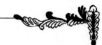

悸怔忡，肝血衰少，不能充养络脉，而致虚风习动。进养血息风，据云寐时较安，头晕亦减，惟肢体口唇麻木依然。今于养血之中，参以和阳活络。

明天麻二钱　刺蒺藜三钱六分　左秦艽三钱　怀牛膝三钱六分　干首乌一两　干地黄八钱　潞党参四钱八分　生赤芍四钱　当归三钱　炒枣仁五钱　嫩钩藤五钱　（后下）鸡血藤胶五钱　（另冲）

二诊　八月七日

脉情濡沃，舌淡红不泽，气营两虚，百脉弛纵，营卫阴阳不能揆度常规，其气涩，其行滞，络舍空虚，所以内风习动，此麻木之由来也。进养血和阳，麻木稍减，怔忡眩晕亦瘥。再进一筹以继之。

干地黄八钱　干首乌一两　白归身三钱六分　潞党参四钱　炒枣仁六钱　白蒺藜四钱　明天麻二钱　左秦艽三钱　怀牛膝三钱六分　桑寄生四钱　鸡血藤胶五钱（另冲）　地龙三钱

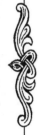

三诊　八月十五日

舌上渐生白苔，脉情濡软，连进养血息风之剂，眠时较长，麻木之势大减，怔忡惊悸诸苦亦得宁静。惟是神志既夺，心阳亦衰，督脉交感，失于维护，此神疲痿弱之所由来也。

鹿角霜八钱　干首乌一两　干地黄六钱　白归身三钱六分　炒枣仁五钱　左秦艽三钱　白蒺藜四钱　明天麻二钱　嫩钩藤六钱　桑寄生四钱　赤芍药四钱

【按】本证肢体麻木，眩晕少寐，是内风习动的现象，而脉搏濡细，舌淡红少苔，又是血虚气弱的反映。因此，参考河间大秦艽汤法，以归、芍、地黄、首乌、党参养血补气，鸡血藤胶养血活络，天麻、蒺藜、秦艽、钩藤息风平

肝，而枣仁安神，也有助于风阳的平息。二诊　加地龙以加强息风和络的作用。

虚风搐搦——温补真阳，引火归原

穆某　男　山塘街

一诊　五月十二日

病逾旬日，热势解而复作，往来不已，神气大惫，面色萎黄，手肢瘛疭，阵阵抽搐，舌苔糙黄白，垢腻起裂，脉细数，左部稍弦，便下溏薄，中土不立，肝风内动，深虑喘变。

焦白术一两二钱　甜桂心五分　炒白芍五钱　炒山药六钱　炙甘草一钱二分　春砂仁一钱二分（后下）　云茯苓四钱八分　炒泽泻四钱　淡吴萸三分

二诊　五月十四日

两进桂枝甘草汤，温阳化气，面色仍属萎黄不泽，神气不振，闭目糊语，手肢瘛疭搐搦，身热颇高，达百有三度（华氏）。舌苔黄垢中灰，脉关尺两部见散象。按脉经云，左寸心脉，浮大而散，右寸肺脉，短涩而散，平脉也。今关尺见散，右部更甚，是脾与肾命元阳将绝，根本脱离之象。考其病前，素嗜杯中物，太阴之伏湿弥漫，足使下焦真火陷于耗浮之境。真火一衰，阴水泛滥，水火不能相交，故神气昏愦，而梦寐失常，且足跗浮肿也。以五行论则土藉火生，滋荣万物，火既将息，土岂不惫。土虽被制于木，亦能滋生其木，木无土气相助而能欣欣向荣者未之有也。此所以虚风跃跃，手肢搐搦也。急急引火归原，复兴真阳，以合《内经》阴盛格阳之法。

金液丹一两二钱（包煎）　制附片三钱六分　淡干姜一钱五分　炒白芍五钱　五味子一钱五分　土炒白术一两二

钱　酒当归五钱　破故纸五钱　肉桂末三分（冲入）　生龙齿七钱（先煎）　煅牡蛎一两二钱（先煎）

三诊　五月十五日

大剂固本回阳后，神气尚佳，肢搐已平，梦呓亦少，脉来微软，散象较减，舌灰亦化。惟呃逆骤起，不能自已，呃则万神俱休，诸气悉萎，此乃本证之大恶候。良以下焦之真元不纳，中焦之阳气虚浮，五脏之玄机沦陷，六腑之妙化将绝也。《内经》曰："热之而寒者取之阳。"王太仆曰："热之不热，是无火也。"仍从此处立法。

金液丹五钱（包煎）　黑锡丹七钱（包煎）　灵磁石二两四钱（先煎）　制附子三钱六分　肉桂末一钱（冲）　淡干姜一钱五分　五味子一钱五分　炒白芍五钱　土炒白术一两五钱　壮坎气一条　炙枣仁四钱八分　炙杞子四钱八分　朱茯苓神各四钱八分

四诊　五月十七日

用《内经》反治法后，应如桴鼓，热势大退，神情转佳，梦呓间或尚有，呃逆已减，舌苔逐日而化，脉来微软带弦。阳气初立，虚波未平，仍宜前法为治，盖恐阳气立而复陷也。

前方去茯苓神、坎气，加怀山药五钱，炒党参一两，大红枣五个。

五诊　五月十八日

舌苔日化一日，脉仍微软，神情尚佳，呃忒未除。晨起忽觉咽关哽痛，午后又便下带血，然此系闻诊所得，更以望问相参，则见粪中并无血痕，咸属黄色溏垢，所谓血者，或系带出少许也。至于咽痛，则在初时得之，一俟水饮入口，尚觉和润。管窥所得，本证咽痛，非实热可比，盖体虚津难遍润耳。今日投剂，大致升阳津以润玉关，万不可大剂寒

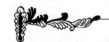

凉，重踏覆辙也。

熟地黄一两二钱（沉香末一钱拌） 煅磁石一两五钱（先煎） 炒白芍五钱 阿胶珠五钱 土炒白术一两五钱 炒党参一两二钱 荔枝核三钱六分 柿子蒂七个 刀豆子三钱 带皮苓五钱

六诊 五月十九日

昨服药后，气逆呃忒已得平定，便血未见，转为五更泄泻，犹幸神情渐复，苔转黄厚，脉来微软，左部带弦数。五更泻系下焦火衰，糟粕不化，健运失司也。是以本证咽关晨起燥痛，亦属阳津未能上承，依然阳衰之象，毕然呈露。未可认为咽痛阴虚，而重投滋腻也。《内经》曰："形不足者，温之以气；精不足者，补之以味。"所谓因其衰而彰之之义也。当阴阳两补，双管齐下。

附桂八味丸一两二钱（包煎） 金液丹五钱（包煎） 噙化丸一粒（另研冲服） 干地黄一两二钱 生白芍五钱 西洋参五钱 炒党参五钱 清阿胶一两（烊化） 五味子二钱四分 金樱子四钱八分

七诊 五月二十日

阴阳两补后，呃忒已停，肾气亦实，胃气渐渐而苏。惟咽喉尚燥，并不红肿，依然阳津阴液未能上承，一至云升雨降，自然沛然润泽。舌苔续化，脉细。前剂屡效，自当前法再进。

四神丸一两二钱（包煎） 附桂八味丸一两二钱（包煎）香砂六君丸一两二钱（包煎） 清阿胶一两二钱（烊化）生鳖甲一两二钱 干地黄一两二钱 生白芍五钱 蜜炙黄芪三钱六分 潞党参五钱 左归丸四钱八分（包煎） 五味子二钱四分 怀山药五钱 酸枣仁四钱八分（炙）

八诊　五月二十三日

诸恙悉痊，胃气颇旺，舌苔化薄，喉关亦润，脉之细微者亦振，惟皮肤经络作痛，四肢无力，此亦大病后必然之途。况元虚经络失养之后乎。

血鹿茸一分（研末另送）　附桂八味丸一两二钱（包煎）　补火丸六钱（包煎）　香砂六君子丸一两二钱（包煎）　破故纸五钱　清阿胶一两二钱　龟板胶一两二钱　五味子二钱四分　炒白芍五钱　蜜黄芪四钱八分　潞党参四钱八分

【按】阳虚引动肝风是临床上少见的证候，此证由于脾阳衰微，命门元阳将绝，根本不支，导致肝风内动，神糊抽搐。同时又身热很高，苔黄中灰，类似热象，辨证非常困难，极易引入歧途，造成误治。本证辨证的关键主要在于脉关尺两部见散象（散脉是无根之脉，轻按浮散不敛，重按则无，见于病情垂危之时），是脾肾元阳将绝之征；其次是神气大怠，面色萎黄；再次是大便溏薄。火土衰微，木失土气相助，所以"虚风跃跃，手足搐搦也"。方用《局方》金液丹，是一味硫黄，能补命门真火不足；附、桂、干姜温阳散寒；龙齿、牡蛎镇肝风；白术补脾土；五味收耗散之气；破故纸温肾治泄。综合为温补真阳、引火归原之剂。三剂而肢搐平，五剂而身热大退。但三诊时起呃逆，五诊时起咽痛，六诊时又转五更泄泻，可谓虚波迭起，都能在正确辨证下，化险为夷。其中六诊以后，阳气逐渐建立，用药亦渐转阴阳两补。

宋老指出："病之有征象可见者，莫若症。症者，形于外者也。然有极尽其迷离扑朔之幻者，又有至不可凭者，亦莫如症。盖形于外者，固同一症，而内因之为寒为热，为虚为实，其中阴阳错综，六气胜复，将有千头万绪，而无一同

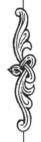

者矣。故于四诊之中，需求其真。求真之法，不在外境，而在内因。"这就是辨别证候寒热真假的重要性。本证不以外症见惑，而能独求其真，非有卓见和胆识者不能至此。

宋老又说："本证的脉象，是辨证的重要依据，如案中一则曰脉细，再则曰关尺虚散，三则曰脉微，此所以断之为脾肾元阳衰微。然而另一方面，在八诊之中，又三见左脉带弦，此本证之所以一阳犹存也。一阳者，生阳也。这就是仲景阳明篇所谓'脉弦者生，涩者死'。此中隐微易忽之处，尤须细心领会。"

头　痛

头痛是一个常见症状，可见于多种急慢性疾病。某些外感初起常可引起头痛，可根据外感时病进行辨证施治。关于内伤杂病的头痛，则有肝郁化火、肝阳上亢，或阴虚于下、阳亢于上，他如风寒、风热、痰湿、血虚、血瘀等等，都可引起头痛。由于头痛的病因、证候复杂，所以宋老在病案中的辨证分析上非常细致，很有指导意义。

血虚头痛——养血和络，清泄肝胆

陆某　女　砂皮巷

一诊　十二月四日

脉弦细短涩，仅得寸关二部，舌光嫩淡红，血虚则肝络失养，气郁则经脉阻滞，肩背腰脊胸膺四肢无不攻注疼痛，尤以头为诸阳之会，十二经络无不上系巅顶，络于脑后，故

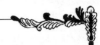

头痛巅疾为犹甚也。时欲作恶，溲下觉热，肝胆不得疏泄，气机不和。急以清泄肝胆，和其经络，是为要着。

白蒺藜四钱八分　嫩钩藤六钱（后下）　当归三钱　生白芍六钱　川芎二钱　甘菊花四钱八分　丝瓜络四钱八分　灵磁石一两二钱（先煎）　云茯神六钱　水竹茹三钱

另：琥珀多寐丸一钱二分，淡盐汤送服。

二诊　十二月六日

营血虚衰，外则不能荣于四肢筋脉，内则不能荣于五脏六腑。盖脑为髓之海，元神之府，神明之通会也，因用脑过度，血养不足，故头痛为尤甚。平素经来衍期，量少色紫，亦血虚之征。服前方，据云向之郁阳浮越于上者，竟能引导而下，酣然入寐，盎然和畅，头痛巅疾、时欲作恶诸苦皆瘥。然厥者不难平，而血之虚者实难复，故昨夜虽能入寐，而梦境纷繁，心悸悬宕，心阴心阳，不能相偶，仍偏亢而未能相济也。脉弦细短涩，仅得寸关两部，舌光嫩无苔。总之风阳之不静者，神明之不安者，当责之营血之衰少。甘酸养营，为不能缓矣。

制首乌四钱八分　白归身一钱八分　生白芍四钱八分　川芎二钱　甘杞子四钱八分　杭甘菊四钱八分　柏子仁四钱八分　抱茯神四钱八分　灵磁石一两二钱（先煎）　天门冬二钱四分　炙龟板一两二钱（先煎）　朱茯苓四钱八分

另：琥珀多寐丸一钱二分，淡盐汤送服。

三诊　十二月十日

进大剂甘酸养阴益血，不独胃气安适，且心得其养，神得其安，自云心中既不空洞，又不闷胀，诸恙皆蠲。盖虚而进补，谁曰不然，然其大剂小剂以适为度，其中自有分寸。刻诊脉情濡软，舌苔略带浊腻。药既见效，再进一筹。

天门冬二钱四分　柏子仁四钱八分　酸枣仁六钱　枸杞

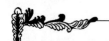

子四钱八分　干地黄六钱　当归三钱　干首乌四钱八分　炒山药四钱八分　茯苓神各四钱八分　杭甘菊六钱　灵磁石一两二钱（先煎）　料豆衣四钱八分　炙龟板一两二钱（先煎）

四诊　十二月十六日

日前偶感风热，头痛又作，进清解轻透，参养血和络，一剂而其痛立止。而发际脑后，滋水结痂颇多，盖其营分之热有此出路。然巅顶为诸阳之会，风阳蠢动，可见一斑，亦属肝失血养，热侵营分。进剂以来，诸恙皆蠲。今次经行亦能应期，腑行日通，舌苔浊腻亦清，脉濡。血虚为本，血热为标，风阳又为标中之标，三者会而通之，方从此处着手。

大生地八钱　生首乌四钱八分　荆芥二钱　丹皮三钱　奎白芍四钱八分　清阿胶四钱八分　白归身三钱六分　川芎二钱　柏子仁四钱八分　茯苓神各六钱　怀山药六钱　甘杞子四钱八分　酸枣仁四钱八分

【按】本案初诊据脉情、舌质及症状而论，这是一个肝血不足、风阳上扰、胆经有热、心神不宁的证候，所以处方在当归、白芍、川芎等养血之外，佐以白蒺藜、钩藤、甘菊清泄风热，竹茹清胆胃痰热。初诊虽未谈及不寐，但据二诊所述可知有风阳上扰、心神不宁之证，所以方中另用琥珀多寐丸、磁石、茯神平肝安神。二诊、三诊风阳上亢之势已平，逐渐增加养阴之品，宗左归丸意加减。第四诊后出现滋水结痂，为营分有热，因此，在生地、生首乌的同时，加用了荆芥、丹皮以清血热。

风阳头痛——清肝经风阳，泄胃中痰热

夏某　男　由巷

一诊　十二月十六日

肝胆郁火内动，引及胃浊，上蒙清阳。今右头角疼痛如

劈，恶见灯光，痛甚则呕吐痰涎，夜间不得安寐，脉情弦数，舌苔黄而垢腻，小溲浑浊，口气不清。夫胆为中清之府，肝则内寄风阳，今肝胆郁火不能宁谧，风阳内煽，夹胃中痰浊上犯清空。急以辛散苦降复剂与之，冀夜寐得安，则厥浊可平也。

琥珀多寐丸一钱二分（开水送服） 上川连八分 白蒺藜四钱八分 川芎二钱 黄白菊各二钱四分 朱远志二钱四分 法半夏三钱 天竺黄三钱六分 奎白芍四钱八分 旋覆花（包煎）三钱六分 鲜竹茹三钱六分

四剂。

二诊 十二月二十日

进苦辛通降，清泄肝胆风阳，头痛已缓，呕吐未作，口中苦腻亦减，夜寐尚安，惟口干目眩，脉尚弦数，舌苔黄腻。肝胆风阳未靖，胃中痰热未清，治再通降为要。

上川连八分 山栀子三钱 枳实二钱四分 法半夏三钱 鲜竹茹三钱六分 茯苓四钱 石决明一两二钱（先煎） 白蒺藜四钱八分 杭甘菊三钱六分

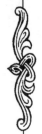

【按】本例症状与上案近似，也是头痛、呕吐。但由于脉舌不同，证候就有虚实之差异。前案脉弦细短涩，舌质光嫩，反映患者是血少阴虚之体；本案脉弦数，舌苔黄垢而腻，则是肝胆风火偏旺，夹胃中痰浊上蒙清阳所致。所以用白蒺藜、甘菊、川芎清肝经风阳而利头目，川连、竹茹、半夏清胃中痰热而止呕吐，合为辛散苦降之剂。同时佐以琥珀多寐丸、远志安神宁志，使神宁则肝胆之火亦易平静。第二诊仍守原法，宗黄连温胆汤加减。

梅毒上窜巅痛——清温解毒，宣窍通利

鲍某 男 四十余岁 天后宫桥

一诊　五月二十七日

巅顶疼痛，浑如雷击，茎管酸楚，又如针刺，溲赤如血，涩而不畅，热虽不高，神志转为昏愦。延及半月，日呈危机。据云十年前巅厥疼痛殊甚，后经进服西药见效，七年前复大发，针刺出血获愈。然昏蒙时作，近则上法亦行之无效矣。现脉情弦郁，舌苔灰腻而黑，底绛质滑。足见大邪蕴伏督脑，非寻常六经外感可比。勉拟追毒决浊，通督清神。

六神丸二十粒（先吞）　神犀丹二粒（研末，后服）　全蝎末五分（冲服）　上川连一钱　生赤芍四钱　单桃仁五钱　西茵陈五钱　明天麻二钱四分　怀牛膝三钱六分　炙山甲四钱　土茯苓一两二钱　车前子四钱　七液丹五钱（包煎）　吴茱萸一钱

二诊　五月二十八日晨

昨进追毒决浊、通督清神之剂，今晨周身得汗颇畅，自云巅痛十去二三，小溲涩痛较爽。夫督脉为人身精气神贯通之道，今蕴伏大邪集汇巅顶，原已根深蒂固，搜之逐之良非易事。据云昨夜呓语犹甚，自言若有鬼击，此则热蒸脑府，神明失用，旬日来寻衣理线，亦为恶款之尤。刻诊脉情依然弦郁不畅，舌苔垢腻，口气不清，心中嘈饥求食，此属胃中湿浊蕴蒸而然。邪伏督脉，恐未能一战即解。

玉枢丹四分　行军散八厘（二味用白开水分二次调服）上川连八分　条子芩三钱　西茵陈五钱　广藿香三钱　明天麻二钱四分　制南星二钱　单桃仁五钱　怀牛膝三钱　青麟丸六钱（包煎）　龙贝齿各一两二钱（先煎）　土茯苓一两二钱

三诊　五月二十九日晨

昨晨得畅汗后，午刻复大作战慄竟达一时之久，战已发

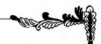

热，热已汗出，此阴阳交争，争则为战。子夜水泻如注，继则协热溏垢，有如胶酱，自云肛门灼痛如刺，此正热移大肠之征也。据证情，既得汗解于前，复得下解于后，是亦病机拨动之征。刻诊头项疼痛虽缓，咳而不爽，神犹昏愦。脉转弦长，搏击指下，舌苔干黄焦糙，紧贴不松。治以逐秽兼参清肠。

鲜金斛一两二钱　鲜贯仲三钱　川雅连八分　净连翘三钱六分　净银花四钱　龙贝齿各一两二钱（先煎）　明天麻二钱　怀牛漆三钱　青麟丸六钱（包煎）　香青蒿四钱　鸦胆子三钱

四诊　六月一日晨

昨夜呓语昏愦大减，瘼瘲之间，神亦稍安。续有腑气通下，邪势已有旁通下达之机，头项痛势大为缓和。脉情弦意稍缓，舌苔又转霉垢，中心如墨。阳明为十二经之海，又为成温之薮，盖邪之或为囤积，或为透逐，咸以阳明为要冲，故督脑之邪，其推而荡之者，亦有假道阳明为出路也。为今之计，搜逐厥浊，清化阳明，因势利导，未许或缓。

上雅连八分　条子芩三钱　干佩兰三钱　香青蒿四钱　香白薇三钱　辰远志二钱　川象贝各三钱　白杏仁三钱　净连翘三钱　七液丹五钱（包煎）　玉泉散二两（鲜荷叶包）茯苓神各五钱

五诊　六月二日

头项疼痛衰去大半，惟昨夜以咳剧之故，头痛犹苦牵连，然呓语谵妄、撮空理线等恶款日见衰除，自云于头痛之外，几无他苦。脉情弦意远不若前日之长而有力，时有微汗，舌苔霉黑犹存，阳明尚有实邪。再以苦辛通降，兼参宣肺。

前方去白薇、佩兰、远志，加鲜芦根一两二钱，冬瓜子

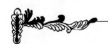

四钱，鲜竹沥一两，天花粉三钱，二剂。

六诊　六月四日

头痛十去八九，咳痰爽利，神识已清，瘛疭亦安，邪热大有出路。脉弦而不劲，缓尚有神，舌苔黑点略化，督脑蕴伏之邪亦赖阳明为出路，犹有待乎腑气之通调也。

鲜生地一两二钱　鲜金斛一两　上川连六分　条子芩二钱　京玄参三钱　全瓜蒌四钱　七液丹五钱　川象贝各三钱　甜杏仁三钱　天花粉三钱　茯苓神各五钱

二剂。

七诊　六月六日

昨今连得腑气两度，脉情渐有神韵，惟苔犹有灰腻薄垢，胃浊素盛于此可见。头痛大缓，颈项转侧已获便利。苦化参以甘寒。

前方去杏仁、瓜蒌仁、七液丹，加肥知母二钱，生石膏一两，佩兰叶三钱。

八诊　五月十日

大邪虽撤，正气虚惫，需待休养有方，不然病增于小愈，未可忽也。头项疼痛已除，未觉眩晕，面色萎黄，言而声微，脉情软数，舌苔中心灰腻已退，质见红嫩而滑。善后之计，清解之中参以甘淡养正。

绵黄芪三钱　鲜首乌三钱　鲜石斛三钱　天花粉三钱　代代花二钱　肥知母二钱　玉竹三钱　蔷薇瓣三钱　佛手片三钱　茯苓神各五钱

【按】本证据病家言患者素患梅毒，其头痛之烈，竟日夜叫号。当时复感温邪，所以病势重笃。除巅顶疼痛而外，神志不慧，脉弦郁不畅，舌苔霉垢特甚，此中必有邪滞瘀热内阻。治法以六神丸、神犀丹清营解毒，开泄机窍为

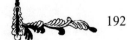

前导，而以桃仁、山甲、全蝎、牛膝、土茯苓宣逐瘀热继后。而吴茱萸则作为上行巅顶的引经之用。第二诊继前法之外，更以青麟丸导其下。三诊、四诊经战汗之后，邪势下趋大肠，而为水泻，处方逐秽兼参清肠，为因势利导之计，用白虎承气法，玉泉与七液同用，以求温邪从经腑两撤。六诊、七诊头痛已减，因患痰咳，故苦寒之中兼参甘寒清肺。第八诊邪热已退，虚证毕现，故于清解之中，以甘淡养阴为治。

肝胆郁火头痛——泻肝泄热，清利头目

陈某　男

一诊　四月十二日

暴怒伤肝，气郁化火，左半头疼痛如裂，胸满胁胀，口苦烦渴，两目多眵，舌苔黄而垢腻，脉情弦细而数，肝胆郁火上犯清窍。治以泻肝泄热，更以静养戒怒为要

龙胆草二钱　上川连一钱二分　焦山栀三钱　白蒺藜四钱　苦丁茶三钱　杭甘菊三钱六分　木通一钱五分　原白芍四钱　粉丹皮三钱　柴胡一钱二分

二诊　四月十五日

头痛已减，舌苔黄腻化而未净，脉细数，尚觉目涩多眵，口苦而干，大便坚而不畅，小溲黄赤。木火渐平，湿热未清也。

龙胆草二钱　焦山栀三钱　川木通八分　白蒺藜四钱　冬桑叶四钱　杭甘菊三钱六分　车前子三钱　草决明三钱　蔓荆子三钱

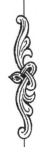

【按】本证为肝火上亢头痛，处方用龙胆泻肝汤加减，其中参用苦丁茶散肝经风热，清利头目，治疗肝火头痛有较

好疗效。

痰厥头痛——运脾化湿，行气降逆

王某　男

一诊　三月七日

素患头痛眩晕，每以烦劳而发作更甚，呕吐泛恶，据云必俟吐尽痰涎黏沫，而胸膈乃舒，头痛乃止，眩晕亦减。刻诊舌苔薄白，中黄垢，脉沉滑，纳呆胸痞，气逆欲吐。证属痰厥头痛。盖脾失健运，湿滞痰郁，上扰巅顶，清阳失旷所致。治当运脾气，化湿痰，降逆行气。

明天麻二钱　炒白术三钱　制穹术二钱　姜半夏三钱　云茯苓五钱　泽泻四钱　陈胆星二钱　姜竹茹三钱　广陈皮二钱

二诊　三月十四日

从东垣法，进运脾渗湿，化痰顺气，数日来曾吐痰二次。现胸脘稍舒，气机稍畅，眩晕未作，头痛虽缓，但清晨起身有时仍阵阵发作。脉情细缓，舌苔薄白。脾胃痰浊未净，再从脾经论治。

甜冬术三钱六分　制穹术二钱　明天麻二钱　白茯苓四钱　姜半夏三钱　制南星一钱二分　枳实二钱　建神曲四钱　蔓荆子二钱

【按】此证由于脾运不健，痰湿郁滞，清阳被遏，而为痰厥头痛，兼见眩晕呕吐，宗东垣半夏天麻白术汤法，处方用半夏化痰，天麻定风，白术、穹术健脾燥湿，茯苓、泽泻导湿下行，陈皮调中行气，且因舌苔中间黄垢，蕴有热象，所以又参用温胆汤意，取胆星、竹茹清化痰热，而胆南星又是祛风痰的止痛要药。复诊加用蔓荆子疏散肝经风热，清利头目。

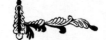

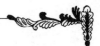

肝肾阴虚头痛——补益肝肾，镇潜浮阳

林某　男

一诊　八月十八日

头痛眩晕，已有多年，曾经昏眩倒仆。现头痛绵绵，或昏重而痛，夜寐欠安，神疲乏力，有时耳鸣，面部升火。脉细弦，舌红，苔薄白。肝肾阴亏，髓海不足，而虚阳不敛也。治宜补养肝肾之阴，参以镇潜浮阳。

干地黄五钱　生白芍四钱　制首乌六钱　黄白菊各三钱　酸枣仁四钱　生牡蛎一两二钱（先煎）　灵磁石一两二钱（先煎）　明天麻二钱　甘杞子四钱　抱茯神四钱

二诊　八月二十三日

进剂以来，夜寐稍安，面热升火、心慌怔忡诸症大减。仍然头痛昏重，时感眩晕，目花耳鸣，脉舌如前。平素思虑过度，心火亢盛，久之心神耗伤，必然导致肾阴亏损，虚阳不潜。前法再参介类潜阳。

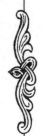

紫贝齿各五钱（先煎）　煅牡蛎一两二钱（先煎）　珍珠母一两（先煎）　杭甘菊三钱　酸枣仁三钱　（小川连三分同炒）酒炒白芍四钱　干地黄五钱　明天麻二钱　潼白蒺藜各三钱

三诊　八月二十八日

连日来睡眠颇佳，头痛大减，昏重亦瘥，神情较爽，脉仍细弦，舌淡苔薄。虽见小效，仍须静养，切戒烦劳。

干地黄三钱　杭白芍三钱　杭甘菊三钱　白蒺藜三钱　石决明八钱（先煎）　炒枣仁四钱　云茯神四钱　柏子仁三钱

另：天王补心丹三钱，睡前送服。

【按】本例头痛眩晕，面赤升火，脉细弦，舌质红，为

肝肾阴虚，浮阳上亢。治以补益肝肾之阴，镇潜浮阳，佐以养心安神。二诊心神较安，而头痛眩晕未减，处方加重介类潜阳之品，以及天麻、甘菊、蒺藜，清肝泄风，获得了较好疗效。三诊仍以益肾平肝、宁心安神为治。

黄　疸

　　黄疸是临床上一种常见病证，以身黄、目黄、尿黄为特征。《金匮要略》分为黄疸、谷疸、酒疸、女劳疸及黑疸五种。而《诸病源候论》列举黄疸二十八候。后世又有九疸、三十六疸的记载，可见其病因、病证的复杂性。临床辨证一般把黄疸分为阳黄、阴黄二类。《临证指南医案·疸》云："阳黄之作，湿从火化，瘀热在里，胆热液泄……阴黄之作，湿从寒化，脾阳不能化湿，胆液为湿所阻，渍于脾，浸淫肌肉，溢于皮肤，色如熏黄。"宋老认为辨别阴黄、阳黄，有执简驭繁的重要作用，但是在具体辨证中，还需要进一步详察其病因病机，是湿热蕴结，还是寒湿内阻，是肝脾受损，还是癥结瘀积，才能使治疗有更强的针对性，取得更好的效果。例如对阳黄中的"急黄"证，其热蕴成毒，迫营夺血，比之一般阳黄要危重得多，非寻常清泄湿热之剂所能取效，所以在辨证施治方面都必须作深一层的推敲。宋老引用治疗温热病的方法于"急黄"证，取得显著疗效，就是一个很好的例子。

阴黄——理中丸合茵陈术附汤

张某　男　东山

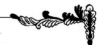

一诊　正月十二日

脉濡细，舌淡红，中有裂纹。素有痞块盘踞中脘，阳明失其冲和，肝胆受其郁屈，湿邪遏伏，阳气被困，身黄目黄，形尚凛寒，腑气日行而不畅，有疸臌并发之局。勉拟平胃合茵陈五苓汤加减。

炒穹术二钱四分　川朴八分　炙广皮二钱四分　川桂枝一钱二分　炒赤芍三钱六分　绵茵陈四钱八分　云茯苓六钱　理中丸（包煎）六钱　越鞠丸（包煎）六钱　泽泻四钱　猪苓四钱

二诊　二月二十八日

太阴阳明，同属湿土，湿从热化，阳明腑阳郁屈，则为阳黄；湿从寒化，太阴脏阴浸淫，则为阴黄。中间停药多日，今周身皆黄，而黄色晦暗，食后脘腹痞胀，小溲不利，脉情濡细，舌淡，苔薄白，左胁痞块胀痛，腑气行而不畅，有疸臌并发之局。勉拟理中合茵陈术附汤法。

理中丸六钱（包煎）　越鞠丸六钱（包煎）　制川朴六钱　制穹术三钱六分　制附子二钱四分（先煎）　西茵陈六钱　宋半夏三钱六分　广陈皮二钱四分　赤茯苓六钱　春砂仁（研，后下）一钱二分　大温中丸①（包煎）六钱

三诊　三月初七日

黄疸臌胀，皆起于痞积之后，总之清浊混淆，瘀凝气郁而然。中年左胁痞块盘踞，肝脾久居郁屈，湿邪郁滞不化。去冬迄今，肤黄目黄，黄而晦暗。脉情濡细，舌淡，苔薄白。此属阴黄。服前方四剂，黄色稍退，小便较利，饮食稍

------

① 大温中丸：治黄病腹膨。制苍术一两，山楂炭一两五分，云茯苓一两，大白芍一两，小青皮一两，广陈皮一两，制川朴一两，针砂一两，炒白术五钱，苦参五钱，甘草二钱。

增，然多年痼疾，肝郁脾虚，需缓图为要。宗前法以温中行气化湿，再参小建中意。

炒冬术（砂仁末一钱八分拌）六钱　淡干姜二钱四分　甜官桂二钱四分　制川朴八分　制䓖术三钱六分　制香附四钱八分　生赤芍四钱八分　广陈皮二钱四分　茯苓六钱　绵茵陈六钱　炒米仁一两二钱　鸡内金（沉香末八分拌）六钱

四诊　三月十四日

脉弦细涩，舌嫩苔滑，中虚肝郁，脾湿浸淫，木郁土中，健运失职，发为阴黄。夫阴黄，治在太阴，湿不化则培之以土，土不温则益之以火，此建中、理中、茵陈四逆所以治阴黄也。服前方身黄继续减退，小溲清长，胃纳较增，行动体力稍振。再宗前法加减。

太子参六钱　甜冬术六钱　甜官桂二钱　淡干姜二钱四分　绵茵陈六钱　粉草薢一两二钱　生香附四钱　制䓖术三钱六分　宋半夏四钱八分　沉香曲六钱　炙广皮二钱四分　鸡内金（砂仁末一钱二分拌）六钱　淡附片二钱四分（先煎）

五诊　三月二十五日

肝郁脾虚，气滞血瘀，寒湿中阻，迭进温中化湿，行气化滞，脾胃中阳渐振，饮食渐增，身黄渐退，但胁下痞块盘踞，瘀凝不行，气血阻滞，仍是疸臌根基。治再疏肝温脾，行气化瘀。复方兼顾，非单行攻逐可治。

甜冬术四钱八分　甜官桂一钱二分　淡干姜二钱四分　绵茵陈六钱　茯苓五钱　制附片二钱（先煎）白归身三钱六分　原白芍四钱　柴胡二钱　桃仁泥三钱　炙鳖甲三钱　逍遥丸三钱（包煎）　炙甘草二钱

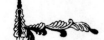

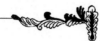

【**按**】本例是肝郁脾虚、气滞血瘀、寒湿伤中所致的阴黄证。是由素患痞块，久延不愈，以致肝脾经脉不利，瘀积湿滞，阻郁肝胆而发。进一步发展可以产生腹水，成为臌胀，所以宋老说"有疸臌并发之局"，指出了本例黄疸的特征。初诊用平胃散合茵陈五苓散、理中丸，疗效不著。二诊从阴黄论治，用理中丸合《医醇剩义》茵陈术附汤加减。其中茵陈、附子并用，温化寒湿；理中丸健脾温中；川朴、陈皮、半夏、砂仁、茯苓行气利湿；更用大温中丸行气燥湿。进四剂取得小效。第三诊、四诊在原方基础上，用小建中汤意加强温中效果，从而使脾胃中焦的阳气逐渐建立，寒湿渐化，身黄渐退。由于本证的黄疸是由久患痞块，肝脾气血瘀滞不行所致，因此，第五诊在疏肝温脾、行气化湿中，加用了活血化瘀药，以达到散结消癥的目的。

急黄证——凉营开窍醒神，清泄湿热实邪

王某　男　阊门外

一诊　四月十二日

风温夹湿、夹痰、夹热，包络为其蒙闭，神明为其扰乱，于是昏瞀闭厥，扰扰一候，服药打针，竟无一效。脉情滑数，颇有弹力，舌边尖红绛，苔干垢糙腻。身黄目黄，泛吐黄涎，胸痞如石，面赤如妆，小溲如血，茎管作痛，且身热高张，烦躁不安，揭去衣被，言语谵妄，通夜不得合目，如此神明失守，阳邪传陷少阴。腑气旬日未行，矢气频作，三阳之邪，一齐内陷，劫伤营阴，而病者躁急万分，实难措手。勉拟宣透包络之邪，安镇神明之乱，而清解肝胆湿热实邪尤为当务之急。

神犀丹二粒（早晚各一粒，开水送服）　上川连一

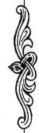

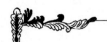

钱　生山栀四钱　茵陈蒿六钱　川黄柏三钱　制大黄三钱　净远志三钱六分　天竺黄五钱　鲜竹沥四钱八分　仙半夏三钱六分　茯苓神各八钱　真玳瑁四钱八分（先煎）　龙贝齿各一两二钱（先煎）

另：佛手露四两八钱，蔷薇露四两八钱。二味代茶。

二诊　四月十三日

脉滑数，颇有弹力，而以左脉为更甚，舌边尖红绛，苔干垢罩黄。风温夹湿、夹痰、夹热，弥漫三焦，壅遏神气出入之隧道，于是清窍不宣，躁扰不宁，胸腔一隅，如灼如焚，目黄身黄，泛吐黄汁，言语谵妄，为咳为恶，咯痰稠韧如胶，湿热痰涎蒙蔽心包。今午腑通一度，质尚干坚，小溲红赤如血。所可虑者，通夜扬手揭被，反复不安，拨乱神明，少阴水火，何能交济。勉拟清宣包络，安镇神明，清利湿热，三者兼顾。

神犀丹一粒（鲜细叶菖蒲一两打汁冲服）　朱翘仁六钱　朱山栀六钱　天竺黄五钱　广郁金二钱四分　上川连一钱二分　西茵陈六钱　制大黄三钱　生山栀三钱六分　川黄柏三钱六分　朱苓神各八钱　龙贝齿各一两二钱（先煎）　灵磁石一两二钱（先煎）　鲜竹茹四钱八分

另：鲜竹沥四两八钱，蔷薇露四两八钱。二味代茶。

三诊　四月十四日

据云昨夜言语谵妄如有鬼神者较前大为平静，略能小寐，惟目黄身黄，竟至舌下紫筋亦黄，间吐黄汁，此属阳明发黄。黄疸而致邪陷少阴，扰害神明，亦属坏症之一。刻诊初见白㾦，脉滑数，舌底绛，苔焦黄，声音低怯，咯痰作恶，黏韧异常，厥阴包络，蒙闭不开，昏糊厥脱，未可忽也。再从神犀合栀子柏皮汤加味。

神犀丹一粒（鲜细叶菖蒲一两打汁冲服）　朱山栀四钱

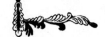

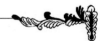

八分　带心翘六钱　生川柏四钱八分　西茵陈八钱　鲜金斛六钱　天竺黄五钱　炒米仁一两二钱　茯苓神各一两二钱　旋覆花（包煎）三钱六分　鲜竹茹三钱六分　辰灯心一钱　朱龙齿一两二钱（先煎）

四诊　四月十五日

刻诊热势正在平度，夫温病传至阳明，瘀热在里，发为黄疸。黄为中州土色，故凡发黄者，属于太阴阳明，但肝胆郁热不宣，亦为成因之一，胆热则口苦，肝热则胆汁溢漏。今阳明热盛，湿热熏蒸，故成阳黄。痦粒虽见，津气不足，仅为水疱，故未足为邪之出路也。脉情仍感滑数，舌尖红嫩，苔黄腻。据云昨夜渐能入寐，神情稍安，远不若日前之反复颠倒，干呕作恶亦平，小溲较利，色黄赤。再从除疸汤立法。

仙半夏三钱六分　橘白络各二钱四分　带心翘六钱　生山栀六钱　川柏片三钱六分　西茵陈四钱八分　全瓜蒌八钱　炒米仁一两二钱　茯苓神各一两二钱　水竹茹四钱八分　朱贝齿一两二钱　泽泻四钱

五诊　四月十七日

身热已退，夜寐神情渐安，偶有呓语，目黄稍淡，小溲较多，色尚深黄，湿热蕴遏未净，气滞不宣，中脘痞满，不思饮食，腑气艰行，脉濡数，舌尖红，苔黄腻略化。痦粒渐回，温病阳黄病势虽缓，但未步入坦途。再拟苦以泄之，淡以渗之。

绵茵陈五钱　山栀子三钱　川黄柏三钱　赤白茯苓各五钱　仙半夏三钱　姜竹茹四钱　广郁金二钱五分　泽泻三钱　火麻仁三钱　枳壳二钱五分

六诊　四月二十一日

黄疸渐退，中脘已舒，食欲渐增，小溲仍黄，肢体乏

力，盖脾运不健，中气未立，但湿热未净，仍需清利湿热，参以和胃行气。

江枳壳二钱五分　炒白术二钱五分　西茵陈四钱　黑山栀三钱　炒米仁四钱　茯苓四钱　广陈皮一钱二分　生麦芽六钱　川朴花二钱

【按】本例即《诸病源候论·黄病诸候》所说的"急黄"，《明医杂著》称为"瘟黄"。多见于暴发性重型传染性肝炎，也可见于急性、亚急性肝坏死等。急黄具有病势急骤、证情险恶、传变迅速的特点，都因湿热毒邪深重，燔灼营血所致。本证初起第一候，就已邪传心包，气营两燔，舌绛神昏，高热烦躁，谵妄不安，不仅肝胆湿热内盛，而且阳明实邪燥结。第一诊用神犀丹合茵陈蒿汤、黄连解毒汤加味，综合为凉营开窍、清泄肝胆湿热实邪、祛湿利尿与化痰安神的复剂。其中须要重视的是一味大黄，在本证治疗中起到十分重要的作用。大黄不但通腑攻下，祛除阳明实邪，而且能清解肝胆经湿热蕴结之毒，具有显著的利湿退黄作用。现代实验研究和临床观察都证明，大黄能明显降低血清胆红素。大黄走气分兼入血分，因此又有清营凉血之功，对于治疗湿热内盛、气营两燔的"急黄"证，是不可或缺的要药。所以明代吴又可主张重用大黄，并五倍于茵陈。第三诊起病情就有了转机，神志逐渐安宁，改用神犀合栀子柏皮汤加味，病情好转较快。四诊身热已经衰退，呕吐干恶等消化道症状亦减轻，以后处方用除疸汤、《医学纲目》茵陈栀子汤等加减，以清利湿热余邪。

胆囊炎发黄——大柴胡汤合泻心汤

方某　男

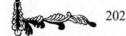

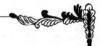

一诊　八月二十日

胆囊炎，素患胁下疼痛，攻注胃脘，今脘胁疼痛，痛甚而厥，顿然肤目周身皆黄，此胆汁溢漏也。寒热交战如疟，亦属少阳见证。大便不通，小便不利，三焦决渎全无出路，所以愈痛愈烈，有如刀刺。脉弦数，苔黄浊。勉拟泻心合柴胡法，冀其肝郁疏畅，胃得顺降，而痛厥可蠲也。

上雅连八分　淡黄芩三钱　北柴胡二钱　盐半夏三钱　化橘红二钱五分　制穹术二钱五分　炙川柏五分　当归龙荟丸四钱（包煎）　青麟丸六钱（包煎）　绵茵陈六钱

另：伽南香二分，上雅连五钱，淡吴萸一分五厘。三味研末，饭丸，开水送服。

二诊　八月二十一日

胆囊炎脘胁疼痛，昨进清肝达郁，疏利阳明，幸痛势即止，一日夜已能相安无事。然肤目皆黄，黄如橘子色，烦渴热象亦减，曾下溏垢两次，胶垢如酱，阳明似有出路。今缺盆之下，胃脘之上，按之如有物梗起，恐为积瘀所致。脉仍弦滑，苔黄浊。宗前法，再参行气消瘀。

全当归二钱四分　赤白芍各三钱　小川连八分　北柴胡二钱五分　制穹术二钱五分　盐半夏三钱　炙川柏六钱　丹参二钱五分　广郁金二钱五分　广木香二钱四分　当归龙荟丸四钱（包煎）

三剂。

三诊　八月二十四日

脘胁疼痛未作，但按之胀满不适，身热已退，面目黄色亦淡，大便一次溏垢不爽，胸脘痞闷，气分湿热未净，小便尚黄而短涩。脉弦滑，舌苔薄黄微腻。治再疏泄肝胆，清利湿热余邪。

　　北柴胡三钱　　淡黄芩三钱　　广郁金三钱六分　青陈皮各二钱　　黑山栀三钱　　川木通二钱　　炙川柏二钱四分　当归三钱　　炒赤芍三钱　　紫丹参四钱　　制苍术二钱四分

　　三剂。

　　【按】本例据当时西医诊断为胆囊炎，宋老辨证为肝郁胆热、胆汁外溢的湿热黄疸，用大柴胡合泻心汤，清泄少阳阳明两经的湿热实邪。方中未用大黄，而用了青麟丸和当归龙荟丸两个含有大黄的成药，因为这两个方剂既能通腑邪，又加强了清湿热、泻肝火的作用。同时又取用左金丸法加伽南香，清肝火而行气止痛。将治疗肝胃的方药应用于肝胆，可见宋老对古方的灵活运用，可谓得心应手。此方配伍严密，药力集中，因此一剂而疼痛即止，且下大便两次，溏垢如酱，湿热实邪取得出路。二诊、三诊在原方基础上加减，清利湿热余邪而愈。

臌　胀

　　臌胀是由于肝、脾、肾三脏受病，导致气滞、血瘀、水停，而致腹部胀满，痞块盘踞，水气停滞，腹部绷急如鼓的病证。早期多由肝郁脾虚，肝气郁结，横逆犯脾，使脾失健运，肝失疏泄，于是气滞不化，痞胀饱满，或血行不畅，使络脉瘀阻，形成痞块。脾虚则不能输布津液，致水湿内停，积成腹水。到晚期，肝脾长期受病，势必损及肾脏，尤其对肾阳的损害更为严重，于是膀胱气化无权，水湿日甚，臌胀日益加重。肝肾阴虚，则虚火上炎，而耗血动血，吐血便

血；或阴虚动风，神昏惊厥。本病早期多属实证，晚期多属虚证，但是在疾病的发展过程中，往往虚证实证交错互见，临证时不能不仔细鉴别。

治疗方面，水臌宜逐水，气臌宜行气，血臌宜祛瘀。但宋老尤其重视对肝脾的治疗，擅用温阳化气的方法，脾宜温运，肝宜疏化，则水、气、血、食，都能得以运化，不仅攻逐之剂容易取效，减少副作用，而且具有标本兼治之妙。这是宋老治疗臌胀的经验特点。

单腹胀满——温阳逐水，附子理苓汤合舟车丸

姚某　男　霸上

一诊　六月初九日

舌白滑而嫩，脉弦涩且郁，肝脾郁结，虽能食，而大腹撑胀，入暮更甚。胀而且硬，二便不利，此为臌胀。当以温化通阳，行气利水，素患便血，参以和阴。

官桂二钱　附子一钱六分　茯苓六钱　干姜一钱二分　大腹皮五钱　猪苓四钱　陈葫芦六钱　当归身二钱四分　炒白芍四钱八分　枳实四钱　沉香曲五钱

二诊　六月十六日

脉濡弦郁数，舌白垢滑嫩，中阳衰微，浊阴窃居，二便不通，三焦为约，二月来腹大成臌，按之坚硬如石，已成单腹臌胀重候。进前剂，小溲较清，大腹按之较软，惟大便不畅。前方再参通利。

官桂二钱四分　附子二钱四分　当归身二钱四分　红花二钱四分　大腹皮六钱　乌药四钱八分　香附三钱六分　沉香曲六钱　枳实四钱　山楂四钱

二剂。

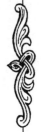

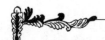

另：舟车丸一钱，分二次开水送服，得泻停后服。

三诊　六月十八日

二日来，大便三次，均较通利，心窝胀满渐能下移，大腹按之较软，小溲清长，脉弦紧涩，苔白垢较化。后天生化之阳，未能丽照当空，遂致阴霾四合，气滞水停，竟成单腹臌胀。然得此脉者，阳气虽衰，亦有瘀滞不行。前方再参养血活血。

归身二钱四分　白芍四钱　三棱三钱　莪术三钱　附子二钱四分　乌药四钱　青皮二钱四分　茯苓六钱　砂仁一钱八分　沉香曲六钱　官桂二钱

五剂。

另：舟车丸一钱，隔三日后，分二次服。

一剂。

四诊　六月二十六日

单腹臌胀脾阳不振，气滞不运，水湿内停。迭进温阳利水之剂，心脘已舒，大腹亦大为松软，二便均利。刻诊脉转濡涩，舌苔薄白，脾虚气弱，营血亦衰，幸饮食尚可，食后痞胀已减。再拟健脾温阳、养血理气为要。

淡附片一钱二分　炒白术三钱　炒党参三钱　茯苓五钱　猪苓五钱　淡干姜一钱二分　小青皮二钱四分　当归二钱四分　白芍四钱　枳壳二钱四分　沉香曲五钱

【按】本证是单腹臌胀中虚实相兼的证候，既有脾阳虚衰，又有肝脾郁结，气滞水停，而成本虚标实的病证。但从标本缓急分析，当以标病为主要方面。初诊用温化通阳，行气利水，宗《内经拾遗》附子理苓汤加减，去参、术、甘草之补益，加沉香曲、枳实、大腹皮等理气药，并以当归、赤芍养血和阴。服药后，小便较清，但腹胀改善不明显，大便不畅，水湿依然留滞，因而第二诊、三诊，在温阳化气的配合下，加用舟车丸通利二便，取得较好疗效，使臌胀基本缓解。第四诊　则以健脾温阳、养血理气为缓调善后之计。

臌胀酒疸——行气活血，温中扶阳

陆某　男　北庄基

一诊　六月十五日

脉滑沃，舌灰黄如酱垢。终日一杯在手，肺气大伤，喘咳上气，病于酒而每以酒医之，诚所谓好酒者矣。今则肝伤脾郁，土湿不运，目黄如疸，腹大如鼓，食后饱胀。而又龈衄时发，肝脾两伤，气滞血瘀。尚有湿热稽留，正虚邪实，殊难图治。且拟运脾祛湿，和中达郁。

制穹术二钱四分　川厚朴八分　广陈皮二钱四分　春砂仁一钱八分　山楂四钱　泽泻六钱　茯苓六钱　葛花四钱　茵陈六钱　大针砂丸一两二钱（包煎）

二诊　六月十七日

舌灰黄有如酱垢，脉滑沃仍感不扬，昨日起下黑粪酱垢，陆续已有半桶之许，前方服二剂，目黄较淡，而臌胀胀势未松，龈衄又发。土郁木郁，气滞血瘀，三焦决渎失司，非疏其壅塞，中焦瘀滞无从驱散。前方再参活血和营。

全当归四钱　原赤芍四钱　红花二钱　桃仁三钱　柴胡二钱　春砂仁二钱四分　炙鸡内金六钱　香附（醋炒）三钱六分　绵茵陈六钱　穹术二钱四分　山楂炭四钱　仙鹤草四钱　紫丹参五钱

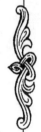

三诊　六月二十日

既为黄疸，又为臌胀，土湿木郁，四运无斡旋之轴，沟渎有决溃之虞。凡瘀郁阻滞肝脾，温之化之，推之荡之，

不遗余力。三日来宿垢如酱，复有半桶之许，日前其色如墨，近则渐有黄粪。晨间腹部大为松动，午后仍觉饱胀，目黄渐退，龈血未发。再以宽中扶土，盖脉之滑沃，今为濡软矣。

穹术二钱四分　川朴六分　沉香曲七钱　香附三钱六分　於术二钱四分　砂仁二钱四分　鸡内金六钱　全当归四钱　炒赤芍四钱　红花二钱　山楂炭四钱　炒米仁八钱　葛花四钱　茯苓六钱

四诊　六月二十二日

脉濡软，舌之灰黑者转为黄滑。进通阳泄浊，水湿宿垢，推荡而下，心窝胀满渐向下移，惟肝脾久伤，中土疲惫，善饥而不能消谷，故上则嘈饥求食，下则饱胀，入暮为甚，目窠微肿。再以消补并进法。

野於术四钱八分　甜冬术二钱四分　砂仁二钱四分（打）川朴六分　香附三钱六分　乌药四钱八分　炙内金四钱　米仁六钱　煨草果一钱八分　茯苓六钱　全当归四钱

五诊　六月二十四日

舌苔白厚滑嫩，脉濡数，上则嘈饥善食，下则腹大如鼓。积一日之餐，至明晨而倾泻无遗，泻则腹部顿宽，宽则复欲食如故，如此循环。脾无生化之权，火无熟腐之用，然泻则中土益败，不泻则胀势不松，爰于二者之间，舍培养火土而外，势难折其衷也。

官桂二钱四分　制附子一钱八分　冬术四钱八分　於术二钱四分　柴胡三钱　川朴六分　香附四钱　乌药四钱　茯苓六钱　猪赤苓各五钱　草果三钱　鸡内金四钱八分　砂仁二钱四分

另：附子理中丸四钱，分二次送服。

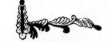

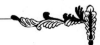

六诊　六月二十七日

脉濡较振，舌之灰黑者，一转为黄滑，再转为糙白，今腹部胀势渐松，嘈饥求食、痞满饱胀、腹泻等症渐得平静。再以温化中阳。

原方再服三剂。

七诊　七月初一日

黄疸大退，惟中运仍无阳以化，故不食则嘈饥求食，得食则腹笥膨胀，黎明一阳升动，雷鸣奔响，倾泻而下，泻则腹笥虽松，而嘈饥又甚，如此循环，脾运何以恢复。一言概之，曰无阳以化也。

制附片二钱八分（先煎）　甜官桂二钱四分　炒白术三钱　草果二钱四分　防己六钱　泽泻六钱　大腹皮六钱　炙鸡内金四钱八分　砂仁一钱八分　沉香曲六钱　茯苓六钱　猪苓六钱　乌药四钱八分　香砂六君子丸六钱（包煎）

八诊　七月初五日

经补火培土、温阳化水，腹鸣腹泻已缓，小便亦较清利，腹部膨胀渐松，身黄继续消退，虽诸恙平缓，渐入佳境，然肝脾不调，中土久伤，仍须缓调。

前方去防己，加枳术丸四钱（包煎）。

【按】本证是肝硬化晚期（功能失代偿期）的病证，出现腹水、黄疸、浮肿、出血。由于患者嗜酒过度，肝脾受损，而致气滞血瘀，水湿停留，已成单腹臌胀重证。本证即《杂病源流犀烛·诸疸源流》所说的瘀血发黄。初诊方拟运脾祛湿，和中达邪。本证黄疸，与阳黄不尽相同，虽有湿热内蕴（舌苔黄腻），但主要是肝郁气滞，脾虚湿胜所致，同时也没有达到寒湿阴黄的地步，所以主要用茵陈与健脾行气药等配伍。第二诊主以活血化瘀，清利湿热，宗《医醇剩

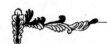

义》桃花化浊汤意。

第二诊、三诊时，多次泻下"宿垢"如酱，可能是消化道出血，因此使病情进一步恶化，正如宋老在案中所说："则中土益败泻。脾无生化之权，火无熟腐之用……"转成了阳虚证。因此采用培养火土法，以附桂温中，二术健脾，佐以川朴、香附、草果、茯苓行气利水。服六剂而病情稍见稳定。七诊脾阳渐复，再加苓、泽、腹皮、防己等利水之剂，然后臌胀渐松，黄疸继续消退，衄血未发，诸症基本缓解，取得了较好疗效。

臌胀水泛——温肾化湿，补脾行水

王某　男　更楼街

一诊　八月初九日

脉沉细虚涩，尺脉沉伏不起。少阴肾气不振，火用式微，水气横溢，沉陷少阴，浸湿太阴，遂致腹大成臌，囊大股肿，按之肤色不变，随手而起，皮肤绷结，形如水晶，小溲则涓滴不下，大便则支结而不多。自孟夏至今，肿势已经二度，并且阴寒之气上犯心肺，惊惕悬冒，失神糊语，咳嗽上气。舌光嫩无苔。本元已动，急以大剂温养少阴，冀其水火交济，三焦决渎有职，方有生理。

甜桂心二钱四分　淡附子二钱四分　胡芦巴六钱　巴戟肉六钱　茯苓一两二钱　炒川断六钱　木防己四钱八分　破故纸六钱　菟丝饼六钱　车前子六钱　白术三钱八分　泽泻四钱

二诊　八月十一日

脘痛呕吐，病延十年，肝气太过，肝阴大乏，肝病传脾，脾津不布，肾阳衰败，水气横溢，遂致腹大成臌，足肿

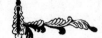

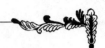

如柱，不能偃卧，偃卧则咳逆上气。是肝病及脾，脾病及肾，肾病及肺，上下相传，水火不能安其位，心主不能安其神也，症情岌岌，不言可喻。服前方，据云失神糊语较瘥，而肿势未平，虽然，如此绝候，能得坚守不退，已属万幸。脉情依然沉细虚涩，舌光嫩无苔。总之阳气不回，火用不宣，则阴寒水气断无骤退之理。阳既不立，惟恐其增呃、增汗而已。

前方去胡芦巴，加枸杞子四钱八分，酸枣仁四钱八分。

三诊　八月十三日

进温化以来，舌上干糙略润，心窝绷急略宽，皮肤略有皱纹，惟小溲欲行不下，所以自腹以下，肿势仍甚。脉情左细涩，右弦涩，二尺仍不起。然水之来去，有气为之，气之盛衰，又赖阳以通之，火以温之。故欲调其气，先通其阳，欲利其水，必先温其火，舍此无他也。沉痼之疾，断无轻攻之理。再进一筹以继之，总之，不外乎温养兼施也。

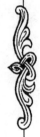

潞党参（砂仁末一钱二分拌）三钱六分　野於术（沉香末一钱二分拌）三钱六分　甜桂心三钱六分　淡附片二钱四分　车前子一两　菟丝子八钱　椒目八钱　汉防己（同炒）六钱　巴戟肉六钱　陈葫芦瓢八钱

四诊　八月十八日

进温化肾气，鼓动肾阳，使水气得以顺序而下，今小溲较增，腹皮胀势大松，阴股之间，流出滋水颇多，腥臭异常，而足股之肿势亦为之松动不少矣。夜寐神已安宁，已无谵语。惟脉情仍感虚涩，再宗前法以继之。

原方继进三剂。

五诊　八月二十一日

阴股篡间滋水颇多，心窝肿势日向下移，小溲增加，腑气时通。惟口味作淡，仍是中虚见象。总之命火宜藏，肾阳宜温，肾水宜流，病机之进退在此矣。

潞党参四钱八分　破故纸六钱　甜桂心三钱六分　甜冬术三钱六分（砂仁末一钱二分拌）　菟丝饼六钱　茯苓神各六钱　车前子八钱　汉防己六钱　川续断六钱　冬瓜子皮各一两五钱（先煎汤代药水用）

六诊　八月二十六日

进剂以来，腹部下肢肿势消退，有时大便不实，脉濡细，舌苔薄白，脾肾之阳渐复。宗缪仲淳脾肾双补丸调治。

潞党参四钱　山茱萸三钱　五味子二钱四分　菟丝子三钱　补骨脂二钱　怀山药三钱六分　巴戟天三钱　车前子三钱　砂仁六分（后下）

服三剂改作丸剂服。

【按】本证脾肾阳虚，命火衰微，以致水湿泛溢，而且上犯心肺，病情危重。在辨证方面，宋老重点抓住肾阳衰退之关键病机，认为"阳气不回，火用不宜，则阴寒水气断无骤退之理"。如肾阳恢复，则不仅脾土可以建立，而且肺气心神亦能得到摄纳。所以以温化肾阳为主体，服药四剂，心脘臌胀即见松动，从而为以后的补脾利水打好基础。最后用缪仲淳脾肾双补丸（见《先醒斋医学广笔记》）调理而安。

蛔　厥

蛔厥是蛔虫病中的一个证候。蛔虫病主要由脾胃虚弱、饮食不洁、饥饱失时致病，以小儿为多见，属于疳证范畴。

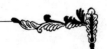

蛔厥指蛔虫所致的痛厥，由于脏寒蛔虫窜入胆道或胃脘，故患者烦扰不安，脘部忽痛忽止，或呕吐蛔虫，古人亦称"蛔心痛"；如引起肠道梗阻，则腹中剧痛，大便不通，亦称"蛔结腹痛"。蛔厥治疗，《伤寒论》用乌梅丸。如为肠道梗阻，需用泻下，《圣济总录》有大黄丸治虫滞，可为临床参考。

虫痛蛔厥——宗乌梅丸，安蛔杀虫

金某　男　吴江

一诊　十月十三日

脉弦涩，舌滑嫩，面有蟹爪纹，三四年来，虫痛蛔厥，屡发不已，曾下蛔虫，脾土大伤。昨日脘腹疼痛如绞，撑及右胁，泛恶频频，呕吐酸苦黄水。疼痛发作有时，每于午后而发，黄昏最剧，黎明而止。证属蛔厥。且小溲如泔，口臭牙龈起疳，牙根浮露，疳证无疑，形寒发热，少阳胆腑不静。症势迁延已久，中西药备尝无效，而腑行如积，严防转成疳臌。

乌梅四钱　甜桂心一钱五分　黄连一钱　蜀椒三分　炒白芍四钱八分　左秦艽二钱四分　川楝子三钱六分　制香附三钱　广郁金二钱

另：使君子肉四钱，微炒香，嚼服。

二诊　十一月十八日

脉弦涩，舌滑嫩，虫痛蛔厥，屡发不已，其痛有时，其不痛也快然如衰，厥阴风动生虫，于此可见。进前剂，呕吐未作，寒热亦解，脘痛已缓。久病脾胃大伤，牙龈浮露，均是疳虫所致。再以温肝安蛔。

甜官桂一钱八分　淡吴萸八分　白归身二钱四分　广郁金二钱　左秦艽二钱四分　小川连一钱　乌梅四钱　炒白芍

四钱八分　砂仁末一钱八分　芜荑三钱　金铃子四钱

另：使君子肉四钱，微炒香，嚼服。

止痛方：甜桂心五分，制乳没各二钱，淡吴萸一钱，研末泛丸，开水送。

三诊　十一月二十八日

三四年来，虫痛蛔厥，脾肾两伤，溲如米泔，牙龈浮露，面有蟹爪花纹。年届十六，有此疳膨，中西药备尝，百无一效。前进温肝泄木，十日来，痛势十去七八，小溲如泔已清，但饮食不香，食后痞胀，脉弦涩，舌白嫩。厥阴内寄风木，湿从风化，风动生虫。再以温酸合化。

吴茱萸八分　官桂一钱八分　白归身八分　乌梅四钱　炒白芍四钱　白蒺藜四钱　左秦艽二钱四分　槟榔三钱　鹤虱二钱　炙鸡金四钱　春砂仁一钱二分　广郁金二钱

四诊　十二月初六日

虫痛蛔厥，疳病伤及脾肾，形瘦面黑，溲如米泔，牙龈浮露，面有蟹爪花纹。自进酸甘合化，温肝通阳，疏泄风木，痛势已止，溲便已清，牙浮亦坚，脉弦涩，舌滑嫩，劳伤窃发，百骸皆痛，鼻孔结痔，清气不宣，诸阳皆郁矣。症虽小愈，尚难除根。

制穹术二钱四分　香附二钱四分　官桂一钱八分　白蒺藜四钱　归身三钱　鹤虱三钱　槟榔三钱　桑梗四钱八分　金铃子四钱　炙鸡内金四钱　白芍二钱四分

【按】本证蛔厥中有胃热而肝经有寒，脘腹疼痛剧烈，治疗宗乌梅丸意，用乌梅安蛔，官桂、蜀椒温中止痛，白芍缓急止痛，香附、郁金理气，用黄连使蛔虫得苦则下，且与半夏相配有降逆止呕作用。更用川楝子、使君子驱虫。药后疼痛即缓，诸症亦渐减轻。再参温肝安蛔杀虫之品，加强止痛驱蛔效果。三诊以食少脘痞，所以用砂仁、鸡金健胃行气。

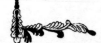

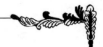

遗　泄

遗泄包括梦遗和滑精，临床以梦遗为多见。一般认为由于相火妄动，精关不固。宋老认为肾藏精，心藏神，精泄于肾，而主宰在心，与心神有密切关系，所以在医案中大多以心肾立论。他说，"心阳妄动而为梦，肾精不摄而为遗"（见沈案）。在治疗上也多心肾兼顾，补肾阴用六味地黄丸、左归饮加减；养心多用枣仁、茯神；固摄多用桑螵蛸、金樱子、莲须之类。

遗泄尿频——心肾两补，固精止遗

陈某　男　胥门外

一诊　九月十五日

脉细弦而数，舌白嫩而滑。痛风经载，今则营虚气弱，心肾失交，夜不安寐，头目昏眩，腰脊酸软，遗泄时作，小溲频数，夜间为甚，足痿乏力，肾精耗夺，气失依附，延久不治，亦属痿废之基。先从杞菊地黄入手。

枸杞子四钱八分　滁菊花四钱八分　干地黄六钱　炒山药四钱八分　山萸肉三钱　南芡肉六钱　炒白芍四钱　制首乌四钱八分　料豆衣三钱六分　女贞子四钱八分　沙苑蒺藜五钱　炒川断四钱八分　云茯神六钱

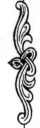

二诊　九月十九日

脉弦涩而数，舌淡，苔薄黄，少津气。去年以痛风之故，药剂备尝，竟服知、膏寒凉，遂致肾气索然，精关不固，神失守舍。夫心藏神，肾藏精，精伤则神亦俱损，所以遗精而外，失眠而心神不安。服前方，足痿略瘥，而夜来小溲仍勤，甚至不及一小时而溲一次。心肾两补之外，当参固摄。

酸枣仁四钱　朱茯神六钱　桑螵蛸四钱八分　金樱子四钱八分　山萸肉四钱八分　枸杞子四钱八分　滁菊花四钱八分　干地黄六钱　炒山药四钱八分　南芡肉六钱　制首乌六钱　女贞子四钱八分　沙苑子八钱　川续断四钱八分

三诊　九月二十五日

脉弦涩稍缓，舌淡，苔腻中黄。肝肾阴气耗伤，心失血养，神失守舍，气失固摄，肾失封藏，此失眠心悸，腰酸遗泄，眩晕恍惚之所由来也。服前方，夜来小溲次数较减，而心宕悬悸依然，大便行而不畅，中焦尚有积滞。是则肾不可不补，而腑气不得不畅也。

炒穹术二钱四分　枳壳二钱　鸡内金六钱（砂仁末一钱八分拌）　朱远志三钱六分　炙广皮二钱四分　酸枣仁四钱八分　甘枸杞四钱八分　沙苑子八钱　桑螵蛸四钱八分　金樱子四钱八分　山萸肉四钱八分　厚杜仲六钱　川续断六钱

四诊　九月二十九日

夜尿次数尚多，且清而长，要知膀胱之不约，实由于肾气之虚惫，与湿热下注者殊异。脉弦涩，舌垢腻略化，腑行亦畅，遗泄次数大减，而心悸失眠，眩晕恍惚，心摇于上，肾虚于下。再以咸温固摄法。

桑螵蛸六钱　乌贼骨八钱　左牡蛎一两二钱（先煎）　山萸肉六钱　菟丝饼六钱　柏子仁四钱八分　枸杞子四钱八分　酸枣仁五钱　茯苓神各五钱　石决明一两（先煎）　鸡内金五钱（砂仁末一钱八分拌）　川续断四钱八分

（盐水炒）　沙苑子八钱

五诊　十月十二日

去年以痛风之故，药石备尝，而苦寒辛散，久久盗伤肾气。盖肾者，主蛰封藏之本，内藏精气，外司作强，且肾中之阴，是为元精，肾中之阳，是为元气。苦寒之药，必多滑利，肾精何能封藏；辛散之品，又属窜走，肾气安得不伤。风病淹缠经岁，今风病虽得缓解，而气血精神由此衰颓矣。肾与心，有交济之功，心火昭临乎上，肾水供奉于下，上下相吸，神明不蔽。经曰："惊而夺精。"心肾之相应者有如此。故不独无故遗泄而外，乃至或为失眠，或为梦纷，甚则寐中烦躁焦灼，如欲出汗，此肾病而及心病也。腰为肾之府，肾虚故腰脊酸痛也。膀胱为州都之官，气化出焉，气不化则约而为癃闭，气不摄则不约而为遗溺。然膀胱之气化，操之于肾，肾气虚，膀胱无以行其州都之职也。今于诸虚之外，每至入夜，虽不至于遗尿不禁，而小溲频繁，甚至一小时中将及一次，如此则不独肾气之不摄，且神志亦不得其安宁也。故小便频繁，心神不能久安，水火何能相交。服汤剂，溲频、梦遗大减，诸恙均安，再立膏剂如下。然保养功夫，厥在贤者。

潞党参二两四钱　绵黄芪二两四钱　怀山药六两　云茯苓四两八钱　广陈皮二两四钱　甘枸杞三两六钱　酸枣仁三两六钱　桑螵蛸三两六钱　左牡蛎六两　菟丝饼一两八钱　山萸肉三两六钱　熟地黄四钱八分　春砂仁一两二钱　香谷芽六两　鸡内金一两八钱　沉香曲一两八钱　沙苑子一两二钱　金樱子三两六钱　白莲须一两八钱　鹿角胶二两四钱　线鱼胶一两八钱　龟板胶一两八钱

以上各药如法收膏。

【按】本例遗泄尿频，失眠心悸，为心肾不交致病，其病机宋老在膏方案语中已有详细论述。治疗首先从补肾入手，用杞菊地黄丸去苓、泽等渗利之品，加沙苑、川断、芡实、料豆、女贞等补肾固精，参以首乌、白芍养血平肝。二诊加桑螵蛸、金樱子固摄肾气，酸枣仁养心安神。三诊后溲频遗泄均减，因大便不畅，苔腻中黄，中焦尚有湿滞，因此佐以枳壳、白术、鸡金、砂仁健脾和胃，行气助运，既能运化湿滞，也有助于补益之功。四诊主要是心肾平补而加重固摄的方剂。

肾虚遗泄——左归饮加减

华某　男　护龙街

一诊　十一月初一日

脉细弦且数，或为结代，或如雀啄，舌光嫩薄腻而无苔，肾真受损，元精不固，心气虚羸，心荡多梦，或为梦遗，足膝不暖，面赤升火。真阴失涵，阳露不藏，青年得之，虚损可知。急急保养天真，毋使竭泽而渔。

熟地黄二钱　怀山药六钱　云茯苓六钱　枸杞子四钱八分　酸枣仁六钱　柏子仁四钱　沙苑子四钱八分　川断肉四钱八分　炙龟板一两二钱（先煎）　线鱼胶八钱　蒸锁阳四钱八分　白莲须四钱八分

二诊　十一月初四日

以外感而言，在太阳者多恶寒，以内伤而言，阳虚则外寒。然而亦有精血衰少、骨髓不足而恶寒者。《素问》谓："肾脂枯不长……肾不生则髓不能满，故寒甚至骨也。"舌滑嫩无苔，脉细弦涩数，结代并见。凡真阴真阳皆起于下极，此伤在肾，亦天赋之不足也。补养之剂，断无骤效。进前剂

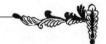

颇能安适，即合机宜，药养有恒可也。

天门冬三钱　酸枣仁三钱六分　柏子仁三钱　云茯神六钱　盐橘白一钱二分　枸杞子二钱四分　怀山药六钱　沙苑蒺藜六钱　蒸锁阳二钱四分　白莲须四钱八分　炙龟板一两二钱（先煎）

【按】本证肾虚元精不固，而又心气亏损，心神不宁，多梦而遗，所以用熟地、龟板、线鱼胶滋肾阴，锁阳补肾阳，山药补脾益阴，滋肾固精，沙苑、川断、莲须固肾摄精，甘杞子补益肝肾，酸枣仁、柏子仁养心宁神，茯苓渗湿，且益心神。本方是在左归饮基础上组成的心肾并补的方剂。

痰湿梦遗——宣化痰浊，安神定志

沈某　男　景德路

一诊　五月初十日

每逢节气交替，遗则必有梦，遗后精神疲乏，四肢麻木，腰酸足软，五心焦灼，阴虚湿热下注，心火上亢，水失既济，心肾不能交会，于是翕然而动，有梦而遗，所谓精藏于肾而主宰在心者也。舌白中剥，脉滑沃，视听两失聪明，肝肺络脉又失柔和，胸痞烦闷，咳痰稠韧，且曾见血。当先清宣，以和中藏，若固涩之剂，非其治也。

辰远志二钱　石菖蒲一钱二分　宋半夏三钱六分　茯苓神各八钱　太子参四钱　广陈皮一钱八分　生米仁六钱　炙川柏二钱四分　川续断六钱　车前子四钱　沙苑子八钱

二诊　五月十二日

心阳妄动而为梦，肾阴不摄而为遗，今之上下不能吸者，其故不在心肾之不交，而在胸脘痞闷，痰浊窃居，欲交而不得交者，此即荆公妙香散之意也。脉滑沃，舌糙白，视

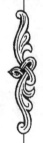

听两不聪明，未能志和气达，爰于四字中求之。

甜冬术二钱四分　宋半夏三钱六分　广陈皮二钱四分　辰茯苓神各六钱　远志二钱四分　石菖蒲二钱　桔梗二钱　制香附三钱　米仁六钱　川续断六钱　白蒺藜四钱　潼蒺藜八钱

三诊　五月十四日

心主神明，为浊邪蒙蔽清空，清者不清，故上为梦而下为遗也。进剂以来，遗泄未作，咯痰较爽，夜寐较安，而胸膺尚觉痞坚苦闷，脉滑，舌苔薄白，视听略觉清明。仍拟宣化痰浊、安神利气以和之。

前方继进三剂。

四诊　五月十六日

日来腑行略觉不畅，盖秘则胃火转旺，顺下失职，小溲黄赤，耳中蝉鸣，目视无神，此清阳不升，浊阴不化，上蒙清窍也。脉滑，舌苔白腻渐化。进剂以来，遗泄未作，诸恙渐得轻减。再从心脾痰湿治之。

制穹术二钱四分　法半夏二钱四分　广陈皮一钱二分　苏子三钱　象贝母四钱　白杏仁四钱　全瓜蒌八钱　炒米仁八钱　云茯苓四钱　远志二钱四分　石菖蒲一钱二分　车前子四钱

【按】本证为心脾痰湿内阻，心肾不能相交，心神不安而为多梦，肾精失藏而遗泄，同时脾肺气机不利，而为胸脘痞闷，咳痰黏稠，故与一般心肾不交、肾虚不固的遗泄不同。治疗主要用白术健脾化湿，远志、苓神宁其神，神宁则相火不动而精自固密。且远志又能化痰，苓神又能行水，泄肾中之邪火。桔梗清肺祛痰，香附行气散郁，菖蒲化心经之痰而通心窍。又佐以川断、沙苑子补肾。此方不用固涩之剂，但从健脾、化痰浊、安神利气，使神宁而精自固。

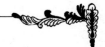

精血——益肾养心，清利湿热

沈某　男　浒关

一诊　三月七日

精关不固，年来遗泄而至精血混合而出，每泄一度，腰酸痿软，精神疲惫，劳则汗出，食后则心中烦热。夫精藏于肾，主宰于心。心肾不交，而为梦遗，遗而血出。刻诊脉情濡软，舌苔黄垢，两边白条如线。肾气下虚，相火易动，湿热下注，窜扰精室。治以宁神固精，参以清利湿热。

天门冬四钱　朱茯神六钱　沙苑子四钱　金樱子三钱　野芡实六钱　建莲须四钱八分　黄柏三钱　知母二钱　墨旱莲五钱　女贞子五钱

二诊　三月十三日

肾中相火每随心主而动，动则精气下泄，今遗精而至精血并下，舌苔黄垢，此必阴虚有火之征，非纯用固摄所宜。仍从前方之法，守之以恒。

干地黄六钱　茯苓神各六钱　怀山药五钱　金樱子四钱　黄柏三钱　知母二钱　墨旱莲六钱　女贞子四钱　小蓟四钱　车前子五钱

三诊　三月二十一日

遗精血色已净，舌苔中黄化薄，心中烦热亦退，肾脏中相火渐得宁静。但腰酸痿软，汗出身润，心营肝肾皆亏。前方再参养心安神，益肾固精。

熟地黄四钱八分　天门冬四钱八分　云茯神六钱　左牡蛎一两二钱（先煎）　怀山药四钱　沙苑子三钱　金樱子四钱八分　浮小麦一两二钱　知母二钱　川柏三钱　墨旱莲五钱

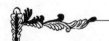

【按】本例为精囊炎，每次泄精，血液与精混杂而下，劳则汗出，心中烦热，有阴虚火升现象。而舌苔黄垢，则又有湿热蕴结。因此，用茯神、天冬养心安神；沙苑、金樱补肾；莲须则兼有益肾清心、涩精止血作用；墨旱莲凉血止血，益阴补肾；女贞子养阴清热，也有凉血作用；黄柏、知母清相火。第三诊下焦湿热较清，出血已止，因此治疗重点转向养心安神，补肾固精，而佐以清火凉血。

水　肿

　　水肿，《金匮要略》称之为"水气"，分为风水、皮水、正水、石水。又按五脏证候分为心水、肝水、肺水、脾水、肾水等。至宋代严用和《济生方》总结归纳为阴水、阳水两大类，执简驭繁，非常实用。然后在阳水、阴水基础上再进一步分型论治。从病理上看，阳水都在肺脾，属于实证；阴水都在脾肾，属于虚证。所以张介宾认为水肿未有不干于肺脾肾三脏者。因为肺为水之上源，主通调水道；脾主中土，运化精微，也促进水湿的运转和排泄；肾为水脏，主五液而行水。这三脏功能，为治疗水肿的理论指导。从以下所辑四个临床实例来看，宋老对水肿病的辨证用药也是从此入手的。

脾肾阳虚，浮肿气喘——温阳化水

戴某　女　石家塘

一诊　六月初二日

舌虚白不立苔，脉情沉细涩数，经讯落后，营血不充，

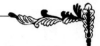

中气尤弱，卫气不能温养皮肤，水之与气，瘀郁不行，周身浮肿，小溲不利，动则气短，腰部酸痛，脾虚气弱，肾气亦衰，无以运化水气。治宜健脾益肾，理气行水。

白术三钱　潞党参二钱（沉香末八分拌）　炙内金六钱（春砂仁末八分拌）　九制香附二钱　大腹皮三钱六分（包煎）　冬瓜皮六钱　茯苓皮五钱　制附子二钱（先煎）　炒川续断三钱六分　汉防己二钱　焦米仁五钱

二诊　六月初五日

水之与气，异名同类，水谷入胃，蒸腾则为气，停留则为水，今中气虚弱，肾气衰微，无力化水。一月以来，水肿从腰以下起，泛溢全身，遂致气道不利，动则作喘，腰酸沉重，神疲憎寒，脉情弦细，舌苔虚白，脾肾阳虚，气化失司，水气泛溢。拟宗前法，再进一筹。

炒川断三钱六分　金毛狗脊三钱六分　巴戟天二钱四分　焦米仁六钱　潞党参（沉香末八分拌）三钱　炒白术（春砂仁末八分拌）三钱　大腹皮三钱六分（包煎）　怀牛膝二钱　制附子二钱（先煎）　冬瓜皮子各六钱　茯苓皮六钱

又，焐背药方：羌独活各五钱，嫩桑枝一两二钱，川桂枝三钱，川乌（酒炒）四钱，小青皮三钱，淡吴萸一钱，赤猪苓各六钱。上药煎水，用毛巾浸湿绞干，乘热焐背。

三诊　六月初八日

温分肉，肥腠理，司开合，此卫气之出于下焦者也。今命火衰微，卫气不充，腠理失其开合，而水之溢于皮肤者滋甚。故治水必温化其气，此一定成法。惟气之虚其肺者，当清其金，虚其脾者，当培其中，虚其肾者，当益其火，若徒以利水则远矣。前方取温化水气，腰以下续得畅汗，小溲亦较通利，惟头胀目酸目痛，当有风邪内郁，法宜兼顾。

杭甘菊四钱　白蒺藜四钱　桑寄生三钱六分　金毛狗脊四钱八分　潞党参三钱（沉香末八分拌）　冬瓜皮子各六钱　制附子二钱　炒白术三钱（砂仁末八分拌）

四诊　六月十二日

肿势大退，面色㿠白亦转黄润，腰痛、畏寒等症均减。气者阳也，水者阴也，以脾肾素虚，气不化水，水气溢于皮肤。再宗前法，脾肾同治。

桑寄生一钱八分　潞党参四钱　黄芪皮三钱　炒白术三钱　炒泽泻六钱　薏苡仁八钱　川桂枝三钱　沉香曲四钱八分　巴戟天二钱四分　冬瓜皮六钱　茯苓六钱

另：金匮肾气丸二钱，开水送服。

【按】本证为脾肾阳虚、气不化水、水气泛溢所致的水肿。第一诊从温补脾肾、行气利水立法。实脾饮加补肾药，方中用炙鸡金、春砂仁，又用沉香（拌党参），这是《医宗必读》的鸡金散（原方另有一味香橼未用），《医宗必读》用以治疗水肿胀满，本案则取其助脾行气以运化水湿之功。第二诊病情无进退，方中除温化水气之外，加重了温阳补肾药。据第三诊案语所说，"治水必温化其气"。对水肿来说，气之虚，往往涉及肺脾肾三脏，而本证在脾阳不振之外，兼有肾阳不足的征象，所以用脾肾兼顾、火土相生的方法，在益脾药中，加上了附子、巴戟天等温补脾阳的药物。同时用焙背方温运卫气，也是为了促进水气的运化。第三诊病情有了好转。第四诊肿势大退。综观宋老对本案的立论，认为水肿而气虚的证候，不能只用利水，必须温化其气，而温气又要考虑到与肺脾肾三脏的关系。所以本案治法总体上以温补脾肾之阳为主，兼顾行气利水。方药主要据实脾饮、防己茯苓汤、五苓散等的方义参伍加减。

水凌火位，怔忡浮肿——益心阳，温肾水

陆某　女　景德路

一诊　七月初一日

舌干白糙厚，脉弦细郁涩，十余年来，劳后足跗浮肿，今春更甚，怔忡悬悸，嘈杂易饥而不能食，有时通夜不寐，心气虚馁，水凌火位，心神肾志不能吸纳。水性就下，今反逆而上行，咳呛气逆，肺气失于肃化，势恐上下失守，防有喘汗之危。

桂枝二钱　炒白术三钱　炙甘草一钱二分　款冬花四钱八分　家苏子四钱八分　川象贝各三钱六分　白杏仁五钱　茯苓神各六钱　冬瓜皮子各六钱　炒米仁一两二钱　竹半夏四钱八分　盐橘白二钱四分

二诊　七月初三日

面部肿势略退，然脉情弦细郁涩之中且有促意。心阳衰弱，肾水泛溢，凌于心位，为怔忡悬悸，上犯肺脏为喘咳，自戕本脏，为小溲涓滴，面浮跗肿。总之，阴阳不相承接，水火互相克贼。再以益心阳，安肾水，清肺金。

川桂枝一钱五分　炙甘草一钱五分　炒白术三钱　茯苓神各六钱　净远志二钱四分　款冬花五钱　川象贝母各三钱六分　冬瓜皮子各六钱　生米仁一两二钱　家苏子三钱六分　生芪皮四钱　汉防己三钱

三诊　七月初八日

脉情濡细虚数，舌白苔垢腻。进剂以来，诸恙衰退，面浮既减，足肿渐消，小便通利，未始非药效也。然君火不能不明，邪水不能泛溢，凡水凌心下，无有不虚里筑筑跳动。经汛未净，而于本症无关。水火不得其平，惟恐此消彼长，所谓四维相代者是也。

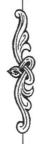

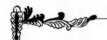

生芪皮三钱　汉防己三钱　炒白术三钱六分　茯苓神各四钱八分　款冬花五钱　白杏仁四钱八分　橘白络各二钱四分　象贝母四钱八分　沙苑子六钱　冬瓜子皮各四钱八分

另：肉桂末二分，饭丸，分四次送服。

四诊　七月十一日

脉濡细数促，舌上罩白垢，阳气渐复，水气渐消，诸恙衰退，咳呛亦平，心下筑筑跳动之势亦稍瘥。寐虽安，间有梦呓。总之心血太少，盖血者，神气也，为神明之体也。榴夏间曾崩中二度，今次经行未净。再以养血归经，以安神明。

白归身三钱六分　制香附三钱六分　茯苓神各六钱　天门冬四钱八分　酸枣仁四钱八分　枸杞子四钱八分　沙苑子六钱　车前子六钱　生芪皮三钱　汉防己三钱

五诊　七月二十日

舌白如粉，此津气亏不能上布也。盖心阳一振，肾水温化，肺金清化，子母得以相生相吸，则诸恙自蠲。进剂以来，夜寐得安，浮肿气逆大平，然欲水火交济，阴阳平秘，药养功夫，尚须有待也。

天门冬四钱八分　茯苓神各六钱　盐橘白二钱四分　盐橘络一钱二分　沙苑子六钱　车前子六钱　真锁阳四钱八分　白归身三钱六分　生芪皮三钱六分　汉防己三钱六分　青防风二钱四分

六诊　七月二十二日

心火以明，肾水以温，肺金以清，三者治而决渎行矣。以天一生水而言，则水出高源，肺朝百脉，水之高源也；以坎中真阳而言，则火出地中，命肾之阳者，火之始也。故肾中之水，非金不清，非火不温，而心火乃为之主宰。虽然，心火非能自养，必有肾水以养之。盖真水则不寒而自温，惟肾阳虚亏，心火不明者异是。故曰凡浮肿而喘逆者，与其责

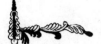

之肾水之不流，不如责之肺金之不清，盖金清则源流自长，决不至于泛溢；与其责之肾水之多寒，不如责之心火之不明，盖火明则水气自温，决不至于寒洌。今头面下肢浮肿更替，已数月于兹，中西医药无不备尝。然而浮肿、喘咳，此肺金不清，而水气得以射肺。既浮肿喘咳而极者，无有不怔忡悬悸，此心火不明，而水寒得以上干于心也。水气射肺，是为母虚子实，当先清其金，水寒凌心，是为侮其所胜，当先明其火，此本案之所以不专治其水，而以清其金，明其火，为治浮肿喘逆也。脉情细涩散数，为精气之已伤；舌苔糙厚白垢，为津液之不布。惟既有此脉，则养其心火者，必益其气；既有此苔，则清其肺气者，必舒其郁结。此又当推而求之也。

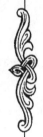

潞党参一两五钱　生白术一两五钱　川桂枝六钱　炙甘草三钱　黄芪皮一两二钱　天门冬一两二钱　紫丹参一两八钱　白归身一两二钱　原赤芍一两二钱　广郁金一两　云茯苓一两二钱　云茯神一两八钱　仙半夏一两二钱　川象贝各一两二钱　天竺黄八钱　炒米仁一两八钱　沉香曲一两二钱

以上十八味各研细末备用。

嫩紫菀八钱　防己一两五钱　旋覆花一两二钱　合欢花一两八钱　冬瓜皮子各四两八钱　车前子二两四钱　沙苑子一两四钱　川续断一两八钱　鲜佛手二两四钱

以上十味共煎汤代水，和上述药末泛丸。

【按】本证是肾虚水泛、凌心犯肺的水肿。患者病延十余年，脉情弦细郁涩，且有促意，心悸怔忡，所以宋老在案中确断其为"心阳衰弱，肾水泛溢，凌于心位"的证候。治疗用张仲景茯苓桂枝白术甘草汤作为温阳化水的主方，实际上是以温心阳、降水气为其重中之重，因为该方包含着仲景用以治

疗心下悸的桂枝甘草汤，尤以桂枝为君药。其他如苏子、杏仁等都是宣肺清金化痰之品。第二诊、第三诊用防己茯苓汤，加强益气行水的作用。值得提出的是，宋老在丸方案语中说："心火以明，肾水以温，肺金以清，三者治而决渎行矣。"又说本证之水肿"与其责之肾水之不流，不如责之肺金之不清……与其责之肾水之多寒，不如责之心火之不明"，深刻地阐明了本证的病机和治疗的关键所在。

暑湿伤脾——温脾阳，泄湿热

丁某　男　吴江

一诊　十月二十五日

脉濡细软数，舌底绛，苔干糙，荷夏感受暑秽，腹鸣吐泻，继则肠鸣不愈，又继则两足浮肿，按之没指，小便短少，面色青㿠少华，不食则饥，得食则胀，腑行宿垢，矢气秽恶，大邪未去，中气受戕，亦疳臌之基。急以黄连理中汤（《证治要诀类方》连理汤）加减。

上川连八分　炒白术二钱　炒白芍四钱六分　淡干姜八分　制附子八分　炙甘草八分　大红枣四枚　防风炭二钱四分　春砂仁一钱二分　茯苓神各一钱　沉香曲八钱

二诊　十月三十日

两足浮肿，小便不利，中气不足，肠为之苦鸣，得之于荷夏感受暑秽之后。中虚之证，尚有蕴结之邪以为之滋蔓，观腑行宿垢，矢气臭恶，得矢气而快然如衰者，此其征也。惟面色青㿠，足肿气短，中气戕伤，恐为疳臌之基。脉濡细软涩，重按带弦，舌白而嫩，服前方肠鸣大减，然肠垢未清。再以温化苦泄和中继之。

煨葛根二钱四分　炙升麻一钱八分　炒冬术三钱八

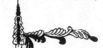

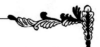

分 制附子八分 茯苓六钱 炙甘草四分 大腹皮四钱 广木香三钱 生熟米仁各六钱 炙内金四钱 （砂仁末一钱八分拌） 焦建曲六钱

三诊 十一月初六日

脉虚细重按带弦，右脉较弱，舌干而糙，进前剂小便较利，足跗浮肿渐退，今肠鸣已瘥，腑行宿垢亦净，而中气之虚者未复，沉淀之邪留于少阴，恶风憎寒，形神衰疲，面色青㿠，入冬不愈，来春发陈用事，邪益滋蔓，下病及上为可虑耳。兼带咳呛，参以泄化。

川桂枝八分 炒冬术三钱六分 （砂仁末一钱二分拌）制附子一钱二分 炒防己三钱六分 冬瓜皮子各六钱 炒川断四钱八分 怀牛膝三钱六分 车前子六钱 茯苓六钱 熟生米仁各六钱 款冬花四钱八分

四诊 十一月十七日

脉濡细软数，左脉弦意稍缓，舌干而糙，胖而中间有纹，中气薄弱，肾阳不振，今跗肿虽退，而寒夜足筋转戾，拘挛疼痛，此足三阴之脉不能荣于下也。幸得宿垢已净，少腹撑胀已舒，扶脾益胃之中参以和营舒筋。

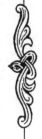

川桂枝八分 汉防己三钱六分 宣木瓜三钱六分 炒赤芍四钱 怀山药三钱六分 怀牛膝三钱六分 车前子四钱八分 茯苓六钱 炒冬术（砂仁末一钱二分拌打） 三钱六分 沉香曲六钱 菟丝子四钱八分 香砂六君子丸五钱（包煎）

【按】本证初以暑泻伤脾、土不制水而致水肿，且有湿热宿垢未净，虚中夹实，病情比较复杂，所以用连理汤温补中州，清泄邪热，更加附子以扶益脾阳，从分理阴阳、和中化水立法。二诊去黄连，用升麻、葛根，取辛轻之品升发清阳之气，以祛阳明湿热。此法原治阳明下利，而今用在阳虚而

兼湿热未净的水肿病中，不仅可以升阳去湿，且无苦泄损阳之弊。此方服五剂后，续服香砂六君子丸为健脾调理之计。

风温水肿——清肺气，行水湿

汪某　男　碧凤坊巷

一诊　十月二十一日

一月前，感受风温，寒热大作，继以丹痧密布，不难清泄透达而解。无奈手太阴肺气薄弱，水之上源肃降无权，水气泛溢，转为周身浮肿。继以寒热往来，日久不复，竟有涉损之概，自进芳通和中之剂，寒热已止，大便已通，惟牙痛龈肿，喉蛾疼痛，仍是痧毒未净。急以清解肺金，宣泄经邪，如水源不清，下焦决渎不行也。

苏薄荷一钱八分（后下）　冬桑叶四钱八分　金银花四钱八分　牛蒡子二钱四分　土贝母四钱八分　炙紫菀三钱二分　紫马勃一钱二分（包煎）　白射干二钱四分　车前子四钱

二诊　十月二十三日

进前剂，寒热已止，乳蛾腐点亦退，知饥求食。脉细涩如丝，舌苔薄白，并且中脘饱满，面带虚浮，足跗浮肿，按之凹陷，小便涩少，有水气泛滥之局。行水之中，还需清泄上焦温邪，盖除邪务尽，不然病多反复，殊可虑也。

白蒺藜四钱八分　金银花四钱　京元参三钱　川桂枝八分　汉防己三钱六分　云茯苓六钱　桑白皮三钱六分　冬瓜皮六钱　炙紫菀一钱二分　牛蒡子二钱四分　车前子四钱八分　鸡金散（包煎）六钱

三诊　十月二十五日

乳蛾腐点已退，红肿亦消，面部两足浮肿亦渐平退，小溲长利，而胸脘饱满，脉情细涩如丝，形体恶寒，卫阳不足，需防反复。

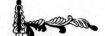

川桂枝八分　刺蒺藜四钱八分　汉防己三钱八分　猪茯苓各五钱　制香附三钱六分　广陈皮一钱五分　冬瓜皮四钱　车前子三钱　薏苡仁六钱　参苓白术丸（包煎）六钱

　　四诊　十月三十日

　　面部足踝浮肿均退，小溲已清，惟面色虚白，食后尚觉脘胀，足见素体中气亦弱，故水运亦不健也。益气健脾，助运行水，仍是当务之急，不然尚易反复。

　　潞党参三钱　炒白术三钱　广陈皮二钱四分　炙内金三钱六分（春砂仁六分拌）　茯苓五钱　怀山药三钱　薏苡仁六钱　江枳壳二钱四分

　　【按】本证是风温外感引起的风水证，相当于现在的急性肾小球肾炎。《金匮要略》用越婢汤发表清热，防己黄芪汤益气利水，大法如此，但与本证的风热上盛不尽相合。关于本证的治疗，宋老认为上焦"水源不清，下焦决渎不行"，因此采用辛凉宣泄、清热解毒的治法，首先治疗上焦的风温热毒。二诊上焦热毒渐减，乳蛾腐点亦退，而中脘饱胀，脾胃运化不健，所以加用鸡金散和胃理气，并且着重提出"除邪务尽，不然病多反复"。这对风水病的预后来说是十分　重要的问题。如果上焦热毒反复发作，最易使水肿迁延不愈，转成慢性。三诊小溲通利，水肿渐退，最后以健脾行水，用参苓白术散方调理而愈。

淋浊（附癃闭一例）

　　淋证古称五淋，即石淋、气淋、膏淋、劳淋、热淋五种，丹溪认为"淋有五，皆属乎热"。宋老宗《诸病源候

论》之说，认为淋证不外湿热和肾虚二端。正如他在治案中所说："肾气不足，膀胱气化失司，湿热瘀滞，凝结而成砂石。""肾阴耗损，湿热蕴结下焦，伤及营血，致成血淋。"宋老认为，对于各种淋证，必须根据其不同的病机特征及不同的转归方向进行辨证施治，才有较强的针对性。同时，在疾病发展过程中，有标本缓急的不同，也有本虚标实、虚实互见的证候，根据虚实之间的传递演变，确定"急则治标，缓则治本"或标本兼顾的治疗措施。因此，在主次标本之间的辨别显得十分重要。

肾痨血淋——益肾养阴，清热利湿

唐某　男

一诊　八月二十八日

暑季以来，午后潮热骨蒸，傍晚面赤升火，形瘦神疲。旬前起小溲频数，尿急涩痛，色赤，时有血丝，肾阴耗损，湿热蕴结下焦，伤及营血，致成血淋。脉细数，舌尖嫩红，苔薄黄。咳嗽频发已有二年，夜间盗汗，心烦少寐，金水不能相生已久，阴虚火炽，证属肾痨。治先益肾养阴，清热利湿，然以珍摄静养为要。

干地黄六钱　原白芍三钱六分　白薇四钱八分　黄柏二钱四分　炙知母三钱　女贞子四钱　墨旱莲五钱　粉丹皮三钱六分　白茅根一两　琥珀末三分（分二次冲）

五剂。

另：六味地黄丸六钱，早晚分二次开水送服。

二诊　九月四日

进前剂，小溲血丝略见减少，次数亦减，但溺有余沥，仍觉涩痛。午后潮热，起伏不定，口干且苦，面赤烘热，总

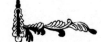

是虚火上炎，一派阴虚征象。脉细数微弦，舌红嫩，苔薄黄。膀胱湿热未净。拟再育肾中之真阴，清浮游之虚火。

大生地五钱　炙龟板四钱（先煎）　生白芍三钱　怀山药四钱　白薇四钱　粉丹皮三钱六分　黄柏炭二钱　炙知母二钱　女贞子三钱　墨旱莲四钱　藕节炭三钱　阿胶珠三钱

五剂。

三诊　九月九日

肺痿淹缠多年，久咳不愈，传为肾痨血淋。近日来，小溲较爽利，溺时涩痛已缓，有时微黄，间或淡红，惟午后潮热依然，傍晚渐退，手心干热，舌尖淡红，稍有津润，苔中间薄黄，脉微弦细数。证由肾阴耗损，虚火亢旺，内灼营分则为骨蒸，下迫膀胱则为血淋。治再育阴除蒸，参以清营凉血。

香青蒿四钱　炙鳖甲五钱　生白芍三钱　大生地四钱　丹皮三钱　怀山药三钱　白薇三钱六分　炙黄柏二钱四分　藕节炭四钱　炙知母二钱　炙龟板六钱

五剂。

四诊　九月十五日

小溲涩痛已止，次数已减，色泽已淡，但近日夜寐欠安，五心烦热，骨蒸未除，脉细数，下焦湿热渐清，而君相之火不靖，肾阴耗损难复。再宗前方更进一筹。

生地黄四钱　怀山药三钱　炙龟板四钱（先煎）　牡丹皮三钱　秦艽三钱　鳖甲三钱（先煎）　地骨皮四钱　炙百部二钱　藕节炭五钱　炙川柏二钱　知母三钱

五剂。

另：六味地黄丸六钱，早晚分两次送服。

【按】本例血淋继发于多年肺痿咳嗽之后，从现代医学来看可能是肾结核所致的血尿。表现的征象属于阴虚火旺，

233

下焦湿热蕴留。治疗主要用六味地黄丸、二至丸补肾养阴，黄柏、知母清下焦湿火，白芍敛阴，丹皮、白薇清阴分虚热，并佐以琥珀利水通淋，散瘀止血，白茅根清热利尿，凉血止血。第二诊去茅根、琥珀，加龟板、阿胶以增强育阴作用。第三诊血淋已有改善，而潮热依然不退，因此用青蒿鳖甲汤加味以育阴除蒸。本证既有湿热下注和尿血症状，又有阴虚征象，从疾病的发展来看，此证血淋是从肺痨阴虚发展而来，阴虚为本，下焦湿热及血尿为标，所以整个治疗过程是以养阴补虚为主。这和一般的湿热血淋不同。但是本证既然出现了血淋，说明病情有了新的发展，因此对于血淋又不能不先予治疗，这就是"急者先治"的法则。

石淋——金沙散合琥珀散

秦某　男

一诊　一月十四日

左腰部时时作痛，少腹不适已有月余。渐见小溲浑浊，色赤，尿短频数，滴沥不爽，或有血滴，或有瘀块，茎管疼痛，少腹坠胀，有时中断不续，有时下砂粒样物，甚则腰痛如折，欲作泛恶。湿热蕴结下焦，凝滞而成砂石，发为石淋。治以清热利湿，化石通淋，参金沙散加减。

海金沙三钱　滑石四钱　茯苓四钱　当归三钱　蒲黄炭二钱　黄柏二钱　川牛膝三钱　丹参四钱　甘草梢一钱二分　血余炭二钱

另：琥珀末二分，沉香末二分，开水冲服。

三剂。

二诊　一月十八日

小溲瘀块已净，血色亦淡，惟溲短频数，滴沥不畅，支急疼痛未瘥，舌苔薄黄，脉弦数。腰部酸痛，肾气不足，湿热瘀滞。宗前方再参活血止血。

前方加桃仁三钱，赤芍四钱，小蓟炭三钱，去滑石。五剂。

三诊　一月二十四日

迭进活血通窍，清利湿热，数日来，小溲渐清。昨午腰痛阵急，引及少腹，小溲又下砂粒数颗，下后腹胀渐舒，惟又见血星数小滴，舌苔薄黄微腻，脉弦涩。再拟金沙散合石韦散法。

海金沙四钱　滑石五钱　石韦四钱　冬葵子三钱　瞿麦三钱　车前子四钱　蒲黄二钱　川牛膝四钱　当归三钱　生赤芍四钱

四诊　二月二日

前方复进六剂，日来小溲已转清利，次数亦减，舌苔薄白，腰酸腹胀亦缓。腰为肾之府，肾气不足，膀胱气化失司，湿热瘀滞，凝结而成砂石。故平时缓调须以益肾为要。

干地黄三钱六分　山萸肉四钱　怀山药四钱　茯苓四钱　丹皮三钱六分　石韦三钱　当归四钱　炒赤芍三钱　川断四钱　瞿麦三钱六分　车前子三钱（包煎）

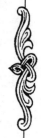

【按】石淋是五淋之一，即今称尿路结石。本例用《普济方》金沙散和《古今医鉴》琥珀散加减，方中海金沙通淋利尿，《本草纲目》用以治血淋、石淋，现代常与鸡内金、金钱草同用，合称三金。《普济方》金沙散以海金沙与琥珀、麝香同用，治"小便不出，茎中有物塞硬疼痛"，所指可能即砂石淋。本方又配滑石、牛膝、甘草梢，取其通利下行，黄柏、茯苓清热利湿，当归、蒲黄、丹参、血余活血止血。琥珀是散瘀通淋药，入血分，《本草经疏》谓其有"消磨渗

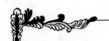

利之性"。沉香取其行气止痛作用，实验证明能缓解平滑肌痉挛。宋老常以琥珀、沉香配伍，一则散瘀止血，一则行气止痛，用以治疗砂石淋、血淋瘀滞梗塞者有较好疗效。以后诸诊在此基础上随证加减。最后以六味地黄丸与石韦散加减，益肾之中兼以清利湿热。

膏淋颓疝——利湿化浊，疏肝散结

张某　男　仓街

一诊　九月初四日

淋病二月，小溲浑浊，色如米泔，滴沥涩痛，头目昏蒙，腰脊酸楚，右睾丸偏坠疼痛，此肾虚膀胱有热，湿浊不化，肝经失其条达，瘀热内郁也。脉情弦涩，舌苔薄黄而腻。如若日久不愈，恐成劳淋。

生米仁一钱　土茯苓六钱　粉草薢四钱　炙川柏三钱六分　粉丹皮三钱六分　柴胡一钱二分　夏枯草三钱六分　金铃子四钱八分　茯苓六钱　车前子六钱　白茅根一两二钱

二诊　九月初六日

淋痛较减，惟右睾丸大如鸡卵，控丸而痛，蕴酿已久，恐成子痈。脉虽无弦意而虚涩为甚，舌苔黄滑，腰节酸楚，肾虚肝郁，膀胱湿热未清，治当兼顾。

小金丹三粒（另服）　土茯苓四钱八分　粉草薢四钱　萹蓄六钱　白茅根一两二钱　生槐花四钱八分　橘核丸八钱（包煎）　金铃子三钱六分　炒米仁一两二钱　柴胡一钱二分　茯苓六钱

三诊　九月初九日

肾虚膀胱有热，气化不达州都，肝经湿热郁滞，右睾丸大如鸡卵，控丸而痛，脉虽有弦意而虚涩特甚，服前方淋痛

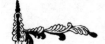

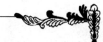

十去八九，惟丸胀未消。再以疏肝解郁，活血通瘀。

制香附三钱六分　紫苏梗三钱六分　柴胡一钱二分　金铃子四钱八分　小茴香一钱二分　全当归三钱六分　小青皮三钱六分　光桃仁四钱八分　粉丹皮三钱六分　土茯苓六钱　炒米仁一两二钱

另：橘核丸四钱，分两次开水送服。

四诊　九月十二日

淋痛已瘥，右睾丸胀热未消，幸得牵痛已止，惟脉情弦涩，肝木春生之气不得调畅。再以香苏通络，平息厥浊。

制香附三钱六分　叶苏梗三钱六分　炒青皮三钱六分　广木香一钱二分　台乌药三钱六分　炒米仁一两二钱　土茯苓四钱八分　全当归三钱六分（春砂仁一钱二分同炒）　沙苑子六钱　桃仁四钱八分　粉丹皮三钱六分　炒槐花四钱八分

五诊　九月十三日

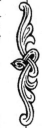

夏暑患劳淋，此膀胱之热也，肾气之虚也。膀胱之热，似当分而利之，若肾气之虚，又当养其精，固其气，气行则淋浊可畅，精固则空痛可蠲。汤剂业已见效，而今则右睾丸大如鸡卵。夫痛而热者，为子痈之基，但胀而不痛者，又为木肾之始也。木者为顽固麻木之谓，此虽不若疝之控丸而痛，然断难一任其盘踞固守。且酒浆房帏，凡劳伤肝肾者，皆足以致难言之患也。服药之外，愿以积精养神，为保养天真之机。

丸方：

小金丹六粒　制香附八钱　叶苏梗八钱　小青皮八钱　夏枯草一两二钱　仙遗粮一两八钱　金铃子一两二钱　丝瓜络一两二钱　全当归八钱　小茴香四钱八分　粉萆薢一两八

钱　西赤芍一两二钱　柴胡四钱八分　炒泽泻八钱　粉丹皮八钱　子红花六钱　槟榔一两二钱

以上各药研细末。

炒川断一两八钱　宣木瓜一两二钱　晚蚕沙一两二钱　沉香曲一两二钱　茯苓一两二钱　薏苡仁一两　车前子一两二钱　鸡内金一两二钱　春砂仁四钱八分

上药煎浓汁，和以上药末为丸。

【按】本例睾丸坠胀疼痛，续发乳糜尿，是丝虫病引起的副睾炎、睾丸炎和乳糜尿，属肝经失调，瘀热内郁，膀胱湿浊不化。初诊用《医学心悟》萆薢分清饮加减，以利湿化浊，疏肝散结，加柴胡、夏枯草、金铃子疏肝行气，丹皮活血和络，土茯苓、米仁、白茅根利湿清热。二诊加重对睾丸坠胀的治疗，用小金丹活血通瘀，化痰散结，橘核丸行气利湿，软坚消肿。第三诊淋浊已减，而丸胀未消，又加用了活血化瘀药。最后以丸剂调理。本例经治后膏淋虽得到控制，但丝虫病未能治疗，预后尚难肯定。

膏淋——温肾固摄，健脾利湿

姚某　女　周庄

一诊　十一月初七日

舌质薄嫩，苔淡白微腻，脉细弦郁涩，尺脉不应，神疲肢冷，面无华色。自去冬迄今，小溲淋数，出乳白物，如脂如膏，沉淀有脚，少腹酸楚。此病在冲任，与膀胱无关，是属下虚，当固而摄之。

鹿角霜一两二钱　菟丝饼四钱八分　蒸锁阳四钱八分　川断肉四钱八分　甜官桂一钱二分　茯苓六钱　沙苑子六钱　车前子六钱（包煎）　怀山药六钱　炒米仁八钱　莲子五钱　桑螵蛸二钱四分

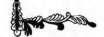

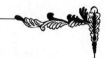

二诊　十一月十五日

自去冬起，小溲淋滴涩数，出白物如膏，沉淀有脚，甚则少腹酸楚不解。病在冲任，冲脉起于下极，任脉起于胞中，与十二经脉自手足而行者殊异也。进前剂，少腹酸楚已瘥，惟次数尚勤。再拟交通奇脉。

鹿角霜一两二钱（先煎）　菟丝饼六钱　蒸锁阳四钱八分　川断肉四钱八分　车前子六钱（包煎）　沉香曲六钱　茯苓六钱　炒米仁八钱　泽泻三钱六分　怀山药六钱　春砂仁一钱二分（后下）　禹余粮三钱

【按】本例膏淋属阳虚气弱，冲任不固，故少腹酸楚而不疼痛，淋下而无急痛。宋老指出："此病在冲任，与膀胱无关。"这一论点未见前人谈及，但据现代所谓膏淋即乳糜尿而言，则与膀胱湿热引起的一般淋证确有区别。这仅是乳白色物渗入膀胱，从小溲而下。任脉同三阴经脉贯通，冲脉"起于气街，并少阴之经，夹脐上行"。又，冲脉在会阴分出的第三分　支，下出会阴，沿腹股沟，经气街沿大腿内侧下行，进入足底渗透三阴。所以在生理病理上，冲任与肾气有密切联系。前一例膏淋兼睾丸坠胀疼痛，也说明了膏淋与冲任的关系。本证治疗宗鹿茸补涩丸法，温肾固摄，参以健脾利湿，以鹿角霜代鹿茸。

高年癃闭——益气通阳，清热利湿

褚某　男　六十四岁　木渎

一诊　五月十二日

高年肾气不足，膀胱气化无权，小便不利，频数而短涩，尤以夜间为甚，近复涓滴不利，色黄，支急涩痛，少腹胀急，形胖气弱，时有畏寒。舌质淡，苔薄黄而腻，脉细弦。肾虚气弱，湿热下注，治以益气通阳，清热利湿。宗

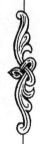

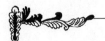

《石室秘录》通水至奇汤合滋肾通关丸法。

潞党参三钱　菟丝子四钱　茯苓五钱　车前子三钱（包煎）　川柏二钱　知母二钱　瞿麦四钱　王不留行三钱　怀牛膝三钱　炙甘草四分

另：肉桂二分，沉香二分，研末，分四次冲服。

二诊　五月二十日

肾气不足，膀胱气化无权，小便不利，以致湿热蕴结。服前方小溲较利，涩痛已瘥，少腹胀急亦缓，但仍频数。湿热渐得通利，肾虚仍须缓调，再宗前方加减。

潞党参三钱六分　菟丝子四钱八分　怀牛膝三钱六分　川续断三钱六分　白果二钱　王不留行四钱　生赤芍三钱六分　甘草梢一钱五分

另：肉桂末二分，沉香末二分，分四次冲服。

三诊　五月二十五日

改服丸剂，每日用六味地黄丸三钱，睡前开水送服；滋肾通关丸二钱，早晨饭后开水送服。

【按】此即今之前列腺增生并发感染，中医属于老年癃闭证。本例肾气虚衰，而又湿热下注，用《石室秘录》通水至奇汤合景岳滋肾通关丸加减，方中用党参益气，菟丝子补肾，肉桂、沉香温阳化气，王不留行、牛膝活血通利，知母、川柏降相火，茯苓、车前子、瞿麦清利小便。

虚　劳

虚劳是多种虚弱性疾病的总称，它包括由于脏腑、气血虚损所致的各种疾病，也包括了具有传染性的痨瘵在内。宋

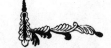

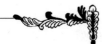

老以擅长调理著称，兼收各家之长，尤其对绮石治虚的学术思想在临床上有更多的运用和阐发。

虚劳病的范围甚广，病情复杂，传变亦多。宋老认为，治理虚劳当抓住"肺、脾、肾三脏"。因脾是后天之母，肾是先天之本，而肺脏又主一身之气。他说："咳嗽吐血，暗哑喉痹，皆属于肺；纳减便溏，形瘦肉削……皆属于脾；遗精潮热，腰酸膝软……皆属于肾。"基于此，他提出了"清金保肺""补脾调中""滋水益肾"的三大治则。

对虚劳的治疗，不但要辨明病在何脏，加强用药的针对性，更应考虑五脏间的相互关系。宋老常于清金保肺的方药中，佐以补脾益气之品，填土所以生金；在滋养肾水的方药中，佐以清养肺气之品，俾能金水长流；而对于金枯肺萎的证候，滋益肾水之品尤不可缺。他还提出："清肺不能碍脾，补脾不能碍肺。"因肺喜凉润，而凉润之剂不利于脾土；脾喜温燥，而温燥之剂不宜于肺金。总之，在遣方用药时，既要考虑促进五脏之间相互资生的一面，又要避免其相互克害的另一面。不然，则往往肺病未已，脾病又起，肾阴未复，脾阳又衰，以致病情恶化。

虚劳咳嗽盗汗——治以清气养阴，益肺敛汗

陆某　男

一诊　佚

二诊　四月十一日

去夏以来，咯血逢节必发，形瘦肉削，已入损途。幸得胃气不败，尚有资生之源。惟火灼金萎，化源不支。夫血证不足畏，所畏者在咳嗽暗哑也。肺虚卫气不固，津液不能内守，故盗汗淋漓。服前方盗汗已减大半，然肺阴不复，肃降

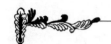

无权，咳逆难平，咯血不净。再拟清金保肺。

天麦冬各三钱五分　北沙参五钱　川百合五钱　紫菀二钱八分　山药五钱　冬瓜子五钱　甜杏仁三钱五分　川贝母三钱　玉竹三钱五分　浮小麦五钱八分　糯稻根须五钱八分

三诊　五月二日

自进清气养阴，益肺固表，盗汗已止，咳嗽大稀，痰血未净，脉情仍感弦细，阴气未复。拟补肺阿胶汤加减。

北沙参五钱　川百合七钱　蛤粉炒阿胶三钱　大生地三钱　甜杏仁三钱　川贝母三钱　炙兜铃二钱八分　玉蝴蝶二钱　山药五钱

服药半月，诸症颇安，咳嗽未净，午后较甚。前方改作丸剂，加服琼玉膏继续调理。

【按】虚劳之病在肺者，不是由于伏火，便是属于阴虚，以致肺气不能清肃。本例患者反复咯血，阴血亏损严重，所以形体消瘦。阴伤而肺气失于清肃，故而咳嗽喑哑。阴虚生内热，阴液不能敛藏则盗汗。所以用天麦冬、北沙参、川百合、山药、玉竹等凉润养阴益肺，紫菀、杏仁、贝母、冬瓜子等清肺化痰。盗汗既是病理结果，又是病理因素，若盗汗淋漓不止，势必进一步耗气伤阴。所以在清养的基础上，加用浮小麦、糯稻根以收敛止汗。药入效显。二诊时用阿胶、玉蝴蝶，是因其仍有咯血喑哑也。

虚劳咳嗽飧泄——法立补脾益气，培土生金

吕某　男　十二岁

一诊　六月二十八日

仲春痧后，气阴两伤不复，咳嗽咽痒，而又脾胃失调，

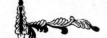

饮食衰少，腹中雷鸣，大便飧泄，肺病传脾，脾失健运，恐有肠痨之变，脉虚细而数，舌红嫩苔薄，面㿠无华，兼带虚浮，大肉尽脱，每夜寒热若潮，并不烦悗，且可入寐。此热陷阴分，断不可用寒药治热，重伤肺脾。

潞党参五钱　北沙参三钱八分　绵黄芪三钱　银柴胡二钱　左秦艽二钱　野於术二钱五分　冬术二钱五分　怀山药五钱　茯苓五钱　川贝母三钱　生米仁四钱五分　炒白芍三钱　炙甘草六分　扁豆五钱

二诊

守前方出入，中州渐复，胃纳转佳，夜间热势衰减，便转干结。然久咳肺病传脾，肉削形瘦，毛悴色夭。《内经》以脾主肌肉，务须饮食得以充养肌肤，则后天立而诸恙自蠲，仍以培养后天为急务。

参苓白术散加马兜铃、川象贝，加减出入，调治数月而安。

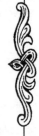

【按】补脾调中是宋老治疗虚劳的大法之一。对于补脾，他主张用纯甘平补的方法，常用参苓白术散加减。至于"调中"，则包括行气、渗湿、芳香化浊等法在内，视具体情况随证应用。本例患者肺病传脾，饮食减少，腹中雷鸣，大便飧泄，一派湿浊中阻之象，方中虽用沙参、银柴胡等养阴清热，而重点以党参、黄芪、白术益气健脾，山药、米仁、茯苓渗湿，甘草和中，使脾胃健运，化源不竭。复诊仍以参苓白术散加减，总以健脾化湿为务，这是因为："肺病者全赖水以润之，土以生之。土为万物之母，后天之本，如不饮不食而飧泄，水谷之精无存，金失子母相生之用。……故前人以肺病全赖胃药，……如肺脾两败，中土崩溃，益无生化之源矣。"

虚劳梦遗滑泄——总宜补养肝肾，潜纳浮阳

沈某　男

一诊　八月九日

少年肾气早伤，始则有梦而遗，继则无梦滑泄。夫肾为立命之根，藏精之处，今未实而泻，精气久伤，已成虚损之证。自春夏以来，形寒烘热，从未撤清，而肝肾龙雷之火，煎熬五志，亢害相循，咳血时发，腰膝痿弱，面色萎黄，大肉已脱。半月来心烦少寐，每夜盗汗，衣被俱湿，刻诊脉弦涩而不静。且喑哑咽喉疼痛，下损及上，心肺复伤。为今之计，急需补养肝肾之阴，以潜浮越之阳。

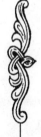

大熟地三钱八分　山萸肉二钱八分　天麦冬各二钱八分　潼蒺藜三钱八分　元参三钱八分　桑螵蛸三钱八分　茯神五钱　龙骨八钱（先煎）　左牡蛎八钱（先煎）　线鱼胶三钱八分

另：珠黄散二分，肺露送服。

二诊　九月十二日

一月以来，遗滑未作，肾之精气得固，虚阳稍敛，夜寐神安，盗汗亦减，而烘热未已，痰血时止时见。拟再滋填下焦，俾化源不竭，庶可缓图。

生熟地各三钱八分　龟板五钱（先煎）　天麦冬各二钱八分　牡丹皮二钱八分　地骨皮三钱八分　元参三钱八分　川百合五钱　川贝母二钱八分　阿胶珠三钱　左牡蛎八钱（先煎）

另：三才封髓丸二钱八分，早晚分服，盐水送下。

【按】肾虚固然有阴虚、阳虚的不同，但虚劳成瘵，大多伤及肾中真阴，形成水亏火旺的证候。所以张景岳说："虚邪之至，害必归阴，五脏之伤，穷必及肾。"本例患者元

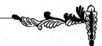

贞早泄，先天肾精大受斫丧。衄血时发，精既夺于下，血复冒于上，上冒下厥。且大肉全脱，精气血肉所存无几。每夜盗汗，心烦少寐，此少阴肾真耗竭，孤阳有飞越之险。急需补养肝肾之阴，以潜浮越之阳。大熟地、山萸肉、天麦冬、潼蒺藜、元参、线鱼胶滋水益肾，补养精血。桑螵蛸、龙骨、左牡蛎涩精止遗，收敛浮阳。茯神宁心安神。所用珠黄散及肺露，在于润肺利咽。复诊加用龟板、丹皮、地骨皮、阿胶等，是为了加强填精、清热、止血之效。

虚劳形瘦自汗——理当甘温建中，补益气血

魏某　女

一诊　八月二十八日

虚劳不复，阴损及阳，舌前半淡红少津，苔根薄白，脉虚弦歇止，经来量多，形瘦肉脱，足跗浮肿，面白无华，食少无味，头晕时作，心悸若悬，梦纷少寐，自汗盗汗，午后寒从背起，继以烘热不已。营血内虚，卫失外护，损者益之，虚者补之，治当甘温补中，兼和营卫，冀中阳生发，营阴自有资生之源。

炙黄芪三钱八分　川桂枝二钱五分　炒白芍三钱　炙甘草一钱　潞党参五钱　炒於术二钱八分　云茯苓五钱　煅牡蛎八钱（先煎）

二诊　九月二十日

前进黄芪建中加减，寒热已轻，中阳渐复，小溲增多，跗肿退而未净，然神疲少气，时而头眩欲晕，时而心悸自汗，气营两虚，全赖中阳为之维续。仍守原议，进益气养营，从阳引阴。

吉林参二钱　炙黄芪三钱八分　炙甘草一钱　炒白术三钱八分　云茯苓五钱　全当归三钱　赤白芍各二钱八分　浮

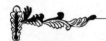

小麦五钱　川桂枝二钱　左牡蛎八钱

　　三诊　十月五日

　　屡进甘温益气，建立中阳，纳食渐增，跗肿退净。然中阳易立，阴血难复，仍见头晕心悸，脉虚细歇止，舌淡红少津，苔薄剥脱。法宗仲景复脉为宜。

　　炙甘草一钱五分　川桂枝二钱　上党参三钱八分　阿胶二钱八分（烊化另冲）　大熟地二钱八分　全当归三钱八分　枸杞子二钱八分　酸枣仁三钱八分　苋麦冬三钱八分　茯苓神各四钱八分

　　【按】虚劳病的产生，虽有五脏之不同，总不离乎阴阳气血的虚衰，而气血之虚，又往往从属于阳虚和阴虚，所以，调治阴阳，至为重要。李东垣的甘温补中，朱丹溪的滋阴降火，是调治阴阳的两个大法，对治疗虚劳都有发明。而宋老认为："救偏固然重要，兼顾更不能忽。"就是补阴要顾阳，补阳要顾阴，不能偏执一端。这不仅在阴阳两虚时应该兼顾，即在尚未出现阴阳并虚的时候，也应密切注意病变过程中的阴阳变化，才能使治疗丝丝入扣，而不致矫枉过正。本例患者阴血不足而形瘦肉脱，盗汗，舌淡少津，阳气亏虚而经多自汗，面白脉虚。阴虚则生热，阳虚则生寒，此寒、热非外感所致，实由阴阳两虚之故。病人虚损的进一步发展，均与其"食少"有关。脾胃为后天之本，是气血营卫生化之源，气血阴阳诸虚不足，非脾胃健运，饮食增加，则无由资生恢复。宋老以黄芪建中汤加减，甘温建中，生化气血，补益阴阳，收到了预期的治疗效果。

虚劳感受暑湿——先与清暑泄热，醒脾化湿

　　周某　女

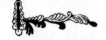

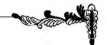

一诊 七月四日

脉情弦细郁数，舌底绛，苔白根垢，体虚而伏邪内蕴。去冬产后，得咳嗽，身热烦悗，延至孟夏，痰中带血，久进滋补，病情不减，形体日瘦。饮食日减，近复腹胀便溏，寒热盛衰不定，五心烦热，旧病新邪混而为一，虚者半而实者半，暑热灼肺，湿困脾土，岂宜于久病之体，总以暑湿早彻为幸。

藿香三钱　佩兰三钱　茵陈二钱八分　连翘二钱八分　橘白二钱　佛手片三钱　象贝母三钱　白术三钱　生苡仁三钱八分　茯苓三钱八分　鸡苏散五钱　（包）

二诊 七月八日

腹鸣便溏已止，小溲亦畅。夫肺与大肠为表里，肺金气阴两衰，大肠暑湿内蕴，传导尚难称职，今登溷一次，犹觉瀄瀄不爽。久嗽不愈，痰出如米粥，舌中心光剥，两边黄垢。痨而感邪，前方再参苦化。

水炒川连一钱二分　枯芩二钱五分　青蒿三钱八分　银柴胡二钱五分　绵茵陈四钱　连翘三钱八分　益元散五钱　蔷薇瓣二钱八分　鲜荷叶一角　鲜芦根一尺

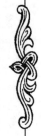

三诊 七月十日

腑气已畅，便转干结，饮食知味，寒热衰退，咳嗽痰黏难咯，咽喉干塞，五心烦热，气阴两虚，痰热内恋，舌中心光红，黄苔化薄，脉细数。宗王氏清暑益气法。

鲜金斛三钱八分　南沙参三钱八分　麦冬二钱八分　川连一钱　鲜荷叶一角　知贝母各二钱八分　青蒿三钱八分　茯苓三钱八分　生米仁三钱八分　杏仁三钱八分

以后宗王孟英清暑益气汤加减出入，继续调理月余，身热通净，咳嗽减轻，舌苔薄润，暑湿外邪已清，获得显著效果。继进益气养阴之剂，调理肺脾而安。

【按】正虚之处，便是容邪之所。虚劳病证虚中夹实或更虚更实并不少见。如果一味呆补，非但得不到预期效果，反致外邪禁锢，正气愈困。宋老十分　重视辨别虚劳的标本虚实，他说"图本不难，治标为难"，恐"本未补而转长其邪"。反之，祛邪之剂，尤其不能伤正。他说，治虚邪"断不可从六经寻求"。意思就是虚劳感邪与一般外感相比，不但外证有所不同，治疗也有差异。所以他指出："祛邪忌辛燥，辛多耗气，燥则伤阴。"又说："辛先走肺，虽为肺之所喜，然味过于辛，亦足以伤及肺气。"

本例虚劳原是气阴不足，痰热内恋。适值盛夏，遭遇暑湿外袭，以致寒热起伏，腹胀便溏，肺阴更伤，而脾为湿困。脾运不健，不能生化气血，其虚损怎能恢复。所以治疗之法，祛暑化湿是为上策。藿香、佩兰芳香化湿解暑和中，茵陈、连翘清热利湿，橘白、佛手理气醒脾助运，白术、生苡仁、茯苓等健脾化湿。二诊、三诊之治亦不离清暑化湿，间参益气生津之法。待暑湿完全清除，方可用补养调理之剂。

自　汗

自汗，为非正常汗出的一种，其主要表现为时时汗出，动则尤甚，多发生于白昼清醒的时候。《景岳全书·杂证谟·汗证》云："自汗者，濈然无时，而动作则益甚。"自汗之症，多由于营卫不和、里热郁蒸、肺脾气虚或心脾二虚、卫表不固所致。治疗之法，多宗调和营卫，清泄里热，益气

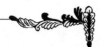

固表，及健脾养心。宋老在其长期的临床实践中，不拘于前人之定法，根据病人具体临床表现详加辨析，宗古法而不泥古方，颇有独到之处。

冲任脉衰心烦自汗——益肾调肝，和养气血

周某　女　中街路

一诊　五月二十五日

脉情濡细，谓属六阴。自去夏迄今，时时烘热烦悗，热则汗出如雨，当其将汗之时，思虑动作之间，无不惕然而惊，或为掣痛，或为抽搐，此内而肝胆，上及心脑，无不受其扰害。推原其始，胃痛常发，吞吐不便，必待厥浊宣泄，而后胀势可衰。盖胃为水谷之海，受气最浊，气机郁屈，营卫阴阳失其开合之机，与寻常自汗、盗汗者不同。郁则宣之，当从此处立方。然病延一载，欲求速效，未可得也。

上川连六分　制香附二钱四分　仙半夏三钱六分　茯苓神各六钱　广陈皮一钱八分　沉香曲六钱　酸枣仁四钱八分　紫丹参二钱四分　糯稻根须（煎汤代水）二两四钱　八物定志丸（包煎）五钱

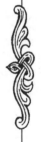

二诊　五月二十六日

服昨方一剂，宗《内经》半夏汤以交阴阳，子夜之前，眠睡颇安，筋惕肉眴、四肢抽搐等症亦得平静。惟子夜之后，阴中阳动，至黎明惕然而醒，则汗出衣濡，而烦悗烘热随之矣。考其平素于胃病之外，右半身肌肤麻木，如有风状。今胃纳不减，大便尚调，是则病不在腑，而在经脉营卫神气出入之间。据云经行则汗止，经停则汗作，小溲畅则汗少，小溲涩则汗多，此中皆有机括可寻。脉沉细不振，舌苔薄腻，目眵颇多。于昨方参以养血和营，安镇心脑。

明天麻一钱八分　生归身四钱八分　生黄芪六钱　茯苓神各六钱　制香附二钱四分　竹半夏三钱六分　广陈皮一钱八分　上川连六分　酸枣仁二钱四分　怀牛膝四钱八分　沉香曲六钱　八物定志丸（包煎）八钱

三诊　五月二十七日

据云每交阳分则汗出为甚，交阴分则汗出较衰。《伤寒论》有云：阳动则汗出。《素问》曰：阳加于阴则为汗（谓之汗）。此阳者，心阳也，离中之火也；阴者，心中之阴也，离中之水，取之于坎宫者也。本症汗出为盛为衰，相沿有一载之久，夫睡中出汗曰盗汗，今汗出于醒时，是与盗汗不伦。不咳不嗽，无关于肺，饮食不衰，无关于脾。自云心胸不烦悗，则烘热不作，如烘热不作，则汗亦不出，是则于心脑为至要也。昨进归芪补血，今于养心宁神再进一筹以继之。

上雅连八分　天门冬四钱八分　紫丹参二钱四分　酸枣仁四钱八分　制香附三钱六分　茯苓神各六钱　白归身四钱八分　沉香曲六钱　煅牡蛎一两二钱　八物定志丸五钱（包煎）　天王补心丹四钱（包煎）

四诊　五月二十八日

太冲脉衰少之年，自春迄今，汛停四月，而汗即缘此而作。有曰凡多郁寡欢而骤然经停者，间有此症也。然不烦则汗不出，不惊醒则不烦，故入寐则无汗，不寐则多汗。夫汗为心液，前人以盗汗为阴之虚，主以归芪杞芍，自汗为阳之虚，主以黄芪建中，然未有不烦悗而汗不出者，故烦悗必有郁，昨方所以宣其郁也。据云夜来筋惕肉瞤较前平静，今晨汗出亦稀，然喉中似有痰物而不能吐咯，善好太息，腑气行而不畅。数月之汗，心阴安能不虚，诸症又多见于郁，而冲

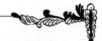

任日衰，所重尤在益肾调肝。所以调治之法，当从调阴阳、疏和气血入手，养肝肾之不足，潜心经之浮阳，宣肝经之郁结。

干地黄四钱　山萸肉四钱　炙龟板六钱　甘杞子五钱　净远志二钱四分　茯苓神各六钱　生香附三钱六分　紫丹参二钱四分　天门冬四钱六分　白归身三钱六分　左牡蛎二两四钱（煎汤代水）

五诊　五月三十日

每至烦悗悸悬之时，虽在寐中，亦必惕然而醒，醒则汗出，此其常也。夫寐则阳入于阴，醒则阳出于阴，盖寤寐一开一合之间，即阳气一入一出之际。阳者卫外而为固也，卫外不固，营气与之俱夺，所以阳一动而烦且汗也。历进补养心神，虽未能一旦即效，然补而不碍于补，诸症逐渐减轻，循序渐进，探骊得珠，当亦不远。惟望毋急躁、勿烦虑为幸也。

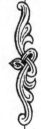

前方再加磁朱丸一两二钱（包煎）。

另用雅连末一钱二分，肉桂末一钱，饭糊为丸，金箔为衣，分六服。在烦悗悸悬之时，另以灯心汤送下。

六诊　六月十日

益肾调肝，补养心神，兼以连桂交感，数日来，悬悸之苦大为平静，汗出亦衰减甚多。刻诊脉情沉涩，舌苔浊腻，脐气三日未行，而仍然纳谷不减。考其汗之出也，必由于心烦，仲景于心烦不得寐，酸枣仁汤主之。此心阴虚而心阳不得自主也，欲其交阴阳，莫妙于连桂之上下相吸。观其能食而大便难，则六腑亦失以通为补之用。

制香附三钱六分　茯苓神各六钱　广橘红一钱八分　生炙芪三钱六分　白归身四钱八分　柏子仁四钱八分　淡锁阳

四钱八分　干地黄五钱　天门冬四钱八分　上川连六分　酸枣仁四钱八分（打）　麻仁丸四钱（包煎）

【按】本病时时烦热汗出，汗出之前常伴有惊惕抽搐。因病人正值更年期，已停经四个月，冲任脉衰，阴阳失调，气血不和，乃是汗出之根本原因。本病特点在于不烦则汗不出，烦闷必有郁，又见善太息，乃肝郁之象。治疗当从调阴阳、和气血、养肝肾、潜心阳、宣肝郁入手，尤以益肾调肝为重心。方宗《内经》半夏汤，交通阴阳，然原方仅半夏、秫米两味，药力嫌弱，宋老巧用黄连、肉桂上下相吸之妙，以黄连清心经之火，肉桂补火助阳，引火归原，使水火相济，心肾交通，加强调和阴阳之力。再用当归、黄芪、丹参调补气血，地黄、山萸肉、龟板、杞子、天冬滋补肝肾之阴，牡蛎、磁朱丸潜心阳，茯神、八物定志丸安神志，香附、远志疏肝郁而收效。

阳虚自汗——益气固卫，和营敛汗

李某　男　齐门外

一诊　五月三十日

脉情濡软，表阳不固，玄府空疏，形体恶寒，寒则身心烦，而为汗出衣濡，自春迄今汗无已时，而夜来眠睡如常，且得汗则身舒，足见阳明亦有湿热，不获清纯，故蒸而为汗也。然汗为心液，断无听其常出之理。宗阳虚自汗例治之。

川桂枝八分　奎白芍三钱　生炙黄芪各四钱八分　焦白术四钱八分　浮小麦一两二钱　左牡蛎一两二钱　大红枣五枚

二诊　六月初四日

脉情濡细，舌绛嫩无苔，均属中虚见象，今春迄今，形

常恶寒，汗出不分昼夜。夫汗为心液，平素善遗，所以痿软无力也。犹幸眠食均安，营血犹有资生之源。服前方，自汗与形寒皆减，仍宗建中法。

生炙黄芪各四钱八分 生白芍二钱四分（川桂枝六分拌炒） 焦白术四钱八分 浮小麦一两二钱 茯神六钱 沙苑子五钱 鲜生姜二钱 大红枣五枚

三诊 六月初八日

自汗继续好转，精神体力亦较振作。治宗前议，参桂枝芍药知母汤。服用六剂而安。

【按】本病白天汗出无时，入夜则正常，为典型的自汗。其特点为心烦、恶寒、汗出。参之以脉濡软，乃表阳不固。宋老以卫表阳虚为着眼点，宗建中汤之法，以桂枝益卫阳，芍药敛营阴，再用黄芪固表止汗，浮小麦、牡蛎敛汗，白术健脾祛湿。最后以桂枝芍药知母汤固卫和营，兼清里热而愈。

心虚自汗——养心固卫，滋肾潜阳

褚某 男 景德路

一诊 五月二十四日

舌淡苔白，脉弦滑数，且有促意。心悸悬荡，漏风自汗，营气不足。平素易感风邪。前昨遗泄两度，肾气亦虚。治先养心营，固卫气。

天门冬四钱 当归三钱 炒白芍四钱 浮小麦八钱 生黄芪三钱 怀山药五钱 茯神五钱 生米仁六钱 制首乌三钱

二诊 五月二十八日

脉弦滑数，且有促意，虚里跳动引衣，此处虽曰胃之大

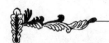
络，而实通心脏。今心营不足，心气不敛，故自汗频频，午后自觉热气上冲，烘至头部，故养营之中，宜参潜降导纳。

干地黄五钱　干首乌五钱　炙龟板一两（先煎）　天门冬四钱　柏子仁四钱　酸枣仁四钱　左牡蛎一两（先煎）　黄芪三钱　当归三钱

【按】本证素易感受风邪，而心悸脉促，虚里跳动引衣，自汗频频，乃心气不足，卫表失固所致。又有遗泄，午后烘热，是肾气不足，虚阳上浮，此乃自汗之因。单以固表止汗，恐难奏效。宋老从养心营、滋肾潜阳入手，抓住病之根本，兼以固表而获效。

盗　汗

寐中出汗，醒来自止者，称为盗汗。《丹溪心法·盗汗》云："盗汗者，谓睡而汗出也，不睡则不能汗出，方其熟睡也，溱溱然汗出焉，觉则止而不复出矣。"盗汗与自汗区别在于，自汗为白昼出汗，盗汗则是夜晚睡时出汗，醒时则汗止。盗汗多以阴虚内热为主，间或亦有气虚、阳虚、湿热等。常用治疗方法为滋阴降火，补益心脾，收敛止汗。宋老在其几十年的临诊中，对一些证情复杂的盗汗，不泥常法，有用补益气阴、潜阳止汗者，有用清泄肝胆、宣解郁热而止汗者，因证施治，疗效卓著。

气阴两虚盗汗——补益气阴，潜阳止汗

方某　男　仓街

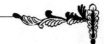

一诊　七月二十五日

脉情虚乱，且有革象，舌光淡无苔。素有胃病，无晨不吐，近则四昼夜盗汗大出，衣被尽湿，气短息促，气阴大乏，虚散不守。急须阴阳并补，填摄真元。

炙黄芪六钱　炒归身四钱八分　吉林参二钱　煅龙骨一两二钱（先煎）　煅牡蛎二两四钱（先煎）　浮小麦八钱（包煎）　炒白芍六钱　熟地四钱　炙龟板六钱　天麦冬各四钱八分　茯苓神各八钱　大红枣六个

二诊　七月二十七日

脉浮取濡而散，中取杳然即去，舌光嫩无苔，精气耗乏，真元虚败，曾四昼夜，盗汗大出。服前方，盗汗即止。然表阳虽不外越，而阴阳交争为战，寒则战栗，热则烦悗，昨夜复告不寐。如此脉症，断无发表之理，仍须救逆固脱，为中流之砥柱。

绵芪四钱八分　炒归身四钱八分　炒白芍四钱八分　炙龟板一两二钱（先煎）　炒酸枣仁八钱　枸杞子六钱　大红枣六个　茯苓神各六钱　天麦冬各四钱八分　煅牡蛎一两二钱（先煎）

【按】本病盗汗四宿，汗出量多，宋老依据脉证，断为气阴大伤，以重剂参、芪、地、麦补益气阴，同时以龙、牡、浮小麦敛汗止汗，龟板滋阴潜阳，以求速效。药后盗汗即止，而见寒战烦热，指明非为表证，实为阴阳交争之象。继加用白芍、枸杞等以救阴。若误以恶寒为表证而发汗，则必致阴竭而气脱。

肝郁盗汗——清泄肝胆，宣解郁热

顾某　女　枣市街

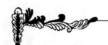

一诊　十一月十五日

脉弦数，舌白底罩黄。据云，每至冬寒阳加于阴，腠理不密，盗汗如雨，法当补益阴气以制阳光，然以舌苔论之，尚有伏邪在内。按少阳胆郁，目合则汗，况形寒烘热，头痛如劈，明有三阳经证。昨夜腹鸣嘈杂，通夜不安，有传入厥阴之势。

川连八分　穹术二钱四分　北柴胡二钱四分　淡黄芩三钱　宋半夏三钱六分　炙广皮二钱四分　生白芍六钱

二诊　十一月十七日

肝胆蕴伏之邪扰害阳明，津液不能内守，目合则汗，自云小寐则小汗，大寐则大汗，盖其经气痹郁，蒸迫胃液溢而多汗也。昨进清肝宣郁，安和胆胃，形寒烘热已解，舌苔黄浊化去大半，溲热且少，口苦目眩，胸满，仍是少阳见证，惟汗既出之阳明，当参白虎清胃养液，再以酒淋豆卷煎汤取浴，以和营卫。

上雅连六分　北柴胡二钱四分　炒淡芩二钱四分　法半夏三钱　生石膏八钱　生米仁八钱　败龟板一两　酸枣仁五钱　绿萼梅三钱　茯苓神各六钱　逍遥丸三钱六分（包煎）

三诊　十一月十九日

昨进清胆热，补肝魂，兼以煎汤取浴，使毛窍、卫气、分肉各得其和，目合之汗衰去大半。本症伏邪内郁，留于肝胆，上迫心营，所以多汗，若曰阴虚阳虚，皆非其偏。脉弦涩、苔黄垢十去八九，惟心胸痞硬，欲作泛恶。仍和胆胃。

川连四分　淡芩一钱八分　竹茹三钱　法半夏三钱　远志二钱四分　白芍四钱八分　蔷薇贝三钱　绿萼梅二钱四分　干荷叶三钱六分　茯苓神各六钱

【按】本例盗汗，不同于常见之阴虚盗汗，宋老抓住

"苔黄浊，形寒烘热"，认为本病当是内有伏邪，郁于肝胆，上迫心营而致汗出，与常见的卫表阳虚之出汗亦不相同。治疗当清泄肝胆，宣解郁热。并据该病有三阳经证的特点，用柴胡、黄芩、半夏、绿萼梅、逍遥丸宣解肝胆郁热；用石膏、黄连以清胃热；少佐龟板滋阴潜阳，促病速愈。另外，宋老巧用豆卷汤洗浴，使腠理和、毛窍密，表里同治，取效弥速。

痹　证

"风寒湿三气杂至而为痹"。对于痹证的诊治，宋老最注重两点，一是在诊断上，辨清寒热虚实。寒者，必遇寒而关节疼痛加重；热者，局部红肿发热；虚者，形体消瘦；实者，关节肿胀。二是在治疗上，不可株守一方。痹证往往虚实夹杂，孰多孰少随着病程会不断发生变化，治疗后取效，症状减轻，也是病情变化的反映，或正虚有所恢复，或实邪得以消退，其矛盾的双方有量的变化和质的变化，所以必须及时地调整治疗方法和药物。

热痹喉痛——祛风清络，兼以利咽

石某　女

一诊　五月六日

风湿乘袭筋骨之间，肘膝疼痛且肿，指节亦痛而红肿，按之疼痛更剧，且以晨起为甚，手不能握，臂不能举，两足步履不便，已近半年。午后低热，面赤升火。脉小弦而数，

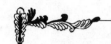

舌尖红嫩，苔中间薄黄。喉蛾时发，现喉关红肿疼痛。风湿外袭，络热内蕴，此为热痹。治宜祛风清络。

防风三钱六分　桑枝四钱　汉防己三钱　丝瓜络三钱　忍冬藤六钱　生赤芍四钱　地龙三钱　晚蚕砂四钱八分　生甘草一钱二分　京玄参三钱

五剂。

二诊　五月十二日

进前剂，肢节疼痛稍减，手指红肿亦退，但午后仍有低热，自觉面赤烘热，咽喉肿痛，尚有风热未净，脉细弦，舌尖红嫩，苔薄黄稍淡。阴虚营弱之体，风湿热三气交至。前方再参养阴利咽。

大生地五钱　京玄参二钱四分　玉桔梗二钱　知母二钱　白薇四钱　桑枝四钱　威灵仙五钱　忍冬藤五钱　防风己各三钱　左秦艽二钱　怀牛膝三钱

三诊　五月十六日

肢节疼痛十去七八，咽喉肿痛已瘥，但举动步履尚感牵掣少力，午后烘热退而未净，脉细而濡，舌尖红稍淡。胃纳不香，阴虚营弱之体须赖胃气充养，"邪之所凑，其气必虚"。前方参以益气养营。

全当归三钱　炒白芍三钱　干地黄三钱　炒白术二钱四分　秦艽二钱　怀牛膝二钱　防己二钱　桑枝三钱　独活二钱　宣木瓜三钱　茯苓四钱　建神曲三钱六分

【按】关节红肿疼痛，辨证当属"风湿热痹"范畴，治以疏风利湿，清热通络，病久参以益气养营，均为常法。本例特色之处，是根据患者咽喉肿痛的表现，加用生甘草、桔梗、玄参等清热养阴利咽之品。这看上去似乎只是对症治疗，但实际上寓有治本之意。其乳蛾与痹证之间有着本质

的必然联系，痹证常随乳蛾的发生而引发，或病情加重。所以，在治疗痹证时，应重视咽喉肿痛的治疗。

风痹血虚——祛风逐湿，养血益气

许某　男

一诊　十月十一日

肢体关节疼痛，游走不定，反复发作，已有五年。尤以两肘膝为甚，发则痛不可近，得冷则甚，得暖则舒，举动不便，步履艰难，手指关节肿胀拘挛，亦有多年。近且面色萎黄，头晕耳鸣，体倦乏力。舌淡苔薄白，脉濡细。本证风湿痹阻，经久不愈，以致气血耗伤，筋脉失养，骨节为之僵硬不利，成为虚实夹杂之证。治宜养血益气，祛风逐湿，为祛邪扶正兼顾之计。宗《千金》独活寄生汤加减。

独活三钱六分　桑寄生三钱　全当归四钱　原赤芍三钱六分　秦艽三钱　川芎三钱　川桂枝二钱　杜仲二钱四分　绵黄芪二钱四分　川续断三钱

三剂。

二诊　十月十五日

肘膝疼痛稍缓，指节肿胀亦减。惟病涉多年，风痹痼疾，气血虚羸之体非一时所能恢复。进剂略得小效，而形体畏寒，前方再参温化。

原方加淡附片一钱二分。

三诊　十月二十日

遍身关节疼痛渐平，而腰脊仍痛，指节肿胀，动作时筋脉牵掣，步履尚不方便，脉情濡细，舌淡少神，头晕昏蒙，神惫体倦。风寒湿三气杂至，遂至经脉痹阻，而久病营血衰少，卫气亦失温运，前方再参温通。

羌独活各三钱　威灵仙三钱　汉防己二钱　桑寄生三钱　川桂枝二钱　全当归四钱　炒赤芍三钱　绵黄芪三钱　巴戟天三钱　杜仲三钱　大熟地三钱　淡附片二钱

另：小活络丹一粒，早饭后开水送服。

四诊　十月二十五日

关节疼痛已缓，动作牵掣之感亦除，惟时觉头晕目眩，形体畏寒，手指关节肿胀，按之疼痛，仍是营虚气弱，风湿阻滞筋络。再拟扶正祛邪，宗陈氏三痹汤加减，以养营益气，温经和络。

全当归四钱　熟地黄五钱　黄芪三钱　桑寄生四钱　川续断三钱六分　川独活二钱四分　杜仲三钱　金狗脊三钱六分　川桂枝二钱　炒赤芍三钱六分　甘枸杞四钱

另：小活络丹一粒，开水送服。

【按】本例肢体关节疼痛，游走不定，反复发作，发则痛不可近，得冷则甚，得暖则舒，风寒湿邪俱甚。而面色萎黄、头晕耳鸣、体倦乏力又是正气亏虚、气血不足的明证。虚实夹杂，迁延不愈。独活寄生汤扶正祛邪，加用黄芪与芎、归、地、芍配伍，以补气益血。患者病涉多年，关节僵硬不利，其痰瘀阻络无疑，故而再用小活络丹，加强活血化痰之效。复诊，随其疼痛的减轻，而偏重补益治疗，是随证施治之计。

骨痹历节——养血祛风，温补肝肾

倪某　男

一诊　九月四日

风湿窜走骨节大络，每逢溪谷关节疼痛不可屈伸，颈项

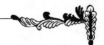

直强，能俯不能仰，指节拘挛不能握。近则跗肿（踝关节肿胀）瘫痪，皮肤枯槁，有如蛇蜕。并且得热则遗，肾真亦耗。脉情细弦，舌苔剥落。病久深袭筋骨，骨节肿胀，筋络拘急，损及肝肾，精气耗伤。当养营祛风，缓以图治。

大熟地八钱（砂仁四分拌）　制首乌一两二钱　白归身五钱　炒白芍四钱八分　潼蒺藜一两二钱　鸡血藤六钱　炙龟板一两二钱　甜官桂一钱八分　怀牛膝四钱八分　金毛狗脊四钱八分　炒川断四钱八分　茯苓六钱

另：大活络丹二粒，早晚各服一粒，开水送服。

二诊　九月二十二日

来函云：此方连服十五剂，颇能见效，疼痛较缓，跗肿较退。因此，要求改方，继续服药。爰拟补益气血，温养肝肾，以治其本；搜风逐邪，蠲痹通络，以治其标。宗黄芪桂枝五物汤合鹿茸四斤丸、大活络丹复剂与之。

绵黄芪四钱　炒白芍三钱　鹿角霜四钱　肉苁蓉三钱　大熟地四钱　怀牛膝四钱　菟丝子三钱　杜仲四钱　川独活三钱六分　甜官桂一钱二分　桑寄生四钱　川续断三钱六分　地鳖虫一钱

另：大活络丹一粒，开水送服。

【按】《内经》曰："痹在于骨则重，在于脉则血凝而不流，在于筋则屈而不利，在于肉则不仁。"患者全身骨节肿胀，疼痛不可屈伸，颈项直强，筋骨俱病，肝肾亏损严重，其皮肤枯槁，得热则遗，舌苔剥落，一派肾真亏损之象，以熟地、首乌、当归、白芍、潼蒺藜、龟板等补益肝肾之阴。然虚中夹实，故配以大活络丹，祛风湿，益气血，活筋络。

痿躄

痿躄又称痿证，是肢体无力，不能持物或行走，久而肌肉萎缩的一种疾病。宋老认为痿证有虚有实，最重要的是辨清病变的部位，或在肺在肾，或在胃在脾。"肺热叶焦，则生痿躄"者，是肺热阴伤，水液不能下输于肾，肾水不足致痿也；脾主四肢，脾胃为水谷之海，气血生化之源，脾胃为湿邪所阻，不能敷布精微，肢体失养，亦可成痿也。

咳呛而痿——责在肺肾

郑某　男　王枢密巷

一诊　七月五日

脉情虚软，舌绛嫩无苔，前月月初，胸膺仰息痛，咳呛不静，继而两足痿软无力，不任于地，一不留意，竟至踬而仆。年当发育，肾气虚衰，金水不能相生，亦痿躄之机也。经曰："肺热叶焦，则生痿躄。"本证是矣。

川象贝各二钱四分　甜白杏各四钱六分　紫菀四钱　麦门冬四钱六分　鲜百合八钱　肥玉竹六钱　女贞子六钱　川杜仲四钱六分　炒米仁八钱　炒川断四钱六分

二诊　七月七日

凡痛着者曰痹，软而无力者曰痿，痹为风寒湿三气杂至，痿为火热刑金，金气虚，少水不能制盛火，骨髓空虚，足之三阴有所虚赢也。若以痿为脚气，则大相悬殊矣。前进金水相生，所以滋其化源也，服二剂而两足稍振，步履较

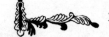

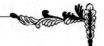

便，咳呛亦稀，惟脉情虚软，无从滋养所致。

川百合八钱　肥知母四钱八分　大生地六钱　麦门冬四钱　整玉竹六钱　女贞子六钱　沙苑子六钱　川杜仲四钱六分　甜白杏仁各四钱六分　南花粉八钱　川断肉三钱六分　炒米仁一两二钱

三诊　七月九日

脉虚而大，舌嫩红无苔。方剂颇效，症情续有改善，再进一筹。

生百合八钱　南花粉六钱　鲜沙参六钱　整玉竹五钱　生米仁一两二钱　女贞子六钱　沙蒺藜四钱六分　白杏仁四钱六分　厚杜仲四钱六分　线鱼胶六钱　怀牛膝五钱

四诊　七月十三日

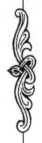

不红不肿不痛，但无力曰痿，年当发育，先天禀赋不足，痿经月余，诊治以来，行走尚感有力。再以金水两调法。

大熟地六钱　生百合八钱　麦门冬四钱　肥知母四钱六分　怀山药六钱　沙苑子八钱　黑大豆八钱　怀牛膝五钱　线鱼胶六钱　汉防己四钱八分　川续断四钱八分　川杜仲四钱八分

【按】《内经》治痿，独治阳明。阳明者，主润宗筋，束骨而利机关也。然以肺热叶焦，为致痿之源，而筋骨又为肝肾所主，故东垣治痿有补肝肾之法。本证舌绛无苔，呛咳在前，此原肺热阴伤之体，续见两足痿软无力，是因肺虚而绝肾水之上源，即谓"金不生水"，所以治疗不离乎金水二调。贝母、杏仁、紫菀等，在于化痰利肺，麦冬、百合、玉竹、女贞、杜仲、川断等，养阴而滋补肺肾。

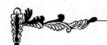

暑湿致痿——不离脾胃

吴某　男　恒山堂

一诊　六月十六日

每至夏秋暑湿交争，发为痿躄，两足坠重，不能步履，刻诊脉情细濡，舌苔白滑，胸脘痞闷，纳谷不馨。病势犹在蕴酿之时，先以芳通淡渗。

制苍术二钱四分　制川朴四分　带叶苏三钱八分　生米仁八钱　炒泽泻四钱　宣木瓜（酒炒）三钱　汉防己三钱　茯苓六钱　制香附一钱八分　焦麦芽一两（包煎）　焦建曲六钱

二诊　六月十九日

湿热郁蒸，浸淫筋脉，而致两足痿弱无力。前进芳通淡渗，步履稍感有力，行动已不需扶持。惟小溲微黄短涩，下焦湿邪未净，脉濡细，苔薄白，食后尚感脘痞。现胃气未振，脾弱运迟，精微不布，筋脉失养。治当再参健运。

制苍术二钱四分　制川朴四分　焦米仁八钱　茯苓六钱　泽泻四钱　扁豆四钱　怀牛膝三钱六分　粉草薢三钱　炙内金四钱八分　春砂仁三分　焦麦芽六钱　建神曲六钱

【按】本证痿躄发生均在夏秋之交，此时湿气弥漫，暑热熏蒸，阳明太阴因受暑湿困扰。患者胸脘痞闷，纳谷不香，而舌苔白滑，当是湿邪为主，所以治以芳香淡渗之品，重在开胃利湿。药后步履稍感有力，此为佳兆。二诊再参健运脾土，湿邪既化，精微得布，痿证之痊愈指日可待。

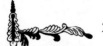

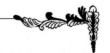

咯　血

血随咳而出者，称为咯血，亦称咳血、嗽血。其血由肺而来，或痰血相夹，或纯血鲜红。宋老辨治咯血，详审原因，谨守"欲伏其所主，必先其所因"的原则，用药有的放矢，很少使用收敛之品。

咯血面赤——肺心同治

诸某　男

一诊　八月二十四日

肺络受损，气火上升，大口咯血，三日来连续不止，面赤升火，额汗淋漓，气短息促，神情烦乱，脉浮芤而数，寸部溢出鱼际。夫气之与火，并走于上，有升无降，所以大便亦三日未行。是以欲止血，当先降其火，欲降其火，当先安其神，三者兼顾，均不可失。际此多变之时，须防涌越。

犀角粉三分　（可改用水牛角粉一钱五分）　参三七粉一钱　（两药分三次用鲜生地露三两送服）　川贝母三钱　甜杏仁三钱　黄芩三钱　黑山栀三钱　蚕豆花五钱　墨旱莲四钱　原白芍三钱　灵磁石三两（先煎）　龙贝齿各一两（先煎）　茯神五钱

二诊　八月二十五日

昨拟犀地止血，降火安神、宣畅气络之剂，服后夜寐即能落暝，神即安定，气火亦能平静，吐血居然停止。然而肺络受损于前，连连吐血于后，气升火升，而离经之血未净，

故一至午后黄昏，仍感面赤烘热，深虑炎上之威再炽，慎之慎之。两脉浮芤稍静，数促稍缓，舌苔黄垢浊腻，胸部痞闷，咯痰不爽，涌越之危，仍须留神。

参三七片一钱五分　川贝母三钱　浙贝母三钱　橘络二钱　赤白芍各二钱　仙鹤草五钱　蚕豆花三钱　茯神五钱　灵磁石一两（先煎）　玄精石六钱（先煎）

三诊　八月二十六日

逆上之火，烦扰不安之神，渐趋平静，日来仅咯血一口，色泽紫暗，是属留瘀未净，脉情浮芤数促者渐见和缓，五心灼热、五志烦悗均见减轻，矢气转而腑气未行，舌苔黄垢浊腻略见松透，面赤稍退，油垢不清。再宗前法加减。

前方去玄精石，加桃仁泥三钱，制军三钱，安神定志丸四钱（包煎）。

四诊　八月二十七日

今晨大便已通，颧赤面垢亦退去八九，两脉渐见缓软，舌苔黄垢浊腻未化，口腻觉甜，咳痰不爽，大势虽平，而中上二焦痰浊未净。前方须参芳淡苦辛，宣化痰浊，以防痰热复聚，再扰营络。

南沙参四钱　佛手片一钱五分　象贝母四钱　橘白络各一钱五分　桑白皮四钱　黄芩三钱　甜白杏仁各三钱　茯神四钱　冬瓜子六钱　安神定志丸四钱

续服三剂而安。

【按】血随气行，气随火逆，故在诊治血证时，密切观察气火的盛衰十分重要。本证因咳伤肺络，连日咯血不止，竟至神情烦躁，面赤升火，额汗淋漓，可见气火上浮，且有阳越阴脱的趋势。唐容川《血证论》说："脉不数者易治，以其气尚平，脉数者难治，以其气太疾。"今患者脉浮芤而

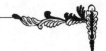

数，上溢鱼际，其气火之盛，非同一般。

本案在治疗上提出："欲止其血，当先降其火，欲降其火，当先安其神。"因火降则气顺，血就不致妄行外溢。"神"之与"火"，在病变过程中往往相互影响。气火亢旺，可致神志不宁；神不安宁，又可进一步导致气火升逆。因此，本案在凉血止血的基础上，加以泻火重镇安神，一剂而气火稍平，心神得安，咯血即止。三诊时矢气转，阳明燥屎有下趋之势，正可因势利导。咯出紫暗血块，说明血止留瘀，因而加桃仁、大黄，使瘀热下行。方药变更不多，却能切中病情。

咯血胁痛——肺肝兼顾

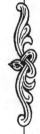

余某　男　中新里

一诊　四月五日

肝郁而木气横逆犯肺，肺燥而金气不清反制于肝。新春以来，咽痒咳嗽，胸胁隐痛，延及肩背，继则痰中带血，痰色黄白而黏，甚至满口咯血，经注射而血仍未止。脉细数，舌绛少苔。肝肺气阴两伤。急以甘润微辛，清肺柔肝。

冬桑叶四钱　象贝母三钱　海浮石六钱　南沙参四钱甜白杏仁各三钱　冬瓜子五钱　黛蛤散一两（包煎）　天花粉三钱　夏枯草三钱　黑山栀三钱

二诊　四月十一日

肺主肃降，肺气清利不独为肾水之母，且所以制肝之刚也。正月以来，肝肺络脉为风燥郁热之邪所伤，胁痛咯血，连续不止。服前方，满口咯血已止，咳痰亦减，但痰中血丝未净，脉情细弦，肺阴已伤，气火不净，而欲血返其舍，诚非易事。再以清泄肝肺、柔以制刚立法。

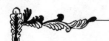

冬桑叶三钱　白芍四钱　南沙参四钱　天花粉三钱　牡丹皮三钱　连翘四钱　甜白杏仁各三钱　京玄参三钱　黛蛤散一两（包煎）

三诊　四月十五日

痰血已止，咳嗽已减，痰咯不爽，胁肋尚觉隐痛，舌苔薄腻。

前方再加枇杷叶三钱，功劳叶三钱。

【按】本例患者肺阴素虚，肝火偏旺，更因感受风燥外邪，肺失清肃，内因与外因相合，损伤肺脏血络，因而咯血不止。咳嗽痰血虽已迁延三月之久，但咽痒痰血，肺经风燥郁热之邪依然蕴留未清，所以用微辛甘润之法，桑杏汤合黛蛤散加减，清肺平肝为先。第二诊因肝肺之间气火尚未平静，所以前方基础上着重柔肝清肝，加用白芍、丹皮，使肝火得降，肺热得除，血络才能得到宁密，二剂而痰血亦止。

本例初经中西药止血，未见疗效，而本案未用任何止血药，从清肺平肝着手，一诊而咯血止，二诊而痰血净，盖邪去火降，受损的血络就易于愈合。治病"必先其所因，伏其所主"。外邪不去，络损不复，见血止血，非其治也。其次，咯血虽然出于肺脏，而与其他脏腑的病情变化相互影响。如肝火横逆、心火亢盛、肾阴不足、胃腑积热等，在血证治疗中都不能忽略不顾。

咯血干咳——肺肾两调

黄某　男　无锡

一诊　三月十九日

脉情细涩，去春因外伤，损及背脊督脉，历进温燥之剂，阴分大伤。至冬而咳嗽频作，今春肺益受损，干咳咽

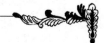

痒，甚至络损见红，胸胁疼痛。昨夜大口咳血，至今冲势方盛，舌干红，中有裂纹。急以甘凉潜降，救肺阴，纳下元。

鲜生地二两五钱　南沙参五钱　墨旱莲六钱　白杏仁五钱　生白芍三钱五分　京玄参一两五钱　肥玉竹五钱　南花粉一两　粉丹皮三钱五分　川百合八钱　冬瓜子六钱

二诊　二月二十一日

服前方咯血已止，惟久咳伤阴，终究肺痿可虑。凡血证以脉大为危候，因其阳气亢盛也。但过于弦细而数，亦属伤阴之候。

前方去墨旱莲，减鲜生地为一两，加川象贝母各三钱，炙紫菀三钱。

三诊　三月四日

进剂以来，咯血虽止，而干咳未净，入暮则五心烦热，面赤升火，甚至盗汗遗精，心肾失于交媾，水火安能既济。王太仆谓：壮火之主，以制阳光。正是既济之意。现脉情细涩，舌干，中有裂纹。总之有上病及下之势，调治未可忽也。

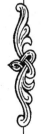

南沙参四钱　麦门冬四钱　鲜百合三钱　川象贝各三钱　白杏仁四钱八分　海浮石四钱　六味地黄丸六钱（包煎）　功劳叶露四两（代茶）　枇杷叶露四两（代茶）

四诊　三月初五日

服昨方一剂，烘热盗汗皆止，呼吸迫促亦缓。夫咳而至吐血者，以夺气为最可危也。今药既见效，前方继进。

原方去枇杷叶露，加百部三钱，紫菀三钱。

【按】咯血为患，机理多端，肺络受损为其常见病因之一。本例咯血，起于干咳，显属阴液不足、燥热伤络所致，病人舌干红，亦可佐证。而且舌有裂纹，说明阴伤既久，由肺及肾。所以采用肺肾同治之法，以养阴生津润燥。二诊时咯血虽止，但阴虚燥热的局面未能根本扭转，所以仍然坚持养阴清热之治疗。

衄　血

衄血是指鼻、齿龈、耳、舌以及皮肤等非外伤性出血的病症。由于出血的部位不同，有鼻衄、齿衄、舌衄、耳衄、肌衄等名称。《灵枢·百病始生》云："阳络伤则血外溢，血外溢则衄血。"阳络指在头面诸窍和属表的脉络而言。《张氏医通》也云："衄血种种，各从所出，不独出于鼻者为衄也。"在临床上以鼻衄、齿衄为多见，但亦有鼻、齿龈、舌等多窍并见的衄血症。

衄血上溢口鼻，由肺胃热盛，迫血妄行者，或瘀血内阻，血不归经，多属实证。也有肝肾阴虚，虚火上扰，损伤络脉，血溢而为衄血，或阳虚不能固阴，脾虚不能摄血，都属虚证。宋老在辨证中首先分清虚实，然后再据其不同病机进行治疗。如清肺热、降（泻）胃火、活血化瘀、凉血止血、滋养肾阴、补气摄血等，都是宋老常用的方法。

肺胃热盛鼻衄——清肺热，泻胃火

曹某　男　曹家巷

一诊　五月十五日

初以大便闭结，努力登溷，遂致肝经气火上冲，伤及阳络，假道阳明，上循鼻颊而为鼻衄，竟四昼夜不止。脉得滑沃，舌浊腻带有薄黄，午后发热，头目昏蒙，胸脘痞坚，呼

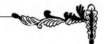

吸窒碍，虽经强泻，而气火未降，气营邪热互结不化，恐劫营夺血，伤及心神。

神犀丹一粒（研末，开水送服） 上川连六分 条子芩三钱 鲜金斛八钱 玉泉散一两四钱（包煎） 茯苓神各八钱 象贝母六钱 广郁金一钱八分 白蒺藜四钱八分 连翘心一钱八分 天花粉八钱

二诊 五月十六日

鼻衄四昼夜，刻诊脉得滑沃，舌带浊腻，经腑之邪互结不解，断非强行一泻可以了事也。服昨方后，衄出大稀，夜寐亦安，惟身热退而未净，腑气未行，尚须清降肺胃，参以缓下。

上川连六分 连翘心四钱八分 条子芩三钱 黑山栀三钱 佩兰叶三钱 象贝母六钱 玉泉散一两四钱（包煎） 天花粉一两一钱 蚕豆花八钱 麻仁丸四钱（包煎）

另：佛手露四两代茶。

三诊 五月十七日

平素嗜酒无量，积瘀积热，阳明清气不布，浊邪郁屈不达，遂致肺胃郁热假道阳络而为鼻衄。服前方，鼻衄已止，神志亦安，身热亦退，惟腑气行而不畅，胃热未净，恐起波折，然断不可强而下之。

大生地一两四钱 金斛八钱 白蒺藜四钱 生米仁一两 茯苓神各六钱 蚕豆花八钱 蔷薇瓣三钱 带心连翘五钱 黑山栀三钱 枇杷叶四张 七液丹七钱（包煎） 天花粉一两

四诊 五月十八日

今晨腑气颇为通畅，阳明胃热已有下达之机，鼻衄未作，脘痞头昏诸症均瘥。舌苔化薄，脉濡缓。治宗前方，清理肺胃余热。

前方去七液丹、白蒺藜，改大生地为五钱，天花粉为四钱，加全瓜蒌四钱。

【按】本例是由外感引发肺胃郁热而致的鼻衄，热在气营之交，所以一诊、二诊用黄芩、山栀、象贝清肺，石膏、川连、天花粉泄胃火，神犀清营热，石斛养胃，主要是两清气营之法。二诊　因大便不通，恐热郁更盛，促进火势上炎，故先用麻仁丸缓下。三诊复因便下不畅，进一步用七液丹通下。此方清降肺胃之热，除用蚕豆花外，基本上没有用止血药，但却很快取得了止血效果。

鼻洪大衄——凉血止血，咸寒潜纳

俞某　男　宫巷

一诊　七月初四日

去冬封藏不固，鼻衄常出，初以暑热刑金，复遭损破，于是竟为鼻洪，屡出不止，血块其大如拳，冲厥可立而待，脉弦劲，左面部且带浮肿。急以凉血止血，参咸寒潜纳，导血归经。

旋覆花三钱（包煎）　代赭石一两四钱（先煎）　茜草炭四钱　侧柏炭四钱　小蓟炭三钱　归身炭三钱　牛膝炭三钱　陈棕炭四钱　茯苓神各八钱　煅牡蛎一两二钱（先煎）　煅龙骨八钱（先煎）　震灵丹一两八钱（包煎）

二诊　七月初五日

鼻洪血块，竟至直冲而出，损及阳明大络，阳明为多气多血，藉其气火之有余，冲激而为冒，厥脱亦大可畏也。昨进凉血止血，咸寒潜纳，导血归经，鼻血已止，夜寐亦安，脉弦劲不驯，面肿未退，经此大出血后，络舍空虚，尚以避风忌口为要。

旋覆花三钱（包煎）　代赭石一两二钱（先煎）　牡蛎一

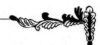

两二钱（先煎） 龙骨六钱（先煎） 酸枣仁六钱 夜交藤四钱 归身三钱 炒白芍四钱 潼蒺藜六钱 震灵丹一两二钱（包煎）

【按】"鼻洪"为鼻衄之出血量大者，《诸病源候论》称之谓"鼻大衄"。本证鼻衄常发，屡出不止，且量多成块，脉象弦劲，说明其气火之盛，所以用大剂凉血止血，参以咸寒潜纳，而更重要的是反佐了咸温摄敛的震灵丹。震灵丹原是治疗妇科虚寒性崩漏的方剂，其中有禹余粮、紫石英、赤石脂、代赭石，具有温阳、涩敛、重镇及活血止血作用。同时由于它是温剂，所以又起到"引热下行"的反佐作用，从而取得了明显疗效。鼻衄止后，又以养阴补血调治了一段时间。

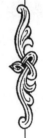

舌衄齿衄——泻南补北，滋阴泻火

戈某　女

一诊　九月二十日

病延一月，不独发热不退，并且夜来失眠，神烦不安，三日前突然唾血，血从舌本、齿龈渗溢而出，自昨迄今，血沫血块泛吐更甚。夫舌为心之苗，齿为骨之余，亦肾之所属，今肾阴亏于下，心阳动于上，血热妄行，而为舌衄、齿衄，片刻不停，舌本齿龈，血瓣累累，口气腥臭，脉弦数，间有歇止。勉拟滋阴泻火，引血归经，参以安镇心神。

上川连一钱 清阿胶七钱（烊化冲） 生白芍四钱 鲜生地一两二钱 天麦冬各五钱 鲜沙参一两 墨旱莲五钱 甘杞子四钱 龙骨一两 茯神五钱

另：嗽口方：槐花四钱，醋炒蒲黄四钱，地榆四钱。

煎汤，时时含嗽，二剂。

二诊　九月二十二日

病延月余，阴气耗伤，心阳妄动，下歇上逆，而至内夺少阴之血。前进滋阴泻火，化裁于仲景黄连阿胶汤，加二冬以甘润救液，幸得唾血溢血皆止。然而有形之血去者未复，无形之神亦耗伤难守，脉情尚感弦细涩数，齿龈唇口，血瓣累累，夜热未净，尚属血虚。虽见转机，虚波仍未可忽。

天麦冬各五钱　清阿胶五钱（烊化冲）　鲜生地六钱　炙龟板六钱　炒蒲黄三钱　墨旱莲四钱　女贞子三钱　牡丹皮三钱　炒赤芍三钱

四剂。

【按】本证舌衄、齿衄并见，辨证为"肾阴亏于下，心阳动于上"，而致血热妄行，产生舌衄、齿衄。用仲景黄连阿胶汤泻南补北，滋阴泻火。方用阿胶、地黄、二冬滋肾阴，黄连、连翘清心火，白芍和血柔阴，茯神养心安神，旱莲止血固齿，龙骨潜阳。另外用噙口药辅助治疗，方以槐花、地榆、蒲黄等清热收敛，活血止血。二剂而衄血即止。后在原方基础上加减调治而安。

衄血紫斑——滋阴潜纳，化瘀止血

沈某　男　横塘

一诊　三月二十九日

鼻衄齿衄，三年来每于冬季大发，今春更剧。脉弦细芤迟，舌微干而腻。当未发之前，痞块盘踞，肠红便血。离经之血，逆瘀妄行，则为鼻衄齿衄，且齿浮龈肿，时有凛寒烘热。夫人生体阴用阳，而肾中坎水，其温化而藏纳者，是谓真阳，故阳不宜外露，更不可浮越，盖血之冲逆，即阳之浮越也。面目浮肿，全无血色，而一身紫斑，形如玳瑁，营虚

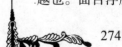

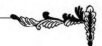

血瘀，延及三年，与阳毒发斑、阴毒身青不同也。

大生地八钱　女贞子四钱八分　旱莲草八钱　炙龟板一两八钱（先煎）　煅牡蛎一两八钱（先煎）　怀牛膝四钱八分　乌鸡丸（包煎）一两二钱　鸡内金六钱　炙鳖甲八钱　阿胶珠三钱　蒲黄炭二钱四分

二诊　四月初十日

脉虚细软涩，舌白嫩，鼻衄齿衄。夫衄出不止，必为骨漏。肾者主髓与骨，肾虚于下，损在骨髓，故非大补其肾不可。进前剂，据云覆杯立效，一剂而血止，再剂而齿牙之动摇欲坠者复固。无奈中间停药五天，齿衄复溢。夫脉既虚细，当非阳明胃火亢盛脉洪大者可比。前方中再参咸润为导，而制小其剂。

炙龟板六钱（先煎）　炙鳖甲六钱（先煎）　炒牛膝二钱四分　花龙骨八钱（先煎）　煅牡蛎六钱（先煎）　乌贼骨四钱八分　墨旱莲三钱六分　鸡内金四钱八分　阿胶珠三钱　川断肉二钱四分　蒲黄二钱

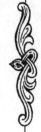

另：擦牙方：荆芥炭四分，薄荷叶二分，孩儿茶二分，川柏二分，蒲黄二分，人中白一厘，梅冰片二分。为末，搽牙龈。

三诊　四月二十一日

鼻衄齿衄，起经三载，少阴龙雷不潜，载血上翔，久而不愈，脉得虚弦细涩。血出已久，伤及少阴，肾中真阴真阳，两皆衰疲，无气以朝会手太阴，故脉见如此。进前剂颇合，左胁下痞块盘踞，脉络瘀阻，亦为出血之机，本病之根也。

炙龟板六钱（先煎）　炙鳖甲三钱（先煎）　干地黄五钱　山萸肉三钱　阿胶珠三钱　鸡内金四钱　归身三钱八

分　炒赤芍三钱　怀牛膝二钱四分　墨旱莲四钱

另：金匮鳖甲煎丸六钱，分三次开水送服。

四诊　五月初二日

进剂以来，血斑稍退，神色较振，忽寒忽热亦退，鼻衄止而齿衄亦稀，惟上牙龈浮肿疼痛，血痕隐隐，上唇微肿。少阴不足，阳明有余。再从景岳玉女煎意进益之，仍正治、从治之法也。

大熟地四钱　麦门冬二钱四分　生石膏六钱　熟石膏四钱　炙知母二钱　牛膝二钱四分　炙川柏一钱八分　龟板八钱（先煎）　炙鳖甲三钱（先煎）　归身三钱　牡蛎六钱（先煎）　茯苓神各四钱

另：西瓜霜一钱，煅人中白二钱，研末，涂牙龈。金匮鳖甲煎丸六钱，分三次吞服。

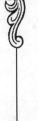

五诊　五月十三日

鼻衄经治而愈，龈肿初退，血痕亦净，惟齿衄尚有渗出，兼以左胁痞块，其大如盘，其硬如石，非有瘀血之内积，断无辟居而内著者。瘀之甚，则血之忘返失舍者亦甚，于是假道阳明之络而为衄，此与阳亢热盛之齿衄有别也。脉濡软，舌绛嫩。再以咸温潜降，参和营活血。

炙龟板八钱（先煎）　炙鳖甲三钱（先煎）　大熟地三钱　阿胶珠三钱　怀牛膝二钱四分　白归身四钱　炒赤白芍各三钱　夜明砂三钱　五谷虫一钱八分　地鳖虫二钱

另：西瓜霜一钱，煅人中白一钱，蒲黄三分。三味研末，涂牙龈。金匮鳖甲煎丸六钱，分三次吞服。

【按】本证是比较复杂的衄血重证。除了鼻衄齿衄，身有紫斑，肠道出血之外，还有明显贫血现象，脉情虚细软涩。在辨证上宋老多次指出，本证属于肝肾阴虚，虚阳上浮，与阳明胃火亢盛不同，因此治以大剂养阴潜纳，稍佐清

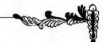

热凉血。方用龟板、鳖甲滋阴，牡蛎潜阳，地黄、女贞、旱莲养阴清热止血，阿胶滋阴补血，牛膝引热下行，蒲黄活血止血。在大剂滋养之中，佐以一味鸡内金和胃化滞，防止胃气呆滞。乌鸡丸见于《景岳全书》，为补气、益血、养阴之剂。据现代研究，阿胶、蒲黄的止血作用，可能与其能增加血小板数量有关。二诊加龙骨、乌贼骨，旨在加强潜阳作用，并且加用嗽口药局部止血。此后，病情逐渐好转。第三诊指出左胁下痞块盘踞，必有瘀血结聚，也是本证出血的根源之一，所以加用了金匮鳖甲煎丸。

吐　血

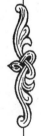

　　吐血又称呕血，血由胃来，随呕吐而出，血色红或紫暗，血中常夹有食物残渣。在吐血前，多伴有胃脘疼痛不适等症状。吐血患者，大多可伴有黑便。

　　宋老认为，吐血虽出自于胃，但与肝、脾、心、肾诸脏腑有关，所以不能专事治胃。常言："不治胃而胃自治，出奇可制胜。"其对吐血的辨证，除了以吐出之血的色、质、量及兼夹证作为依据外，还非常重视脉象的变化，常从脉象的细微变化中斟别病情，判断疾病发展的趋势。

　　在病变机理上，宋老一是强调吐血与火的关系，指出"火伤血络，致血外溢，且吐血是血随呕吐而出，其胃气上逆，与'火性炎上'有关"。所以宋老喜用黄连治呕血，因其能"清火，降逆，且厚肠胃也"。二是强调吐血与瘀的关系。胃病日久，久病入络，胃络失养受损，导致溃疡出血，

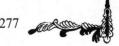

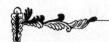

所以其在用药上很少单一使用止血药，而是在辨证用药的基础上，加用少量活血止血之品。

吐血脉散数——疗效由交泰心肾

周某　男　本城

一诊　十一月二十日

素患胃脘作痛，饮食喜热恶寒，必有瘀血内停，近则郁邪内伏，痰唾之中兼夹血丝，是为唾血。前人谓咯血出于肾，唾血出于心，犹幸少阴肾真未拔，气火未致浮越。先从化瘀清唾着手。

参三七一钱二分　川郁金八钱　熟生蒲黄各一钱二分　生米仁六钱　净远志一钱二分　茯苓神各四钱八分　旋覆花一钱八分（包煎）　瓦楞子八钱　海浮石四钱八分　黛蛤散（包煎）一两三钱　真川贝二钱四分　天竺黄二钱四分

二诊　十一月二十二日

肺血浮而散，肝肾之血沉而晦，心脏之血则红如朱砂。病起于多唾，由唾中而间有血丝，今则由丝而变为散血。然欲止其血，必清其唾，此必然之理。今脉沉取散数，自云素有怔忡，眠睡少安，势恐涉及少阴。

水川连五分　炒酸枣四钱八分　紫丹参二钱四分　净远志一钱二分　茯苓神各四钱八分　瓦楞粉一两二钱（包煎）　川贝母二钱四分　天竺片二钱四分　黛蛤散一两二钱（包煎）　朱灯心四扎　黛浮石四钱八分　生米仁八钱　旋覆花一钱八分（包煎）　盐橘络八分

三诊　十一月二十四日

脉滑数不驯，舌淡红中剥，心气不定，离中之火，时失坎水之养，素患怔忡失眠，善吐痰唾，近则痰唾之间有血丝

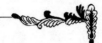

血点，或浑或淡。盖咳血出于肺，若唾血，则不离乎心肾不交也。服前方，寐则较安，唾血减而未净。再以坎离交泰法。

上川连五分　生川柏三钱六分　酸枣仁四钱八分　炙知母四钱　生米仁六钱　茯苓神四钱　黛蛤散一两二钱（包煎）　天花粉六钱　黛灯心四扎　川贝母一钱二分　天竺黄一钱二分　功劳叶六钱　阿胶珠五钱

四诊　十一月二十七日　述病改方

据云药后唾血已净，前方去川贝母、天竺黄，川柏改为二钱，加干地黄四钱，血余炭一钱五分，续服三剂。

【按】本例吐血始治化瘀而不应，是心火炎上之故。脉滑数，为痰热扰心，然数而散，心火有浮越之势，是肾水不能上济于心，心肾水火失交的表现。川连、朱灯心清心，功劳叶清热除烦，酸枣仁补心，茯苓宁心，知母、黄柏滋肾清火，如此交泰心肾水火，心火得肾水滋养，心血宁静而自止。米仁、黛蛤散、黛浮石、天花粉、川贝母、天竺黄等清化痰热，并用阿胶益阴降火，以防络脉受损再次出血。

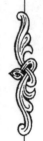

呕血脉弦数——关键在苦寒直折

童某　男

一诊　一月二十五日

肝胃不和，瘀热不宣，常患胃痛嗳气，泛吐酸水。昨日来，心脘疼痛，呕血盈盆，色如咖啡，其气酸臭，大便色黑如酱，是为胃溃疡出血。脉弦数，舌苔黄垢，嗳气时作。肝火冲逆，犯胃损络，声势非轻。治宜清胃降逆，拟泻心合左金加味。

黄连一钱五分　淡黄芩三钱　制大黄四钱　吴茱萸六

分　白芍药四钱　沉香曲六钱　丹皮炭六钱　地榆炭六钱　乌贼骨一两（先煎）　煅牡蛎一两（先煎）

二诊　一月二十七日

胃溃疡心脘疼痛多年，阳明瘀热，上犯于胃而为呕血，下迫大肠而为便血。进前方，二剂而呕血便血即止，刻诊右脉濡涩，左脉尚弦，舌苔黄垢，心脘痞痛，肝郁气滞，阳明瘀热未净。前方再参疏和。

黄连一钱五分　吴茱萸六分　生白芍四钱　延胡索三钱　沉香曲五钱　广佛手三钱　瓦楞粉六钱　煅牡蛎一两（先煎）　乌贼骨一两（先煎）

三诊　二月二日

胃溃疡呕血便血已止，然胃脘右侧痛胀时作时止，痛时拘挛喜按。脉转濡软，舌苔化薄，后根光剥。呕血之后，胃津大耗，断无香燥劫阴之理，当以养肝血，益胃阴，调和肝胃，以缓急迫之苦。

当归身三钱　白芍药四钱　麦门冬三钱　金石斛三钱　太子参三钱　炙甘草二钱　广佛手三钱　广陈皮一钱五分　延胡索三钱　瓦楞粉六钱（包煎）

【按】脾胃虚弱是溃疡病发生的病理基础，本例患者有溃疡宿疾，原本禀赋不足可知。肝木克土，是正常的生理状态，而脾胃气虚，以致肝木乘土，横犯脾胃，肝郁气滞化火，胃络受损，故而溃疡出血。主以三黄泻心汤苦寒直折其火，配芍药、吴萸、延胡止痛，牡蛎、乌贼骨、瓦楞子制酸，俱是治标之法。郁火内伏，暗耗胃阴，再加以大出血后，阴血亏损较重，善后之法，无非补益气血阴液而已。

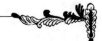

呕血脉弦涩——立法为辛润柔养

方某　男　黎里

一诊　五月二十二日

胃痛十年，胃阳被困，久痛入络，而致凝瘀郁血。昨日痛呕大作，始则瘀涎臭腐，继则赤殷如赭，晦黑如墨，无不倾囊大吐，头目昏眩，心慌不安，心脘嘈杂，嗳哕腐气，便下如积，小溲涓滴不爽，脉弦涩，舌干白少津。证属胃溃出血，营血津气已耗。历进温开不效，辛烈之剂非所宜也。防再次出血，昏愦可虑。

上川连一钱二分　官桂六分　潞党参四钱　白芍六钱　归身三钱　蒲黄炭三钱　五灵脂（醋炒）三钱　宋半夏四钱　延胡索三钱　阿胶珠六钱　参三七三钱

另：海螵蛸一两，白及粉一两，分三次开水调服。

二诊　五月二十七日

呕吐瘀晦黑血，竟至昏眩心悸，颇有气随血脱之危。服前方呕吐即止，腐气亦清，惟胃脘疼痛尚未蠲除。辛燥破气之药，断不可以刚制刚。脉弦涩，舌干白少津。再以辛以润之，柔以养之。惟积根十年，尚防反复。

川连八分　炒白芍六钱　归身二钱　竹半夏四钱　太子参四钱　原金斛四钱　茯苓神各六钱　蒲黄炭三钱　五灵脂三钱　乌贼骨一两

另：参三七粉三钱，分三次送服。

三诊　六月初五日

脉转濡软，舌右根光剥，据云有时苔厚。痛呕出血之后，津气大耗，进剂后呕血虽止，然胃脘右侧痛而且胀，阵作不已，痛时拘挛喜按，与手不可近者有别。当再大剂养

血,以缓其急迫之苦。

　　绵黄芪四钱　川桂枝二钱　炒白芍六钱　鲜霍斛四钱　太子参三钱　白归身三钱　乌贼骨一两二钱（先煎）　瓦楞子四钱（先煎）　延胡索四钱　合欢花四钱　九香虫二钱　绿萼梅花丸二粒（包煎）

　　【按】胃痛十年,久病入络,气滞导致血瘀,脉象弦涩即是气滞血瘀的表现。血瘀损伤胃络,使胃痛持续难解,进而造成溃疡出血。方中白芍、当归、阿胶、延胡索柔肝缓急止痛,而三七、蒲黄炭、五灵脂在于活血止血。患者心脘嘈杂,嗳哕腐气,是脾运失健,湿浊中阻之故。半夏与黄连同用,辛开苦降,以恢复中焦升清降浊之功。溃疡的发生除了上述病理因素外,其脾胃薄弱、气血亏虚是重要的病理基础,所以治本之法,在于建复中焦,以生化气血。药用官桂、白芍,有建中之意,目的是调理肝脾,建复中焦。而用粉剂海螵蛸、白及,可直接吸附溃疡表面,提高止血生肌的治疗作用。吐血易止,而中虚木乘的病理环节不易消除,所以血止之后仍需进一步温中补气、养血柔肝调护。

便　　血

　　便血有便前见血,或便后见血,或单纯下血,或血与大便混杂。便血又有后血、下血、肠风、脏毒等多种名称。《医宗金鉴·杂病心法·失血证治》谓:“热与风合为肠风,下血多清;热与湿合为脏毒,下血多浊。”

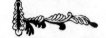

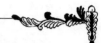

宋老对便血的辨证首分虚实，他说："便血有虚有实。虚者喜热畏寒，手足清冷不暖。实者，火也，喜冷恶热，心烦口燥。更有虚实夹杂，如肝强脾弱者，不可不察。"在虚证便血的治疗上，补养的同时，常加用固涩止血药物，强调"虚者当补，不离固涩，以防暴脱"，对虚实夹杂证的辨治更是有其独到之处。

便血气脱——急当温阳益气摄血

陈某　男

一诊　六月二十二日

四日来泻血盈盆，心悸荡漾，眩晕昏花，如在云雾，心中嘈饥，腰酸如解，手指清冷不暖，脉虚细软涩，舌淡白而嫩。阳不温化，气不摄纳，血不归经，有此三者，脏血不藏而暴脱于下也。去血过多，势必气失依附，于是喘冒浮肿，皆不可忽。

炮姜炭三钱　炙甘草二钱　潞党参三钱　於术炭三钱　当归炭六钱　甜官桂三钱　大熟地六钱　荷叶炭四钱　陈艾炭一钱　侧柏叶四钱　牡蛎一两二钱

另：赤石脂一两二钱，禹余粮一两二钱，煎汤代水。

二剂。

二诊　六月二十四日

脉濡细而涩，舌淡白而嫩，夫血为阴，气为阳，阴血统藏，须赖阳气固密。故大出血者，当急顾其阳，此要诀也。前服温阳益气，固涩大肠，便血已减。再参甘酸固纳。

潞党参五钱　炮姜炭二钱　炒於术三钱　炙黑草二钱　当归炭六钱　荷叶炭四钱　陈艾炭二钱　山萸肉四

钱　菟丝子四钱　大熟地六钱　鹿角八钱

另：赤石脂、禹余粮各一两二钱，煎汤代水。

二剂。

三诊　六月二十八日

便血后，阳虚渐复，阴血难充，手足已转温暖，尚感头昏目花，夜寐神不守舍，肢体虚软乏力，舌淡脉细。以缓调为宜，从脾肾论治。

潞党参五钱　大熟地六钱　当归四钱　鹿角胶四钱　菟丝子四钱　甘杞子四钱　山萸肉四钱　生白芍三钱　茯神五钱

五剂。

【按】本案由于便血过多，引起阳虚气脱。"阳不温化，气不摄纳，血不归经"，是本案病机的三个主要方面。"有形之血，不能速生，无形之气，所当急固"。张景岳说："血脱之甚，气亦随之，因至厥逆昏愦者，速当益气以固生机。"故提出用六味回阳饮温阳益气。本案宗其意而化裁之，在理中汤基础上加熟地、当归、官桂，一面补益中焦阳气，一面温养营阴，又加上赤石脂禹余汤甘温收涩，固肠止血，也是经方活用的一个实例。处方严谨，深得景岳补法的要旨。

便血腹痛——要在柔肝和中健运

周某　男　南京

一诊　五月二十八日

舌苔干腻，中有剥纹。脉来小滑，重按有弦意。四日来便血大发，血下颇多，脘腹饱胀作痛，肝强脾弱，统藏失职，阴络伤则血溢于内也。静养为嘱。

炙龟板一两　阿胶珠五钱　左牡蛎一两　槐花炭三钱　地榆炭三钱　归身炭二钱　炒白芍四钱　绿萼梅二钱　炙内金三钱　炙甘草一钱　荷叶炭二钱　白茯苓四钱

三剂。

二诊　五月三十一日

舌苔干黄而腻，中有剥纹。脉来小滑，刻诊重按弦意较缓。服前方三剂，据云便血十减其半，脘腹痛势已止，惟脘闷未除，晚眠尚安而殊感疲乏，肢体周身无力。肝强脾弱，统藏失职，胃亦失其冲和之用。前方再参和中健运，方候主裁。

炙龟板一两（先煎）　阿胶珠四钱　左牡蛎一两（先煎）槐花炭三钱　地榆炭三钱　归身炭二钱五分　炒白芍三钱五分　炒白术一钱八分　炒枳壳一钱八分　炙内金三钱　绿萼梅二钱　保和丸四钱（包煎）

三剂。

三诊　六月四日

昨今两日，便血已停，粪亦成条，胃脘疼痛已除，惟尚感微胀，胃纳较增，然或晚眠不实，即觉头目昏眩，此亦肝肾不足所致。刻诊两脉弦意稍缓，黄苔亦化。然以脉情论之，尚感肝用较刚，而脾运犹弱。拟以肝脾并治，调济于平，加以静养为嘱。

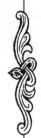

炒党参二钱五分　炒白术一钱五分　炒枳壳一钱五分　绿萼梅一钱五分　生谷芽三钱　炙内金二钱五分　甘杞子三钱　炒枣仁三钱　炙龟板六钱（先煎）　左牡蛎六钱（先煎）

三剂。

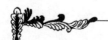

【按】舌苔干腻，中有剥纹，本是湿阻中焦，气阴不足。其脉弦滑，脘腹胀痛，为肝体失却柔和之性，克犯脾胃所致。土虚木乘，脾不能统摄血液，故而大便下血。治疗的重点应是补血柔肝，补气健脾。当归、芍药、阿胶补肝血柔肝体，茯苓、鸡内金、甘草、荷叶和中健运，龟板既补阴又止血，"治骨蒸劳热，吐血，衄血，肠风，痔血，阴虚血热之证"（《医林纂要·药性》）。牡蛎、槐花炭、地榆炭是收敛固涩之品，可加强止血功效。药到血止，腹痛亦除。然脾虚气阴亏损的体质尚存，故而再进益气健脾养阴善后。

便血虚弱——参合养心补脾益肾

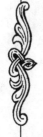

袁某　男

一诊　十一月二十日

平素脾运不健，大便时溏时闭，间或支急不畅。一月来，初以大便不通，屡经攻下，损伤脾气，遂至便血如注，精神衰疲，面色㿠白，脉左寸关弦涩，右三部虚涩不起，舌淡红薄嫩，心气虚则怔忡不安，脾气虚则肉脱形浮，肾气虚则言而夺气。脉证如此，虚脱可虑。

潞党参四钱　炒於术三钱　炙绵芪四钱　当归炭三钱　熟地炭六钱（砂仁末六分拌）　酸枣仁四钱　地榆炭四钱　槐花炭四钱　蒸锁阳四钱　茯神四钱　沉香屑五分（后下）

二诊　十月二十二日

初以腑气不行，几经攻伐，不明脾主运化、肾司二便之理，遂至便血如注。进养心补脾益肾之剂，气有所纳，血有所归，便血已减其半。然虚者难复，脉仍虚涩不起，舌淡红无神，心悸怔忡，少气乏力，腰酸如脱，气血两损，仍防续起风波。

前方加柏子仁三钱，川续断三钱，去蒸锁阳。六剂。

三诊　十一月二十九日

数进补益脾肾，养心宁神，脏气逐渐充养，已获统摄之权。现便血已止，心悸亦减，但大便欲行不畅，腹胀不舒，纳食运迟，虚实互见。总以脾虚气弱，大肠传导失职，非专任香燥破气、苦寒攻伐所宜。

潞党参三钱　生白术三钱　生米仁五钱　怀山药四钱茯苓神各四钱　陈皮二钱　炙内金三钱　建神曲三钱　炒白芍三钱　秦皮三钱

六剂。

服后饮食渐增，诸症均减。

【按】本例为脾虚气弱误用泻下而致便血，以气营两虚为主，所以用归脾汤补益心脾，养血归经，加锁阳、杜仲温纳肾气；地榆、槐花止血。三诊便血止而见大便不畅、腹胀气滞等症，是由脾虚失运，大肠传导无力，故仍以益气健脾为本，参坚肠以治其标，选用参苓白术散加减，调理而安。

月经不调

营虚血热经来如崩——养血凉营，化瘀行气

钮某　女　黄鹂坊

一诊　十月十一日

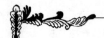

舌嫩红，苔薄黄，裂纹满布，脉细数。夏秋以来，经来量多，腹痛腹胀，且有紫块，拖延时日，体倦口渴。平时带下颇多。病在奇经，伤在血分，证属血热瘀滞，法当养血清营，行气调经。

生地黄四钱八分　白归身三钱　赤白芍各三钱　川芎一钱五分　淡黄芩二钱四分　苏梗三钱　制香附二钱　桃仁三钱　乌贼骨八钱（先煎）　茜草根三钱

二诊　十月十三日

前进养血清营，调气宣郁，今晨经来不若日前之量多如冲，色亦较淡，少腹撑胀疼痛亦缓，惟脉情细数，舌红嫩裂纹满布，足见禀赋不足阴分亦弱，投剂既效，前方再参益阴。

白归身二钱四分　炒赤芍三钱六分　生地黄四钱　苏梗三钱　合欢皮三钱　川芎二钱　香附三钱　川楝子三钱　茯苓神各四钱　茜草根三钱　乌贼骨八钱（先煎）　麦门冬二钱

【按】本证经来量多，色紫成块，且脉数苔黄，说明血分有热，少腹胀痛则是里有瘀滞之征，这是热甚成瘀，不是寒凝所致。所以宗王海藏四物汤加黄芩，以及《内经》四乌贼骨一蘆茹法，凉血清热，养血调经，并佐以苏梗、香附行气，桃仁化瘀。二剂而量减色淡，腹痛亦缓，即见疗效。复诊仍宗原方加减继续调治。

血虚经来衍期——益气养血，行气调经

徐某　女

一诊　九月十二日

半年以来，月经愆期，经前小腹稍有胀滞之感，色淡量少，脉细，尺部按之虚软，舌淡，苔薄白。平时白带绵绵，头昏少眠，面少华色，饮食不香，中焦气弱，无以化生精微。

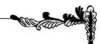

证属营血虚衰，肝脾不调。治宜补气养血，参行气和营。

潞党参四钱　炒白术二钱四分　炙甘草一钱二分　酸枣仁三钱六分　甘杞子三钱　当归三钱　炒赤芍三钱　制香附二钱四分　川断四钱　佛手片三钱　怀山药三钱　白扁豆四钱

二诊　九月二十三日

药后颇安，饮食稍增，夜寐亦安，精神较振，舌淡苔黄，脉尚濡细，尚宜补脾气，养肝血，略参行气和胃。

潞党参四钱　白归身三钱　川芎二钱　炒白芍四钱　制香附三钱　陈香橼三钱　阿胶珠三钱　炙内金四钱　神曲三钱六分　龙眼肉三钱　台乌药三钱

三诊　十月三日

迭进益气养血、行气调经之剂，诸羔渐安。昨日经来量已稍多，色亦较深，但脉尚濡细，舌淡苔薄，仍是营血不足之征，然有形之血非短期所能充养，恒心缓调，当有裨益。

当归三钱　炒赤芍三钱　炙甘草一钱二分　大熟地三钱（砂仁五分拌）潞党参三钱　炙黄芪三钱　甜官桂一钱二分　甘杞子三钱　酸枣仁三钱　炙内金三钱

另以归脾丸四钱分早晚二次常服。

【按】本证是营虚血少所致的月经衍期，故以党参、白术、炙草补气，当归、芍药、杞子养血，香附、佛手行气。宋老认为，血随气行，月经不调者，往往与气有关，所以调经多需兼用气药，即使血虚之证，在补血之中，亦宜稍佐行气之品，使气血流畅，有利于经血之应期而行。患者平时白带绵绵，故于方中尚用山药、川断以补益脾肾。第二诊在原方基础上加重养血药。第三诊月经应期而至，症状改善，已见疗效，进一步用温养之剂，宗人参养荣汤加减，以促进营

血的生成。

肝旺倒经——泻肝火，降气逆

陈某　女

一诊　二月十九日

平素性躁善怒，时有头胀昏重，面赤升火。按月倒经从口鼻而出。脉细弦，舌苔薄黄。此由肝用偏旺，气火上逆，经血不循冲任之脉。治当清肝热，降气火，使经血导归冲任，然尤宜静养调气为要。

生地黄四钱　醋当归三钱　炒白芍三钱　黑山栀三钱　粉丹皮四钱　淡黄芩三钱　石决明八钱（先煎）　降香二钱　怀牛膝三钱　丹参三钱

二诊　二月二十二日

药后头胀昏重已减，余无所苦，脉细弦，舌苔薄黄。肝经郁火内盛，气火上行，经从口鼻而出，是为错经。宗前方再进一筹。

生地黄三钱　醋当归三钱　炒白芍三钱　怀牛膝三钱　黑山栀三钱　粉丹皮三钱　炙知母二钱四分　川黄柏二钱

此方服三剂，以后月经来前先服五剂。

【按】倒经亦称错经，是指经期中或经来前出现周期性的口鼻出血，多因肝经郁火炽盛，或阴虚火旺所致。本证性躁善怒，面赤火升，头目昏胀，即肝火亢盛之象。经期冲脉气盛，血随气逆，逆而妄行，而为倒经。因此治以泻肝火、降气逆，导血下归于冲任。方中生地、当归、芍药、丹皮凉血，黄芩、山栀泻火，降香调气降逆，牛膝导血下行。宋老指出调气不宜辛燥，止血不宜收涩，以防伤阴留瘀。

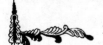

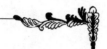

崩 漏

崩中寒热——治宜固摄冲任，补益肝肾

俞某　女　盛家带

一诊　五月十五日

月前崩中之后，虽经截止，但从此旬日一行，来仍如冲。脉涩滞极不流利，舌干白，带下颇多，八脉不得约束，愈冲而愈漏，血之忘返失舍，留而为瘀者亦愈多。近且热在百度之间，今日复值汛来，其量甚多，绵绵不断，其色鲜红，头目昏晕，当就其急者先治。

潞党参四钱　大熟地六钱（砂仁末二钱四分拌）建莲须八钱　沙苑子八钱　红花二钱四分　金樱子三钱六分　乌贼骨一两二钱（先煎）牡蛎一两二钱（先煎）震灵丹一两二钱（包煎）炒川断六钱　茯苓神各六钱　沉香曲八钱　龟鹿二仙胶六钱（炒珠）

二诊　五月十七日

进固摄奇经，且借助血肉有情之品，两剂而冲止，腹中安和，脉得濡软，舌色淡白。崩中之后，见此脉舌，尚不为逆，且幸热势亦退。再以约营煎加减化裁。

潞党参六钱　甜冬术四钱　熟地炭六钱（砂仁末二钱四分拌）甜官桂二钱　川断四钱八分　红花二钱四分　乌贼骨一两四钱（先煎）煅牡蛎一两二钱（先煎）香附三钱　当归炭四钱　沉香曲八钱（包煎）茯苓神各六钱

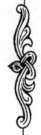

【按】崩中，是冲任不固的病证。脉濡软，舌淡白，头昏目晕，已经出现"气随血脱"的征象，所以必须"急者先治"，固摄冲任，补益肝肾，以防气血两脱。方中党参补气，熟地养血，沙苑、川断、金樱、莲须补益肝肾。并用震灵丹温养镇摄。震灵丹以紫石英和赤石脂为主药，叶天士治冲脉为病，每用紫石英作为镇摄之剂；赤石脂则收涩止血。震灵丹中还用乳香、没药，有化瘀止血作用。其发热是血虚所致，所以该方服二剂后，崩中即止，发热自退，继以养荣温经调治而安。

产　后

产后腹痛——温肝和脾

朱某　女　黎里
一诊　正月二十一日

舌淡白无苔，脉濡涩不畅，去冬产后，冲任不固，厥阴阳气不伸，肝不柔和，当脐作痛，痛不移注，得食噫嗳，便下支急如痢。法当调畅厥阴郁屈之阳，取产后腹痛温而和之之意。至于腰酸带多，显系八脉不调所致。

甜官桂二钱二分　台乌药四钱八分　小青皮二钱六分（酒炒）　路路通三钱六分（酒炒）　小茴香一钱二分（酒炒）　白蒺藜四钱八分　当归身三钱六分（酒炒）　大白芍三钱六分（酒炒）　制香附三钱六分　茯苓五钱　沉香曲六钱（包煎）

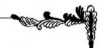

另：医通沉香化气丸三钱六分，开水送服。

二诊　正月二十三日

脉细涩，来去不畅，舌淡而无神，去冬产育后，气血未充，八脉未和，肝气条达不畅，甚至脐腹作痛，便下支急如痢，嗳噫得食更甚，体虚而复感寒滞。服前方，便下已畅，惟痛势未已。再以温肝柔肝。

甜官桂一钱　盐香附三钱六分　台乌药四钱六分　白蒺藜四钱六分　甜冬术二钱八分　鸡内金四钱六分　当归身四钱六分（小茴香一钱六分同炒）　茯苓神各六钱　炒川断四钱六分　沉香曲六钱（包煎）

【按】产后腹痛而见脉濡涩不畅，说明气血偏虚；舌淡白无苔，则为里无热邪，当属产后虚寒之证，当以温药和之。至于脏腑病位，则在肝脾，厥阴阳气被郁，肝木乘土，故为腹痛。因此是一个"肝脾不调"的证候。方中用官桂、乌药、小茴香温阳散寒止痛，青皮、香附疏肝行气，散结止痛，刺蒺藜、路路通疏肝解郁，又以当归、芍药养血柔肝缓急。该方主要据《会约医镜》温肝汤和《本事方》温脾散化裁而成。

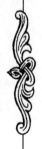

产后呕吐——降逆平肝，滋养胃阴

陆某　女　吴殿直巷

一诊　六月十三日

去秋痎疟淹缠，肝阴受伤，而肝脉与冲任同起下焦，以至冲任不能维护奇经。产后二月，恶露淋漓不断，竟为崩中厥冒，此二旬前之事矣。夫冲任下损则为漏为崩，肝气上逆则为呕为吐，女子多肝病，洵有之也。肝性刚躁，不耐郁屈，所以用药宜柔宜润，随其性之所喜，济其性之所偏，而

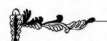

肝无病矣。病势淹缠，今呕吐哕逆转甚，每至呕吐频作之时，头汗如雨，肢体麻木，肌肉蠕动，夜来惊恐交至，寐不安神，晕眩昏瞀，身若浮虚。刻诊脉情细弦，舌苔光剥，上起糜腐，咽喉梗痛，热如火烙，脐间跳动，带下颇多。总之心主不宁，阴阳脱离，而又勺水难进，情殊棘手。勉拟降逆平肝，参滋润增液，以济其气火冲逆之苦。未识有当大雅否，备方继诸高贤之后。

犀角尖三分　真猴枣三分　西血珀三分　上雅连三分
上四味，研细末用糯米纸①包，分六服，白汤送下。

鲜霍斛四钱　南花粉四钱　真川贝三钱　天竺黄三钱　南沙参四钱　龙贝齿一两二钱（先煎）
上六味，用文火缓煎，缓缓代茶。

二诊　六月十四日
五志之火煎熬燔灼，五脏津气备受消灼，而又熏蒸为涎，随气火上泛，而为呕吐哕逆，无时或已，则五脏之液尚有存者乎？心藏神，肾藏志，肝藏魂，肺藏魄，此数者，全赖津气为养。今脏液无存，无怪呕吐哕逆之外，心神不宁，志意不收，阴阳有脱辐之危也。服昨方颇安，刻诊脉情软数，舌糜较退，呕逆之势大平。再从清润以滋养肺之化源，柔润以滋潜肝之逆上，能得循序前进，当有左右逢源之妙，惟须缓以待之，恒以守之为至要也。

犀角尖二分　真猴枣二分　上雅连三分　净月石三分
以上四味研极细末，开水调服。

珠儿参三钱　鲜霍斛六钱　鲜芦根一两二钱　南花粉六钱　川象贝三钱　天竺黄四钱　朱茯神四钱　龙贝齿一两二

---

① 糯米纸：由淀粉制成的一种薄膜纸，用于食用品的内层包装，可食用。

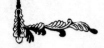

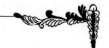

钱（先煎）

上药煎汤，分五次服。

蔷薇露常服代茶。

三诊 六月十六日

详考诸贤所投之剂，无非辛香窜烈之品，虽取快于一时，实灼铄津液于无穷，一至五志之火燔灼内热，五脏之液熏蒸殆尽，于是凝而为涎，溢而为唾。涎唾愈咯愈多，而犹以为痰湿未净，则相去远矣。舌剥起糜，已至图穷匕现之时，可不畏哉。据云，味觉忌苦，此舌剥所致。以苦味而作恶，足见胃气衰败。进剂以来，涎唾大减，所以逆上之苦亦大为平靖，夜眠虽无长瞌，而惊恐亦已减少。今以药剂觉苦，更以诸露代之，际此炎暑当令，暑为阳邪，心当阳位，两阳相遇，心营耗夺者，势恐其心阳无制，煎厥薄厥之虞，总未可忽也。

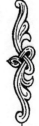

上雅连五分　净月石五分　西瓜霜五分　天竺黄五分　西血珀五分　犀角尖一分　青黛一分　川黄柏二分

上八味研末，分八次服，用蔷薇露三两、荷花露三两、功劳露三两送下。

四诊 六月二十一日

进甘寒养阴，清金涵木，尚合机宜。精神略振，五志煎厥之势大平，自云味觉不若前日之畏苦，糜点大退，舌剥亦润，泛恶稀而未除，小溲清利，屎如羊粪，其脾为约，脐腹中央痕块撑胀，《内经》名曰石瘕，然大崩之后，正气尚衰，不可妄攻。胃气初醒，列方宜取气之清者、味之薄者可也。

鲜霍斛四钱　鲜金斛四钱　鲜生地八钱　青蒿珠三钱　粉丹皮五钱　南花粉六钱　龙贝齿各一两二钱（先煎）　茯苓神各三钱　真川贝二钱

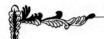

另：功劳露六两，蔷薇露六两，代茶饮。

五诊　六月二十三日

舌之光剥，略能润泽，苔之糜点，亦已退尽，精神言语之间，远不若日前之恍惚短促，惟是大崩之后，冲任衰败，血聚气凝，邪以留止，结为石瘕，时而坚硬，时而软绵，按之有形，推之不动，在皮肤脂膜之间，但当前未可妄攻。为今之计，清肺气，滋肾水，养心神，涵肝木，使五脏各得其生生之力，不为炎暑所困，不为五志之火所夺，迈进不已，可许坦途，不然暑热伤肺，于本证之五志燔灼大非所宜。进前剂颇舒适，再进一筹。

苋麦冬二钱四分　淡玄参三钱六分　整玉竹四钱八分　南花粉六钱　鲜霍斛四钱　鲜生地一两二钱　龙贝齿各一两二钱（先煎）　黛灯心四扎　碧玉散八钱（包煎）　茯苓神各四钱八分　荷花瓣八张

六诊　六月二十七日

三日来，进濡润甘寒之剂颇能相安，饮食略能增加，胃气渐得苏醒。于崩漏伤营，破䐃脱肉者，尤赖饮食后天以充养也。刻诊脉情弦细郁数，绝少神韵，舌苔糜点虽去，而光剥嫩红依然，阴液无存。大崩之后，久虚之体首当顾正，而尤以精、气、神三宝为至贵也。

鲜沙参八钱　京元参四钱　鲜霍斛四钱　南花粉六钱　肥玉竹四钱　阿胶珠三钱　鲜生地一两二钱　苋麦冬三钱　抱茯神六钱　龙贝齿各一两二钱（先煎）　竹叶心二十枝荷花瓣八张

注：前方服三剂，诸症均安，仍守前方加减。其后因外感发热，改从暑风治疗而安。

【按】本案病情比较复杂而又危重。①患者产后崩中，

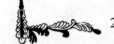

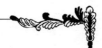

气血大虚，病人极度衰弱。②五志之火上炎，尤以肝经气火亢旺，导致夜寐惊惕，心神不宁，浮阳外越，汗出如雨，肢体发麻，肌肉蠕动，有虚风内动之象。③胃阴虚竭，胃气衰败，舌光剥无苔，呕吐涎沫，勺水不入。④在衰竭的情况下产生口糜，这是一种真菌性口腔炎，在成人多发生于消耗性疾患，或见于衰竭过程中。《医门补要》认为是"肺胃大虚，无根之火上炎"所致。宋老的治疗从"降逆平肝，滋养胃阴"着手。具体分析其方药，还包括清化痰热、清火解毒等方面。如犀角、琥珀、龙贝齿重镇定惊，宁心安神，而犀角还有清热解毒作用。其次猴枣、月石、象贝、竺黄等清化痰热，而猴枣还能镇惊，月石还能解热防腐，这一组药物，既能治唾涎，又对口糜有治疗作用。其三，霍斛、沙参、珠儿参、天花粉滋养肺胃津液，黄连则用于清热解毒。服药后，第二诊即见疗效。四诊以后口糜退，泛吐止，胃阴渐复，胃气亦醒。

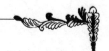

诊余漫话

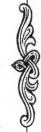

学习医案与临床工作

（宋老早年学医时，除了重视对医学经典及各家医著的学习之外，还认真研习名家医案，且为之撰写按语或评述，如《顾庭纲医案选按》《马元仪临床学诠证》，还据《临证指南医案》编撰了《叶天士内科方案四言歌括》以便记诵。在为学生授课时他也指出："学习名家医案是读书与临床之间的桥梁，是临床医疗的第一手文献资料，从中可以学到一些新的经验和对复杂病证的处理方法。"宋老在《医径读本》中写了一节短文，阐明学习医案的重要性。）

读书可分门别类，而临床则否，良以病之为因，有标寒本热，有里寒外热，有水火互结，阴阳错杂，而六淫之邪，又多新邪与伏邪并发也。病之见象，则又错综变化，时刻而异。伤寒则今日三阳经证俱见，而明日竟三阴脏证毕露矣。

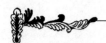

内伤则有肺病颇著,而不知肾病隐晦之为尤急;阴虚已极,而不知阳气之衰退为尤危。甚至五脏胜负,互相克害,则有百病丛生,汇于一身。故临证不识大体,不明变通,而欲如平日读书之拘于分门别类中求之,则病之繁苛者,将左支右绌,分段翻寻,而卒死于句下矣。世有读书十年,而卒无起一病者,即陷此弊。故医经不可不熟读,而历贤之医案,尤当旁通而博采之,所以臻乎运用之妙也。案中危病重候,竟有一证而虚实寒热咸备,一剂而缓急逆从兼顾并筹。读是案者,犹之矫将之亲临阵地,经百战而指挥若定矣,岂不快哉。叶天士先生为有清一代医宗,圆机纯熟,灵妙自如,确是前无古人,后无来者。《临证指南》一书,虽有小疵,而发明独多。读《内经》《伤寒》《金匮》之后,于医经略具根柢,则医案如《临证指南》者,追宗探讨,并各家案论而汇通之,不难骊珠在握。

正确对待《伤寒论》与温病学

(宋老在外感时病方面,除了深入研究仲景《伤寒论》外,对温病学说尤以叶、薛、吴、王诸家无不探索精微,且能运用于临床实践之中,融会而贯通之。他说:治疗外感时病,"必先熟谙《伤寒论》六经证治,不独临床用药有真知灼见,且对四时温热不难化裁应变"。他反对伤寒、温病派别之争,认为《伤寒论》是基础,温病学是发展,前后一脉相承,是继承关系,相互补充,而不该相互排斥。)

伤寒温热之争,自刘河间《热病论》起,至喻嘉言之

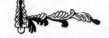

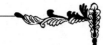

《温病》三说而益著，然要以有清中叶为最盛。宗仲景《伤寒论》者，痛斥天士、鞠通之非，执辞句之最烈者，吾吴首推陆九芝为诤诤雄辩也。宗温热派者，辄以《伤寒论》有麻黄、桂枝，抑若仲景之书不没，温热之学不彰，顾文彬之序《南病别鉴》其一也。

二者各执一词。前乎言之（指宗《伤寒论》者），有谓"《内经》以热病者，皆伤寒之类也"，遂以伤寒、热病混同一谈，而无能为之分析。后乎言之（指温热派），以伤寒为严冬独有之病，伤寒不得混为热病，热病不得混为伤寒，于是四时病名，繁冗重沓，理路难清，而六经传递，从寒从热之理，弃而不讲。余于二者均无取也。

仲景《伤寒论》立六经证治，相互传递，从寒从热，确立辨证论治之学术体系，诚医中之经典也。其以伤寒命名者，概乎六经言之也。故仲景于太阳篇中，则言中风、伤寒、中暍、中湿之分，而格律尤严。至太阳之邪一传阳明，则全以阳明本经之气为主宰，不论风、寒、暑、湿无不同归火化。如由三阳传递三阴者，则从寒从热，或寒热错杂，悉归脏气与病气之胜负为依据。医者之赖以诊断不谬者，无不详于《伤寒论》中。故六经证治不可废，《伤寒论》断不可没也。后之读《伤寒论》者，当以推究六经证治为最上工夫，此中玄机一得，治四时之病，无不触类旁通，指挥自如矣。

虽然，《伤寒论》之可为依据者在六经，而临证所见又当推衍其四时病机。麻黄汤治太阳伤寒固无论矣，但桂枝汤之治太阳中风，亦不可统治四时之风邪。白虎汤有治中暍之例，而未能概治暑证之全部。中湿所列之方，又与近时之治湿温者殊远。而于时疠疫毒则未详焉。是则《伤寒论》六经

证治，诚为不可磨灭之训典，而于四时病机则有赖于后学之求其全矣。

其有深信《内经》既以"热病皆伤寒之类"，而即以《伤寒论》为治四时温病热病之书者。《伤寒论》中既有黄芩汤、白虎汤、三承气汤等方，原非不可治温病热病，然欲以桂枝汤、麻黄汤概治表证之为风温、暑温、湿温，以及秋温、冬温者，则是寒温不分，无有不误尽苍生。而犹曰《内经》医经也，仲景医圣也，头项强痛而恶寒为太阳证也，桂枝汤、麻黄汤皆一本《伤寒论》而无敢贰也，此为赵括读父书之流。今之自命为复古派者多有此弊。

（对于这一问题，宋老曾谈及马元仪治朱翰文病案，就是某医生用麻黄汤治伤风，造成液脱不收的濒危重证，后经马氏用补气养阴而愈。宋老指出这就是泥古不化，不明四时感证所致。伤风小疾，春月最多，风为阳邪，腠理开泄，又易化温，与伤寒相比，病情病机不同，深浅微甚有别，岂能一概而论。）

亦有深知伤寒一证，仅为冬月严寒，感之即发，乃得谓之正伤寒，其余皆风温也、暑温也……冬温也，桂枝汤、麻黄汤皆非其治也。于是有寒温之辨，有温热之书，其抱负不凡者，谓足与《伤寒论》分庭抗礼，尤其甚者，谓必跳出《伤寒论》圈子，而后可以言温病、热病，认为创三焦之说而六经之证乃不可考。以正伤寒不多见，而遂以仲景之《伤寒论》不足行于今日。岂知六经传递，从寒从热，中风、伤寒然，温病、热病亦何独不然。如废弃《伤寒论》六经证治，则温病、热病之传经错杂者，亦迷惑而不能识矣。此为得鱼忘筌之流。今日之自命为时尚派者，多有此弊。余故曰：二者均无取也。

然则将何为而后可？曰：四时病机之变化，于《伤寒

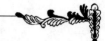

论》之未备者，当推衍不厌其详。若六经证治之纲要，仍当归宗于《伤寒论》而未可否定，如此则温热论不因《伤寒论》而没，《伤寒论》不因温热论而亡，此大成正宗之论也。奈何世之尊重《伤寒论》者，痛斥另立温热治法之非是，而自命温热学家者，又必跳出《伤寒论》圈子而后快。此诚堪浩叹者也。

（宋老一贯认为《伤寒论》和温病学不应相互抵制，必须融会贯通，这是学术发展的必然规律。这一学术思想，充分反映在他的临床实践之中。在辨证方面，六经与卫气营血同参；在用药方面，经方与时方化裁应用，汲其精华，不拘一格。从他的医案中可以证实《伤寒论》与温病学说在学术上的统一性。）

关于伏暑论著的评述

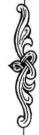

（宋老在《伏暑新绎》中曾对历代伏暑论著逐一评价，推求伏暑证的学术发展和各家成就。）

伏暑一证专论甚少，章虚谷《医门棒喝》虽于暑之推究多所发挥，而于伏暑则仅附于"暑论"之末，且寥寥数言，于"暑伏募原"一说而外，均未有所创论。余如张凤逵之《暑证全书》，为学者所称道，然言暑证而未专论伏暑也。至吴东旸[①]著《医学求是》，于伏暑创论较详，然于痛斥庸医用地黄、豆卷、柴胡、葛根之误外，篇中主用辛温，亦大误

---

① 吴东旸（yì）：清代医家，名达，字东旸，江苏江阴人。1879年著《医学求是》，该书撰有内科、儿科病证专论30篇，《伏暑赘言》为其中之一。

也。东旸《伏暑赘言》以湿浊火邪为因，认为必用辛温开泄湿邪，外邪重者，且须重用辛温，庶得湿邪内化而外解，郁火得以上升，旋用辛凉轻剂以清之，其效甚速。此则断不可从。伏暑为病，于时为秋，主气为燥金行令，藉曰"暑必夹湿"，然此湿为蕴蒸内伏之湿，况暑又为热淫所胜，而外则复感燥金之气，其人苟非脏气虚寒，此湿绝非寒湿。夫湿既化热，自有芳淡清透之剂，岂可再用辛温哉？此不可从者一也。而吴氏又曰"郁火得以上升"，要知"郁火"当透泄宣达，而断不可令其飞扬"上升"，上升则势必攻冲厥冒，浅则咽痛喉烂，重则口鼻衄血，其为害恐较之黄、卷、柴、葛为尤烈。且辛温未投，自然郁火不致上升，及至辛温一进，自然郁火顷刻上升，而犹执吴氏之书曰"其效甚速"，殊不知其为害尤速也。此不可从二也。故立言不可不慎，而读书尤当有识有断，庶不为前人所误。

东旸论伏暑，前后凡二篇，一作于乙亥之岁，一作于壬午之岁。前篇力主辛温，不外朴夏橘蔻，其不可从者已如上述。后篇亦曰："伏暑证乃燥伤于外，湿伤于内，外燥内湿，郁极生火。初起泄其外卫，渗其内湿，汗孔既启，则湿邪有宣达之机，蕴结既开，则燥火得升降之路。察燥火湿三者孰多孰微，施治非难。不明此理，概投温散，外邪不清，内火愈炽，而湿邪仍郁肺脾，以致病变莫名，岂非医之过哉？"此申述燥火湿三气，已较前篇仅言暑湿为周详。且曰"渗湿于内"，不复再言"重用辛温"，此亦出于阅历使然也。且曰"燥火得升降之路"，妙在有升有降，较之独言"郁火上升"者灵妙远矣。末言概投温散之害，则辛温之非，余音可测。由此以观，恃才而犹少阅历者，未可轻于立言也。

吴鞠通著《温病条辨》有方有论，不失为温热大家，而

304

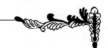

于伏暑独未能创立标帜，且曰"伏暑、暑温、湿温，证本一源，前后互参，不可偏执"（见上焦篇四二条）。此说似可通而实不可通。盖四时热病，就其病邪言之，则有风寒暑湿燥火，就其发病言之，则有新邪伏邪之异。度吴氏之意，伏暑、暑温、湿温三证均与湿邪有关，故云"证本一源"。从病机传变而言，则其六经证型，三焦传递，四时热病，原可一以贯之，所谓前后互参，或尚可通也。然而暑温为夏月炎暑当令之病，湿温又为霉雨湿胜，湿热相蒸，人感其气而病。若伏暑则炎暑已消，秋凉外束，而其人犹有潜伏之暑，熏蒸于里。是此三者，暑温为夏伤于暑，感之即病；湿温为湿与热合，蕴蒸脾胃而病；伏暑则由暑邪内伏，伏久内动而病。虽云暑或夹湿，此为兼症之一，其因其果，各不类同，何能混同一谈，此实不可通者也。故以鞠通之贤，尚有此笼统之谈，殊为伏暑憾也。

　　鞠通《温病条辨》上焦篇，举伏暑凡七条，而方则以银翘散加减者有三方，其脉大、口渴者用白虎，津液亏者用生脉。中焦篇与暑温相合，凡五条，结胸者用陷胸，痞者用泻心，阳明实者用承气，邪结中焦气分者用三石，血分者用清营，闭者用紫雪，弥漫三焦者用杏仁滑石。下焦篇亦与暑温相合，凡六条，连梅汤以治厥少足经之暑，椒梅汤以治厥阴消渴寒热之暑，来复丹以破阴达阳，三才汤以复元养正，伏暑之水饮内停者香附旋覆汤。仅此十八条，十五法，而即以治暑温者治伏暑，则鞠通于伏暑一证，不独未有创见，且亦未得伏暑之真谛也。王孟英采集叶、薛等作而撰《温热经纬》，仅申说暑为阳邪而外，于伏暑亦无明文。

　　吾吴叶天士为清代医宗，治四时感证于明辨六气及六经

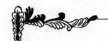
证型而外，再辨卫气营血，层层推衍，分析纤维毫芒，故一经天士手笔，益觉精细透彻，自是圣手。《临证指南》治张姓一案三诊，于伏暑逼营，方案俱佳，杨姓一案六诊，亦不外清透芳开，然皆为伏暑证、暑热两燔证创设治法，余则混入暑证门中。是以明清以来尚未形成一理法俱备之伏暑全书。

在《伏暑新绎》中的有关论述

1. 伏暑的病因和证治特点

伏暑为夏秋繁苛重候，其伏气也，为暑。其杂气也，为湿。其感气也，为燥为火。其胜气也，为凉燥。是则伏暑一证，举凡暑、湿、燥、火、寒，无不兼而有之。证既繁苛，岂能与暑疟、暑痢之同属暑证哉？……伏暑与伏温不同，伏温发于春，于暑无感，绝少有一起即邪犯心包。惟伏暑则异是，暑伤心气，经有明训，事有确据，则伏暑之深且重者，确有一起即犯心包而至于神昏谵语。紫雪、至宝等正为本证而设也。……伏暑有暑甚于湿者，有湿甚于暑者，暑为热，热易伤阴，湿为阴，阴易困阳。伤阴困阳，病机判然不同。且秋气萧索，邪难透泄。临证辨别，在里证未经透露之时，尤非心细不可也……总之邪伏何脏何腑，初无一定途径，故伏暑初起，亦无一定征象。医者而能分经辨证，切实用药，庶几乎其可矣。

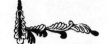

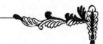

2. 伏暑邪传包络神糊痉厥的治疗

伏暑之深且重者，确有一起即神糊痉厥，当此时，需鉴别邪传心包和阳明腑实两证。若肠无燥结之屎，腹无硬满之痛，确未见阳明大实之证，是为邪热逆传心包，如从阳明承气治之，断不对证。此时舍芳香开窍外，别无良图。……犀、羚、脑、麝（指牛黄丸、紫雪丹、至宝丹之类）其功用全在开透心窍，刺激神经，窜络走脑，竟有无微不至之势也，发挥其醒脑、清神、镇痉之功，于是神昏可清，痉厥可平。……此等开透之药为最后之一着，一击而中，反手可安。惟此着非心细者不可，亦非识胆兼优者不可。……然而犀、羚、脑、麝，只用于实热昏痉，若心神虚衰，虚风煽动而见神昏搐搦，则尤属禁忌。

3. 论伏暑邪留气分能得痦透津回亦是佳兆

近人有早进石斛等滋腻之品酿成白痦之说，认为早进滋腻，使在经之邪壅滞不宣，以致淹缠不解，每于两三候之后，胸脘颈项渐见白痦，于是有庸工造白痦之说。然此不足为据，更不可一概而论。伏暑而夹有湿热者，其氤氲之邪，弥漫不化，即使不进石斛，亦有从肺卫表分透达，发为白痦，本是顺证。一进轻舒气分，如藿朴杏贝等剂，往往微微汗出，随见白痦，胸闷顿舒，此为伏暑证中见象之佳者也，绝非人为造成。然痦透总以晶润粗绽者佳，如枯白干瘪，或屡现屡隐，大多见于气虚津亏的病证。因此，白痦在某种情况下也反映了患者正气津液的盛衰。如痦粒枯滞，势难认为乐观，急进"增液玉女煎"以挽救之。（增液玉女煎：鲜霍斛、生石膏、北沙参、鲜生地、陈粳米、苋麦冬、象贝母、白杏仁。）

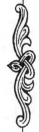

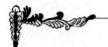

杂病调理琐谈

（宋老晚年以调理杂病著称，学生们曾要求他谈谈有关杂病调理的问题。以下为宋老的回答。）

杂病调理是一个非常广泛的论题，一时找不到重点来谈。但是在临床治疗上既是一大类常见的病证，当然是值得提出而加以探讨的一个问题。

《内经》是中医学理论结合实践的一部经典著作，后汉张仲景继承了《内经》学说，根据他的卓越天才和临床经验，汇集众长，撰著了一部《伤寒杂病论》。杂病是相对于伤寒而说的。《伤寒杂病论》就是现在广为传诵的《伤寒论》和《金匮要略》。

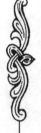

世俗所说的"杂病调理"，大多指内伤而言，既是病情复杂，又须经过长期治疗，才能得到痊愈，或者也有时愈时发，久延不愈的，而且属于虚损的证候为多，但是细细考察其究竟，大多旧病新邪，相互夹杂，有更虚更实的变化。往往既有虚的一面，也有属于实的一面。由于气血有所瘀滞，情志有所抑郁，风寒暑湿之邪有所留着，而致虚实兼夹。《素问·通评虚实论》说："邪气盛则实，精气夺则虚。"但是邪正虚实之间，到了病久而深，确是迭相因果的。前人说得好，"大实有羸状，误补则痼疾难愈；大虚有实候，误泻则精气益伤"。此中辨证论治要做到丝丝入扣，理法周详，比之外感伤寒具有显著的六经证型可据者，要复杂得多了。所以对于杂病调理，不是一般的治疗，而是要配合多方面的方

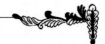

法。必须遵循四诊八纲考察病情的来踪去迹，既要全面掌握已经问到的、见到的脉证，而且要根据脏腑标本、五行制化的相互关系，来了解尚未出现的病情的发展趋向。这样才能充分把握疾病的本质和作出正确的治疗。

在诊治过程中，要求对具体病情作出具体的分析和归纳，然后决定治疗方法。既要掌握它的原则性，又要运用它的灵活性。

如病有标本，正气是本，病邪是标；病因是本，症状是标；先病为本，后病为标。"治病必求于本"是辨证施治的一条基本原则。但是在具体治疗中，如何处理正气与病邪，病因与症状，先病与后病的关系，则又有它的因势（病情）因时的灵活性。

首先要分析标本缓急。在临床中不仅要分清病证的标本，而且有一个如何着手治疗的问题，即先治其本，还是先治其标。既不是一概都以治本为先，更不是随意处理。古人说："急则治标，缓则治本。"这已经是一个灵活处理，但也不尽然。如温热病亡阳欲脱，是个急证，就必须先固其本（指正气），用回阳救逆为先，也可说是急则治本了（救治正气虚脱）。所以应该说，对病情起到关键性的病症，必须首先治疗，这是掌握"标本缓急"的要点。如章某，男，四十余岁（1955年4月诊）。素嗜酒，患胃脘疼痛，发展为噎膈，饮食窒碍，食后即吐，胸脘窜痛，大便数日一行，如羊屎。近又风邪上扰清阳，头痛眩晕，颜面肌肉抽掣蠕动，脉细涩，舌苔黄，有裂纹。按先病者为本、后病者为标而论，则膈病为本，风病为标。所以先用黄连汤启其上膈，合桃仁承气汤以通其秘结，后以瓜蒌薤白桂枝汤治胸膈痹痛，合归、芍、黑芝麻、天麻、秦艽等养血息风，这样先本后标，主次

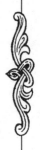

分清，胃气调畅，为以后的养血息风打下了良好基础。

又如一胡姓妇女，48 岁，素患风湿痹证，1952 年冬多次崩漏，心悸，脉迟，一息仅得三至，且有歇止，近则二便俱闭，腹膨浮肿。从标本分析，应以痹证为本，血虚为本。但本病二便俱闭，水气内阻，急需解决，因此第一要通利三焦，第二要温润其气化，以通便秘。立方用连、朴、杏、苏舒展胸脘气分之郁，泽泻、通草、茯苓皮、冬瓜皮通利水道，沉香、琥珀为化气行水。二剂而小便通利，后以桂枝、芍药、当归、红花等养血行痹，兼润肠通腑。共诊九次得二便通畅，浮肿消退，脉不歇止，嗣后随证调理而愈。这是先治其标、后治其本的案例。盖水气不去，则正气难复；浮肿腹胀不消，痹证血虚亦难调治。总的说，缓急主次要分得清，掌握得准，不仅是外感如此，内伤亦如此，尤其是错综复杂的病候，说不定原因之中还有原因，病证之外另有病证，因果相循，兼并重迭，更增加了诊治的难度。

其次，要掌握虚实的分治、合治。病证之属虚属实，首先要辨其真假，然后辨别是单纯的实证或虚证，还是虚实兼夹证；是先实而后虚，还是先虚而后实；是虚多于实，还是实多于虚。张景岳说：病有"微虚微实"，有"甚虚甚实"，也有"二虚一实""二实一虚"，种种不一。必须详加审辨，分析邪正双方在病证中所占地位及其强弱的对比，不能以固定的方式进行治疗。应根据不同情况，虚则补之，实则泻之；或先攻后补，或先补后攻，或攻补兼施；或祛邪以安正，或扶正以祛邪。此外，还须注意以下几点：一，无论实证虚证都要分清何脏何腑，气血阴阳；二，掌握脏腑气血间的相互关系及其转化情况。只有这样，治疗才能有的放矢，切中病情。

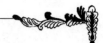

　　有一李姓少年，患伏暑血痢传陷营分，高热神昏，病情十分危急。首诊用神犀丹合白头翁汤加减，以清营泄热解毒，未见好转。而且痉中露睛，冷汗不止，虚实之证互见，且有气随血脱之危。此时必须以补正固脱为要，所以用参麦龙牡救逆为主，参以清热解毒之品，虚实同治，以扶正祛邪。二剂而病情转机，至第五诊大便转正常。

　　最后，燮理阴阳是治疗疾病的根本大法。阴阳失去相对平衡，导致偏盛偏衰，即可产生疾病，甚则亡阴、亡阳，阴阳离决而危及生命。所以张景岳说："凡治病者，必求于本，或本于阴，或本于阳，求得其本，然后可以施治。"施治之法，无非调之使平而已。

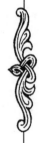

　　《素问·阴阳应象大论》云："阳胜则热，阴胜则寒。"所以阴阳偏盛之病，主要表现在寒、热两证。治法则须"损其有余"。阴气盛，大多为寒邪犯中，或水气壅滞。杂病中以脾肾病变为多见，肝经寒厥时亦有之。一般用温中祛寒，或温阳化水，以抑其阴。阳气盛，在杂病中大多为五志之火偏亢，尤以心火上炎、肝火亢盛为多见。治宜清热泻火，以抑其阳。《素问·调经论》说："阳虚则外寒，阴虚则内热。"这种寒热多属虚证。阴虚不能制阳，表现为虚热证，治宜养阴滋水，所谓"壮水之主，以制阳光"。阳虚不能制阴，表现为虚寒证，治宜扶阳补火，所谓"益火之源，以消阴翳"。这些都是一般的正治大法。至于临床上的具体病证，病情往往是比较复杂的，治疗也就不是如此单纯。如阴虚证常有虚阳浮越的现象，有一林姓患者，由于肾阴虚而致头痛眩晕，神疲耳鸣，面赤升火，脉弦细，舌红，诊断为肝肾阴虚，虚阳不敛，如果单用养阴，疗效是不会十分满意的，必须在补阴之中，参以镇潜浮阳，使阴气内充，浮阳潜藏，才能取得

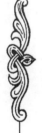

较好疗效。又如阳虚证，可以并见气不化水的病变，一萧姓患者由于肾阳衰微，水气内停，下肢浮肿，同时上凌于肺，肺失肃化，咳逆痰喘，治疗上除温化肾阳之外，还需肃降肺气，为标本兼顾、上下同治之法。

对阳虚或阴虚证的治疗，在用药配伍方面，须考虑阴阳的相互依存关系，补阳时纯用阳药，补阴时纯用阴药，都很难达到预期的目的。盖阳虚证并不是阴气之有余（指精血津液），扶阳即所以济阴，不能用以损阴；阴虚证并不是阳气之旺盛（指命火、元阳），养阴是为了济阳，不能用以损阳。所以在补阳方中需少加养阴药以存津，补阴方中应少加补阳药以护阳，一则是防止阴阳之偏颇，二则是取其阴阳互根、阳生阴长之理。前人如王冰、张景岳论之甚详。

（杂病范围广泛，有些病证涉及多个脏腑，宋老在诊治中的特点是：重视脾肾二脏，尤其对久病更是这样。他指出："熟腐水谷，变生精微……则有坤元之火（指脾阳），此火变糟粕，蒸精微，奉生而周于性命，为后天之元也。""化生营卫，变而为血，上以奉养心肺，下而充藏肝肾，无不取之于中焦脾胃。故脾胃不立，而欲求虚证之恢复，几无此可能。"又说："肾为真阴元阳之所系，五脏之阴非肾不滋，五脏之阳非肾不发。所以为人生之根基。在一定情况下常关系到生死存亡的关键。"这是他在治疗杂病中重视脾、肾的理论根据。）

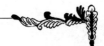

年

谱

1897年（丁酉）农历九月初二

诞生于江苏吴江县同里镇陆家埭的一个中医世家。父宋寅伯（1878—1941），中医儿科专家。母陈氏（1876—1961）。

1904年（甲辰）7岁。

进同里费氏二铭小学。

1910年（庚戌）13岁。

小学毕业。

1911年（辛亥）14岁。

升入二铭学校（相当于初中）。

1914年（甲寅）17岁。

从二铭学校毕业，经费氏挽留，在该校任书法兼图画教师，约一年半。

1915年（乙卯）18岁。

在家从父亲学习中医。

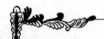

十月结婚，妻刘韵仙（1896—1972）。

1919年（己未）22岁。

一再向父亲要求外出学习，以提高医学技术。于是挽亲友先向苏州范补程医师接洽，范氏以西医无案头从学的成规，坚不接受。又向苏州七子山名医顾允若联系，被允准入学。

1920年（庚辛）23岁。

四月，至苏州富郎中巷顾允若医室学习中医内科。

1925年（乙丑）28岁。

春，在顾允若处学习毕业，回同里开业行医。

1927年（丁卯）30岁。

农历二月六日立人生。

十二月，丁济万赠《孟河丁甘仁医案》一部。

1928年（戊辰）31岁。

应顾师之召，到苏州顾允若诊所（富郎中巷），担任小号。并协助对其他学生的教学工作。

1929年（己巳）32岁。

八月，为张赞臣《中国诊断学纲要》作序。

国民党政府推行废止中医药政策，宋老多次撰文抗议，提出要以"责任在我"的精神挽救中医的危亡。

1930年（庚午）33岁。

与苏州王闻喜等组织"医钟社"，发表文章，奔走呼吁，为争取中医的生存和发展作出努力。

1931年（辛未）34岁。

著《湿温演绎》，发表于《光华医学杂志》。

1932年（壬申）35岁。

整理编纂《医径读本》。

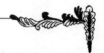

1933 年（癸酉）36 岁。

春，任重修南阳医圣祠董事会董事。

十月，《春温新绎》于《医界春秋》第 84 期刊竣，方公溥题词。

十月，游邓蔚山庄登香雪海天姥阁，吟"春来大地尽禅机"一绝。并为《春温伏暑合刊》写自序。

十二月九日，为《国医图书专号》作序。

1934 年（甲戌）37 岁。

三月起整理编辑《翼庐医案》第一册。

受聘为苏州国医专校讲学。

十月，《春温伏暑合刊》发行，杭州王一仁、吴江凌树人、苏州国医学社王慎轩、上海《医界春秋》社张赞臣、上海中国医学院朱寿朋等为之作序，陈无咎、方公溥题签。中国医药书局出版。

十一月，《医径读本》编成刊行，命名为《顾氏医径读本》，张一麐题签，孔康侯作序。开始编著马氏（元仪）《临床学诠证》，陆续发表于《医界春秋》（该杂志于 1937 年抗战时停刊，部分书稿未发表）。

1935 年（乙亥）38 岁。

三月十七日参加在南京召开的中央国医馆第二届代表大会。会议在南京乌衣巷长生祠国医传习所举行。被选为中央国医馆理事会理事。

三月起编纂《张伯熙先生医案》。日本帝国大学教师、南阳堂医院院长、留德医学博士引地兴五郎专程来苏州访问，交流中西医学，互赠著作，以志纪念。回国后撰写文章，在青山南阳堂创立汉医研究社。

顾允若卒。

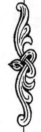

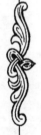

1936年（丙子）39岁。

春，租赁干将坊言桥对面薛姓房屋一所，开设诊所。

十月，《张伯熙先生医案》编纂完成，全书共960案，分为时病、杂病、儿科、妇科四大类。每案立标题，作案语。有曹炳章、时逸人、曹家达、顾允若、王慎轩等作序言。然此著作，于1937年日寇侵华时，被毁于战火之中。

十一月，为裘吉生《珍本医书集成》续集作序。

1937年（丁丑）40岁。

八月，为避难离开苏州，返故乡同里。

九月，苏州诊所后进住房被炸。

十一月，上海失守，又从同里撤向浙江湖州避难，某日在湖州袁家湾适遇日寇追击，所带之物全部被毁，包括《张伯熙先生医案》。

1938年（戊寅）41岁。

五月，重回苏州，因原诊所被毁，遂于观前街恒山堂国药号内辟一诊室，重理诊务。城乡及近县来诊者，日有数十号。

1941年（辛巳）44岁。

二月父寅伯卒，享年64岁。

1946年（丙戌）49岁。

购进颜家巷12号住宅一所。

从1935年至1946年，计传授学生有张士一、顾友权、顾德沅、陈树人、郭嘉人、张景农、马孟远、张浚国、王皓明、周竟成、沈奎贤、方万信、刘扬杰、庞振华、陈重刚、芮有方、顾斌、徐遐年、陈瀛川、罗惠德等20人。

1950年（庚寅）53岁。

7月，将诊所迁回颜家巷12号宅内应诊。

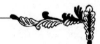

1951年（辛卯）54岁。

春，任苏州市中医工作者协会中医主任。

参加苏州市中医进修班学习。

1954年（甲午）57岁。

在苏州市中医进修班讲授《伤寒论》课程。

6月，参加江苏省中医座谈会，提出创办中医实验医院及中医进修学校的建议。（该建议发表于《新中医药》1955，6（5）：63）

1955年（乙未）58岁。

8月，受聘于江苏省中医进修学校，担任《伤寒论》课的教学工作。开始编写《伤寒论讲义》。认真备课，积极辅导，为培养我国第一批中医师资付出了辛勤劳动

8月，立人参加江苏省中医进修学校学习。

1956年（丙申）59岁。

8月，完成《历代名医伤寒医案汇编》初稿（约二百案）。

1957年（丁酉）60岁。

任江苏省政治协商会议第一届委员会委员。

8月，参加中国共产党。

1958年（戊戌）61岁。

8月，任南京中医学院伤寒温病教研组组长。宋立人、孟澍江任副组长。

1959年（己亥）62岁。

《伤寒论释义》《新编温病学》（南京中医学院第一本《伤寒论》和温病学本科教材）在宋老的主持和审订下完成，并由江苏人民出版社出版。

1960年（庚子）63岁。

9月，患高血压病住南京中医学院附属医院疗养，11月下旬恢复出院。

1961年（辛丑）64岁。

3月，任江苏省政治协商会议第二届委员会委员。

11月，母陈氏卒。

1962年（壬寅）65岁。

5月，完成《伤寒论脉学串解》初稿。

7月，患幽门癌住院治疗。

1963年（癸卯）66岁。

1月18日逝世，享年66岁。24日开追悼会，张克威院长致悼词。

2月，《江苏中医》杂志刊载张克威"悼念宋爱人同志"悼词，邹云翔"哭宋爱人同志"五言古诗和徐湘亭"悼念本刊编委宋爱人同志"词各一首。

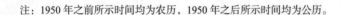

注：1950年之前所示时间均为农历，1950年之后所示时间均为公历。